図説緑内障診断

岐阜大学教授 山本哲也 編

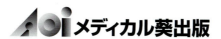

執筆者一覧

福地　健郎	新潟大学医学部眼科学分野
石田　恭子	東邦大学医療センター大橋病院眼科
三木　篤也	大阪大学大学院医学系研究科眼科学
野崎　実穂	名古屋市立大学大学院医学研究科視覚科学
新田　耕治	福井県済生会病院眼科
山下　高明	鹿児島大学大学院医歯学総合研究科感覚器病学眼科学
山崎　芳夫	東海大学医学部付属東京病院眼科
岩瀬　愛子	たじみ岩瀬眼科
野本　裕貴	近畿大学医学部眼科学
内藤　知子	岡山大学病院眼科
澤田　　明	岐阜大学大学院医学系研究科神経統御学講座眼科学
井上　俊洋	熊本大学大学院生命科学研究部眼科学
原　　　岳	原眼科病院
橋本　尚子	原眼科病院
木内　良明	広島大学大学院医歯薬保健学研究科視覚病態学眼科学
久保田敏昭	大分大学医学部眼科学
三嶋　弘一	関東中央病院眼科

（執筆順）

序　文

　「図説　緑内障診断」を銀海に供させていただきます．本書は緑内障の管理に必要な諸検査について網羅した教科書です．私は現代の眼科学の中でも緑内障の診断はとくに奥深く，専門家としての腕の見せ所のある分野だと思っております．初診時においては，視神経検査，視野検査で「緑内障」と診断し「重症度」の判断をします．また，眼圧検査，細隙灯顕微鏡検査，隅角検査などで「病型」を診断します．「治療方針」はそれによりほぼ決まってきます．経過観察時には，おもに眼圧検査，視神経検査，視野検査が「予後」判断の決め手となりますし，「治療戦略」を左右します．ですから，こうした基本的な診断技術について，万遍なく知識を持ち，十分な経験を積むことが緑内障診療の第一歩であることは自明のことです．緑内障関連諸検査の中には，隅角鏡検査などのように古くからの知識がそのまま応用できるものもありますが，OCT や OCT Angiography（OCTA）のように最新の知識を常に要求されるものもあります．

　本書は実用的な緑内障関連の診断技術に関して最新知識を概観するのに役立つことを第一に考えて編集したものです．とくに，図を多用することで視神経や隅角の異常所見のイメージをつかんでいただきやすいように工夫しました．視野，眼圧，細隙灯顕微鏡所見についても十分な内容を組み込みました．第 1 章 網膜・視神経で実臨床や専門医試験をイメージした症例呈示を行って，読者の皆様の理解を深めることにしたことも工夫の一つです．

　本書のご執筆は現在の日本の緑内障の診療と研究に精通した専門家各氏に依頼し，各執筆者に全力で臨んでいただきました．この場をお借りして執筆の先生方に感謝申し上げます．各章を読んでいただけばその検査が理解できますし，通読いただけば緑内障の検査がすべてわかることになります．

　本書は眼科医を念頭にして編集いたしましたが，図の多いこと，文章がわかりやすいことから視能訓練士，看護師，メディカルスタッフ，並びに医療人を志す学生諸君にも読んでいただけるものになっていると思っております．是非とも緑内障診療に携わる多くの方に手に取ってもらいたいと願っております．

2018 年 10 月

山 本 哲 也

目　次

第1章　網膜・視神経

① 緑内障性視神経症の眼底所見

A．緑内障性視神経症の診断と
　　鑑別診断の基本 ………………………3
B．視神経乳頭変化を表現する
　　際のパラメータ ………………………3
C．正常の視神経乳頭，乳頭陥凹，
　　乳頭辺縁部の形状 ……………………4
　1．視神経乳頭の形状 …………………4
　2．乳頭陥凹の形状 ……………………4
　3．乳頭辺縁部（リム）の形状 ………4
D．緑内障による視神経乳頭，
　　乳頭周囲網膜の変化 …………………4
　1．乳頭陥凹拡大 ………………………4
　　a．垂直方向の拡大 …………………6
　　b．局所的拡大と全体的拡大 ………6
　　c．ノッチング ………………………6
　　d．陥凹の左右差 ……………………7
　　e．皿状陥凹 …………………………7
　　f．乳頭蒼白部の拡大 ………………7
　　g．下掘れ現象 ………………………7
　　h．ラミナドットサイン ……………7
　2．乳頭辺縁部（リム）の菲薄化，
　　　消失 ………………………………8
　3．血管の変化 …………………………9
　　a．網膜血管の鼻側偏位 ……………9

　　b．露出血管 …………………………9
　　c．銃剣様血管 ………………………9
　　d．乳頭出血 …………………………9
　4．乳頭周囲脈絡網膜萎縮 …………10
　5．網膜神経線維層欠損 ……………11
　　a．RNFLD の検出が緑内障診断の
　　　決め手 …………………………11
　　b．緑内障性視神経乳頭形態の
　　　分類 ……………………………11
　　c．緑内障性視神経乳頭・網膜
　　　神経線維層変化判定
　　　ガイドライン …………………12
　6．近視乳頭と緑内障性乳頭陥凹拡大
　　　の特徴と鑑別 ……………………13
E．鑑別診断………………………………14
　1．先天異常 …………………………14
　　a．眼杯裂閉鎖不全 ………………14
　　　視神経乳頭コロボーマ，
　　　朝顔症候群，傾斜乳頭症候群，
　　　視神経乳頭小窩
　　b．視神経低形成 …………………16
　2．後天疾患 …………………………16
　　a．視神経萎縮 ……………………16
　　b．網膜血管障害…………………16

2 OCT（Optical Coherence Tomography）

A. OCTの原理

A．光干渉断層計の原理……………17
　1．光の干渉 ………………………17
　2．OCTの基本的な原理 …………17
B．タイムドメインOCT …………19
C．フーリエドメインOCT…………20
D．OCTによる緑内障眼判定の
　　ための撮影部位………………21
E．中心窩を含む正常黄斑部の
　　OCT断層像……………………23
F．OCTによる異常判定
　　プログラム………………………26
　1．統計的異常値の表示 …………26
　2．網膜全層厚の解析 ……………27
　3．乳頭周囲網膜神経線維層 ………27
　4．視神経乳頭形状の解析 …………29
　5．神経節細胞層解析 ……………29
G．OCT解析に影響する因子 ………32
　1．信号強度 ………………………32
　2．セグメンテーションエラー……33
　3．乳頭周囲スキャンのずれ ………35
　4．近視 ……………………………35
H．緑内障眼の実際の読影例 ………40

B. OCTの応用的な使用法

A．OCTを用いた進行解析…………41
B．篩状板の描出 ……………………46
C．BMOを基準にした乳頭解析 ……48
D．乳頭周囲脈絡網膜萎縮…………48

E．脈絡膜画像診断…………………49
F．緑内障と他の視神経疾患の
　　鑑別………………………………50
G．OCTの臨床応用の可能性 ………51

C. OCT Angiography（OCTA）

1. OCTAの原理

A．OCT Angiographyの原理 ………53
B．正常のOCT Angiography
　　所見………………………………56
　1．黄斑部 …………………………56
　2．視神経乳頭 ……………………57
C．注意すべきアーチファクト ………57
D．緑内障以外のおもな異常所見……63
　1．糖尿病網膜症，糖尿病黄斑浮腫…63
　2．網膜静脈閉塞症………………63
　3．視神経乳頭新生血管 …………64
E．将来の展望 ………………………64

2. 乳頭周囲・黄斑における緑内障の基本OCTA所見

A．緑内障における眼血流評価の
　　重要性……………………………64
B．OCTAの原理……………………66
C．OCTAのアーチファクト………68
D．緑内障眼におけるOCTAの
　　RPC評価 ………………………70
E．緑内障眼におけるOCTAの
　　黄斑評価…………………………73

3 症　例

1. 乳頭出血と色調陥凹乖離 ……… 76
2. 耳側縫線の顕在化 ……………… 78
3. 前視野緑内障と鑑別診断 ……… 80
4. 色素性緑内障は稀ではない…… 82
5. 神経線維走行の個人差による
　　偽の NFLD………………………… 84
6. 下方ぶどう腫による偽の
　　NFLD ………………………………… 86
7. 乳頭周囲ぶどう腫による偽の
　　NFLD ………………………………… 88
8. 黄斑部平坦による OCT の偽の
　　NFLD ………………………………… 90
9. 黄斑前膜による OCT セグメン
　　テーションエラー ……………… 92
10. 糖尿病網膜症の細い非緑内障
　　 NFLD …………………………………… 94
11. 構造障害と視野障害の不一致… 96
12. 黄斑マップの偽のリング状
　　 NFLD …………………………………… 98
13. 大きな視神経乳頭陥凹には
　　 OCT が有効 ………………………100
14. 小乳頭と乳頭周囲神経線維隆起は
　　乳頭陥凹を過小評価しやすい…102
15. 中心視野障害をきたした
　　開放隅角緑内障 ………………104
16. 病的近視と近視性視神経症 ……106

第 2 章　視　　野

1 視野検査の基本

A. 視野の定義…………………………111
B. 測定原理……………………………111
　1. 量的視野測定 …………………111
　2. 視野検査で用いる光の強度を
　　表す用語 ……………………113
C. 網膜感度……………………………113
D. 緑内障で用いる視野異常の
　　用語……………………………115
　1. 狭窄……………………………115
　2. 沈下…………………………………116
　3. 暗点…………………………………116
E. 量的視野の測定方法……………117
　1. 動的視野検査 …………………117
　2. ゴールドマン視野計を用いた
　　緑内障視野異常の検出 ………119
　3. 静的視野検査 …………………120

2 ハンフリー視野計

A．ハンフリー視野計の仕様と
　　互換性とデータ保存……………123
B．ハンフリー視野計測定プログラム
　　と測定戦略…………………125
　1．静的視野検査………………125
　　a．スクリーニングテスト………126
　　b．閾値テスト………………126
　　c．閾値の測定戦略…………128
C．測定結果の読み方……………132
　1．単一視野解析………………132
　　a．患者情報の確認……………133
　　b．検査プログラムの確認………134
　　c．検査の信頼性の確認…………134
　　　固視不良，偽陽性，偽陰性，
　　　Gaze Tracking 法，ReLEye 法

　　d．実測閾値（dB）とグレートーン
　　　……………………136
　　e．トータル偏差………………136
　　f．パターン偏差………………136
　　g．緑内障半視野テスト…………136
　　h．グローバルインデックス……136
　2．経過観察………………136
　　a．サマリーレポート……………138
　　b．変化解析………………138
　　c．緑内障視野進行解析…………138
　　　GPA サマリーレポート，
　　　Glaucoma WorkPlace による解析
　3．他のソフトによる解析…………140

3 オクトパス視野計

A．仕　様……………………145
　1．機器の戦略………………145
　2．測定条件………………145
　3．測定プログラム………………145
　4．測定点配置………………148
　5．固視監視法………………150
　6．動的視野検査………………150
　7．Pulsar 視野検査，Flicker 視野
　　検査………………………152

B．正常所見，異常所見……………153
　1．SAP 検査結果………………153
　2．EyeSuite software……………156
　　a．トレンド解析………………156
　　b．Cluster analysis……………157
　　c．Polar analysis………………162
　3．Open Perimetry Interface
　　（OPI）……………………164

4 ヘッドマウント型視野計アイモ

A．仕　様 ……………………… 165
　1．機器の概略 ………………… 165
　2．光学系 ……………………… 165
　3．アイトラッキング ………… 166
　4．両眼同時検査 ……………… 166
　5．測定条件および検査測定点 …… 167
　6．測定プログラム …………… 167
B．正常所見と異常所見 ………… 168
　1．検査結果 …………………… 168

第3章　細隙灯顕微鏡

1 緑内障に関連する代表的な細隙灯顕微鏡所見

A．原発緑内障 ……………………… 175
　1．原発開放隅角緑内障（広義）…… 175
　2．原発閉塞隅角緑内障 ………… 175
　　van Herick 法
　　a．急性緑内障発作 …………… 176
　　b．プラトー虹彩形状 ………… 176
B．続発緑内障 …………………… 177
　1．Posner-Schlossman 症候群 …… 179
　2．サルコイドーシス ………… 179
　3．Behçet 病 …………………… 179
　4．Vogt-小柳-原田病 ………… 180
　5．Fuchs 虹彩異色性虹彩
　　毛様体炎 …………………… 180
　6．サイトメガロウイルスによる
　　続発緑内障 ………………… 180
　7．落屑緑内障 ………………… 181
　8．虹彩角膜内皮症候群
　　（ICE 症候群）……………… 181
　　a．進行性虹彩萎縮症 ………… 181
　　b．Cogan-Reese 症候群 ……… 181
　　c．Chandler 症候群 …………… 181
　9．虹彩分離症 ………………… 182
　10．水晶体に起因した緑内障 …… 182
　11．血管新生緑内障 …………… 183
　12．色素性緑内障 ……………… 183
　13．ステロイド緑内障 ………… 184
　14．上強膜静脈圧の上昇による
　　緑内障 ……………………… 184
　15．悪性緑内障 ………………… 184
C．小児緑内障 …………………… 184
　1．原発先天緑内障 …………… 185
　2．若年開放隅角緑内障 ……… 185
　3．Axenfeld-Rieger 症候群 …… 186
　4．Peters 異常 ………………… 186
　5．無虹彩症 …………………… 187
　6．Sturge-Weber 症候群 ……… 187
D．緑内障の管理 ………………… 187
　1．角膜の観察 ………………… 187
　2．結膜の観察 ………………… 189

第4章 眼　圧

1 眼圧とその生理的変動

A．眼圧の分布 ………………… 193
B．眼圧と緑内障との関連 ………… 193
C．眼圧に影響を及ぼす因子 ……… 195
　1．持続的に眼圧変動に影響を与える
　　因子 ……………………… 195
　　a．年齢 ……………………… 195
　　b．性別 ……………………… 195
　　c．全身因子 ………………… 195
　　d．眼圧日内変動，日々変動，
　　　季節変動 ………………… 195

　2．短期的眼圧変動に影響を与える
　　因子 ……………………… 195
　　a．運動 ……………………… 195
　　b．体位 ……………………… 196
　　c．気圧による影響 ………… 197
　　d．ネクタイ ………………… 197
　　e．読書などの近業（調節）…… 197
　　f．嗜好品など ……………… 197
　　　飲み物，喫煙，薬物

2 ゴールドマン圧平眼圧計

A．眼圧測定 …………………… 201
B．以前の眼圧計の問題点 ………… 201
C．測定原理 …………………… 201
D．測定機構 …………………… 202
E．点　検 ……………………… 204
F．測定方法 …………………… 205

G．測定手技上の注意点 …………… 208
H．測定値に影響を与える因子 …… 209
I．感染対策 …………………… 210
J．Perkins 眼圧計 ……………… 212
K．小児の眼圧測定 ……………… 214

3 Icare 眼圧計

A．icare 眼圧計の概要 …………… 215
B．原　理 ……………………… 215
C．機　種 ……………………… 215
　1．icare（TA01）………………… 215
　2．icare ic100（TA011）………… 217

　3．icarePRO（TA03）…………… 217
　4．icareHOME（TA022）………… 217
　5．icareLINK ………………… 219
D．眼圧の評価 ………………… 219

4 その他の眼圧計

A．トノペン XL ･････････････････････ 221
B．非接触眼圧計 ･･･････････････････ 223
C．Ocular Response Analyzer
　（ORA）･･･････････････････････ 224
D．Corvis ST ････････････････････ 225
　1．Corvis ST の測定原理 ･･･････ 225

　2．剛性パラメータで修正された
　　　眼圧測定値 ･････････････････ 231
E．Dynamic Contour Tonometer
　（DCT）･･･････････････････････ 231

第5章　隅　　角

1 隅角の構造

A．隅角の構造 ･･･････････････････ 237
B．線維柱帯の解剖 ･･･････････････ 237
C．経ぶどう膜強膜流出路 ･･･････ 238

D．隅角鏡所見 ･･･････････････････ 238
E．線維柱帯の機能 ･･･････････････ 240
F．前房隅角の発達 ･･･････････････ 240

2 隅角鏡検査

A．隅角鏡の種類 ･････････････････ 243
　1．Goldmann 一面鏡，Goldmann
　　　二面鏡 ･････････････････････ 243
　2．Goldmann 三面鏡 ･･･････････ 244
　3．四面鏡 ･･･････････････････････ 244
　4．手術用隅角鏡 ･･･････････････ 245
B．隅角鏡検査 ･･･････････････････ 246
　1．隅角鏡検査のポイント ･･･････ 246
　2．隅角鏡検査の手技とコツ ･････ 246
　3．正常隅角鏡所見 ･･･････････････ 246
　4．閉塞隅角の診断 ･･･････････････ 247
　　a．静的隅角鏡検査 ･･･････････ 247

　　b．動的隅角鏡検査 ･･･････････ 247
　　c．圧迫隅角鏡検査 ･･･････････ 247
　5．隅角癒着解離術とその適応 ･････ 247
　6．隅角開大度の分類 ･･･････････ 248
　7．原発閉塞隅角症の診断 ･･･････ 248
　8．新しい隅角検査機器：ゴニオ
　　　スコープ ･･･････････････････ 249
C．緑内障と隅角所見 ･･･････････ 249
　1．小児緑内障 ･･･････････････････ 250
　2．後部胎生環 ･･･････････････････ 250
　3．小児緑内障の隅角鏡検査の
　　　特殊性 ･････････････････････ 251

viii 目　次

4. 落屑緑内障 …………………… 251
5. 色素性緑内障 ………………… 252
6. 血管新生緑内障 ……………… 252
7. 鈍的外傷による緑内障 ……… 252
8. 虹彩離断・隅角解離・毛様体
　　解離の症状と眼所見 ………… 253

9. ぶどう膜による続発緑内障 …… 253
　a. 周辺虹彩前癒着 …………… 253
　b. 隅角結節 …………………… 254
　c. 隅角蓄膿 …………………… 254
　d. 新生血管 …………………… 254
10. 腫瘍による続発緑内障 ……… 254

3　前眼部画像解析装置

A. 前眼部 OCT

A. 前眼部画像解析の発展 ………… 257
B. 前眼部 OCT の原理 …………… 257
C. 代表的機種 ……………………… 258
D. 前眼部 OCT の検査法 ………… 258
E. 前眼部 OCT の正常所見 ……… 258
F. 前眼部 OCT の異常所見 ……… 258
　1. 狭隅角眼の隅角評価 ………… 258
　2. 濾過胞の評価 ………………… 261
　3. 角膜混濁例での隅角評価 …… 262
G. 前眼部 OCT の注意点 ………… 262
H. 隅角鏡検査の重要性 …………… 264

B. UBM

A. UBM の開発，発展 …………… 264

B. UBM の原理 …………………… 265
C. 代表的機種 ……………………… 265
D. UBM の検査法 ………………… 265
E. UBM の正常所見 ……………… 265
F. UBM の異常所見 ……………… 266
　1. 狭隅角眼の隅角評価 ………… 266
　2. 脈絡膜剝離の検出 …………… 268
　3. 毛様体囊胞の検出 …………… 268
　4. 前眼部眼内異物の検出 ……… 270
　5. 周辺虹彩前癒着の観察 ……… 270
G. UBM の注意点 ………………… 270
H. UBM の有用性 ………………… 270

索　引 …………………………… 271

第1章
網膜・視神経

1 緑内障性視神経症の眼底所見

A. 緑内障性視神経症の診断と鑑別診断の基本

臨床的に緑内障にもっとも特徴的な所見は，視神経乳頭陥凹拡大と網膜神経線維層欠損である．緑内障診断には，すでに光干渉断層計（optical coherence tomography：OCT）を代表とする三次元画像解析装置が重要な役割を果たしている．しかし，OCT 所見にはさまざまなアーチファクトや限界があり，必ずしも正確な結果が示されているとは限らない．現在の緑内障性視神経症（glaucomatous optic neuropathy：GON）の診断と鑑別診断の基本は，眼科医自身が眼底を観察した視神経乳頭・網膜所見と，OCTによる検査所見を組み合わせることによって，精度の高い判定を行うことである．現時点でも，古典的な視神経乳頭と網膜の緑内障性変化についての理解は，緑内障性視神経症の診断と経過観察にとって不可欠である．

B. 視神経乳頭変化を表現する際のパラメータ

ヒトの視神経乳頭（図1）には正常であってもさまざまなバリエーションがあるので，視神経乳頭変化を表現する際にはさまざまなパラメータが重要となる．つまり，視神経乳頭の大きさと形，乳頭辺縁部の幅，形と色調変化，視神経乳頭陥凹の大きさ，形態と深さ，乳頭陥凹径比，乳頭陥凹面積比，乳頭出血の有無と場所，傍乳頭脈絡網膜萎縮の有無と大きさ，場所，網膜神経線維層の束状欠損，びまん性欠損などである．緑内障に特徴的な視神経乳頭変化を表1に示す．

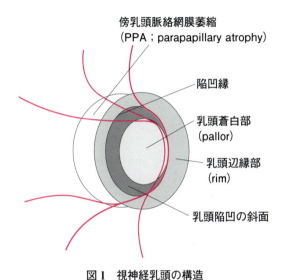

図1 視神経乳頭の構造

表1 緑内障に特徴的な視神経乳頭変化
(文献1を一部改変)

1. 陥凹の拡大
   a. 全体的
   b. 局所的
   c. 垂直方向への拡大
   d. 陥凹の左右差
   e. 篩状板孔の透見
2. 乳頭辺縁部（リム）の消失
   a. 全体
   b. 局所的
3. 血管の変化
   a. 鼻側偏位
   b. 銃剣様血管（bayoneting）
   c. 露出血管（bared vessel）
   d. 乳頭出血
4. 乳頭周囲脈絡網膜萎縮

C. 正常の視神経乳頭，乳頭陥凹，乳頭辺縁部の形状

1. 視神経乳頭の形状

ヒトの視神経乳頭部は黄斑部の鼻側約3mm（2.5〜4.0mm），やや上方（0.1〜0.3mm）に位置し，垂直方向にわずかに楕円形を呈している（図2）．大きさや形状に関しては臨床的，組織学的に多くの研究があり，直径の平均は1.5〜1.9mm，乳頭面積は1.67〜2.94mm^{2}と報告されている．日本人の平均乳頭面積はハイデルベルグレチナトモグラフ（Heidelberg retina tomograph：HRT）を用いた多治見スタディの結果では2.06±0.41mm^{2}であった．視神経乳頭の大きさと形状には著しい個体差がある．視神経乳頭の大きさはだいたい10歳以降では年齢と相関しなくなる．性別，身長，体重，屈折異常との関連は報告によって分かれる．乳頭の大きさは男性で女性より若干大きめとの報告がある一方で，性差はないという報告もある．各個体において乳頭の大きさの左右差は99%で1mm^{2}以下であり，左右眼はほぼ近似している．屈折との関連については±5D以内では乳頭面積は屈折異常に相関しないとされている．つまり，−5D以下の近視眼では視神経乳頭は大きく，＋5D以上の強度遠視眼では視神経乳頭は小さい．臨床的に乳頭の大きさを測る目安としてdisc-macular distance/disc diameter ratio（DM/DD比）による評価が使われている（図3）．一般的にこの比は2.6前後であり，3.0を超えるときは乳頭低形成とよばれる小乳頭，2.4未満の場合には巨大乳頭と判定される．

乳頭の形状は年齢，性別，体重，身長とは関連せず，角膜乱視の程度のみ関連したと報告されている．おそらく眼軸長の伸展に伴う強度乱視が影響するためと考えられる．

2. 乳頭陥凹の形状

視神経乳頭内のへこみの部分を視神経乳頭陥凹（optic disc cup）とよぶ．ヒト眼の約70〜80%の視神経乳頭に陥凹が認められる．正常眼の陥凹はやや横長で，乳頭部の完全な中心ではなくやや上方に偏位している．正常眼では陥凹の大きさは乳頭の大きさに比例し，大きな乳頭ほど大きな陥凹を伴っている．乳頭陥凹の大きさを表現するために，臨床的にはしばしば陥凹乳頭径比（cup-to-disc ratio：C/D比）が用いられる（図4）．立体視を用いて評価された結果では，C/D比は正規分布しており，平均は0.4で，0.7以上は全体の5%と報告されている．正常眼では陥凹の大きさは乳頭の大きさに比例し，大きな乳頭ほど大きく深い陥凹を伴っている．したがって，巨大乳頭では相対的に乳頭陥凹が大きく，小乳頭ではしばしば乳頭陥凹が認められない．

3. 乳頭辺縁部（リム）の形状

検眼鏡的に視神経乳頭縁と乳頭陥凹縁の間の部分を乳頭辺縁部（rim，リム）とよぶ．乳頭内の神経線維が存在している部分である．一般に大きな乳頭ほどリム全体の面積が大きくなるが，大きな乳頭ほど神経線維の数が多く，篩状板孔の面積も数も多いことと関連すると考えられている．正常の視神経乳頭の形状はやや縦長に対して，乳頭陥凹はやや横長なことが多い．リムの形状は乳頭陥凹の形態によってさまざまに変化する．一般にリムのもっとも広い部分は乳頭下方（inferior）で，ついで上方（superior），鼻側（nasal），耳側（temporal）の順であり，ISNTの法則とよばれる．

D. 緑内障による視神経乳頭，乳頭周囲網膜の変化

1. 乳頭陥凹拡大

緑内障では視神経乳頭に特徴的な変化が観察される．その代表が乳頭陥凹の拡大（optic disc cupping）である．乳頭陥凹拡大は立体的な変化であり，本来は立体写真などで三次元的

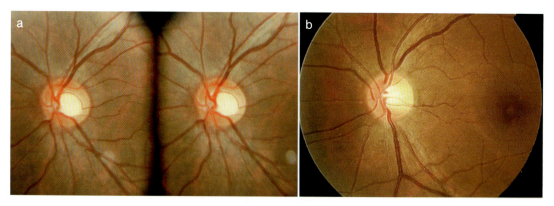

図2 正常の視神経乳頭，乳頭の形状，リム，陥凹

正常の視神経乳頭はやや縦長の楕円形である．中央の凹みの部分を陥凹とよび，正常ではやや横長を呈している．網膜動脈・静脈は，乳頭のほぼ中心から眼球内へ進入し，鼻側陥凹縁を通って網膜面に現れる．視神経乳頭は三次元的な構造であり，立体観察が基本であり（a），陥凹縁は立体観察で決定する．平面観察する場合には，血管の屈曲点で陥凹縁を決定する（b）．

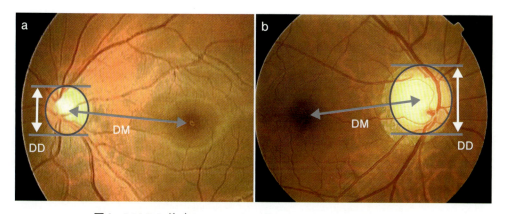

図3 DM/DD 比（disc-macular distance/disc diameter ratio）

臨床的に乳頭の大きさを評価する方法として DM/DD 比がある．3.0 を超えると小乳頭，2.4 未満の場合には巨大乳頭と判定される．a の DM/DD 比は 2.31，b では 1.72．b は巨大乳頭と判定される．

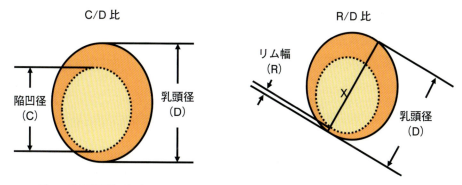

図4 陥凹乳頭径比（cup-to-disc ratio：C/D 比）とリム乳頭径比（rim to disc ratio：R/D 比）

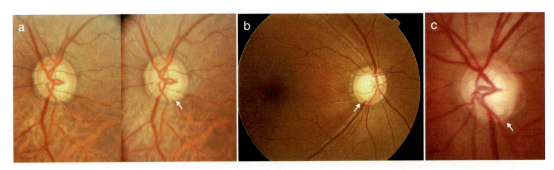

図5 乳頭陥凹拡大，リムの菲薄化，ノッチング（notching）
緑内障にもっとも特徴的な臨床所見は視神経乳頭の変化である．緑内障の発症と進行に伴って，陥凹は拡大し，リムは菲薄化する．陥凹拡大には全体的拡大と局所的拡大（c；→）があるが，両者が複合した混合型を示す例が多い（a, b；→）．

表2 量的判定による緑内障診断基準

	垂直 C/D比	上or下極 R/D比	両眼垂直 C/D比の差	NFBD
対応する視野異常あり	0.7以上	0.1以下	0.2以上	あり
乳頭所見から判定 （正常視野もしくは明確に緑内障 が否定される場合を除く）	0.9以上	0.05以下	0.3以上	
緑内障疑い	0.7〜0.9 未満	0.05〜0.1	0.2〜0.3 未満	あり

に判定することが勧められる．臨床的には平面写真として二次元的に記録されることが多く，その場合には血管の屈曲点を基準として乳頭陥凹縁を判定する（図5）．

a. 垂直方向の拡大

正常眼の乳頭陥凹は，一般に水平C/D比が垂直C/D比よりも大きい．緑内障による陥凹拡大に伴って，垂直C/D比が急速に拡大する．これは緑内障の進行に伴って，まず視神経乳頭の上下極に進入する神経線維が先行して障害され脱落することによる．「緑内障診療ガイドライン」（第4版，2018年）では，垂直C/D比が0.7以上を緑内障疑い，0.9以上を緑内障としている（表2）．

b. 局所的拡大と全体的拡大

乳頭陥凹の拡大パターンとして，全体的拡大と局所的拡大がある．局所的拡大はおもに耳側上下，いわゆるBjerrum領域の神経線維が選択的に障害され，この領域に相当する乳頭辺縁部が欠損することによって生じる．この部位に一致して網膜神経線維層欠損が認められる．一方，同心円状拡大は神経線維が全体に障害され乳頭辺縁部がびまん性に減少することによって生じ，同心円状の拡大を示す．局所的拡大と全体的拡大が合併したパターンを示した場合に，混合型拡大とよばれる．広義・原発開放隅角緑内障の症例では臨床的に混合型拡大パターンを示すことがもっとも多い．

c. ノッチング（notching）（図5）

緑内障によって乳頭上下に陥凹が拡大し，乳頭辺縁部に局所的，限局性の菲薄化，色調の蒼白か，くさび形のくびれを形成した所見をノッチングという．好発部位は耳側下方で，次いで耳側上方である．ノッチングはリムの菲薄化と同様に，緑内障によってこの領域の視神経が他の部位に先行して障害されていることを意味し

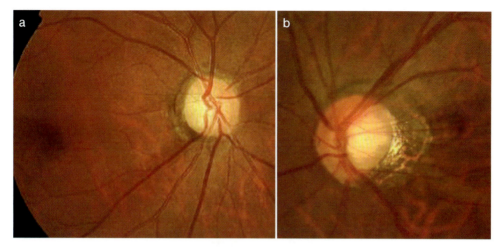

図6 皿状陥凹（saucerization）
乳頭の中央から辺縁までの浅く広い陥凹を皿状陥凹とよぶ．皿状陥凹部の色調は保たれていることが多く，陥凹とリムの境界の判定がむずかしい．乳頭陥凹拡大を判定する際に注意が必要である．

ており，網膜神経線維層欠損，乳頭出血と関連する．

d. 陥凹の左右差

正常眼の乳頭陥凹は左右眼で対称的で，水平C/D比の左右差が0.2を超えることは3%以下とまれである．緑内障診断という意味では，C/D比の個人内の左右差を検出することが，臨床的意義があることも多い（表2）．

e. 皿状陥凹（saucerization）（図6）

緑内障の初期には視神経乳頭陥凹拡大が浅く広くびまん性に拡大する．その結果として生じる乳頭の中央から辺縁までの浅く広い陥凹を皿状陥凹（saucerization）とよぶ．皿状陥凹は通常，上耳側，下耳側にみられる．後述する蒼白部・乳頭陥凹不一致のため，皿状陥凹部の色調は保たれていることが多く，乳頭陥凹拡大を判定する際に色調のみによって判定しないよう注意が必要である．

f. 乳頭蒼白部（pallor）の拡大

視神経乳頭，とくに陥凹底の蒼白部（pallor）拡大は緑内障による乳頭陥凹の代表的所見の一つである．正常眼では蒼白部と陥凹は一致する．それに対して緑内障眼ではそれぞれが独立して変化し，陥凹のほうが蒼白部よりも先行する．これを蒼白部・乳頭陥凹不一致（pallor/cup discrepancy）とよぶ．この陥凹と蒼白部の拡大に差がみられるのも緑内障による乳頭陥凹の一つの特徴である．

g. 下掘れ現象（undermining）（図7）

緑内障の進行に伴う乳頭陥凹はリムが菲薄化，消失し，二次元的に拡大するだけでなく，篩状板の彎曲を伴い後方に向かって三次元的に拡大していく．組織学的には強膜と篩状板の接合部が後方に向かうことによって，ブルッフ（Bruch）膜縁より後方では検眼鏡的な乳頭縁よりさらに横方向に陥凹が拡大する．この現象を下掘れ現象（undermining）とよぶ．検眼鏡的，眼底写真上では，この下掘れ現象を直接観察することはできないが，後述する銃剣様血管などの所見によって間接的に判断することが可能である．

h. ラミナドットサイン（laminar dot sign）（図8）

緑内障によって乳頭陥凹が拡大し，乳頭表層の組織が脱落，消失することによって，その後方の強膜篩状板孔の一部が透見できることがあり，ラミナドットサイン（laminar dot sign）とよばれている．もともと大きい径をもつ乳頭で

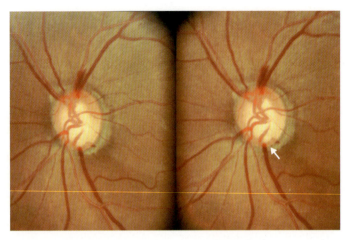

図7 下掘れ現象（undermining）と銃剣様血管（bayoneting）
乳頭陥凹は篩状板の彎曲を伴い後方，かつ横方向に拡大する．この横方向への拡大は下掘れ現象とよばれる．眼底写真上で，この下掘れ現象を直接観察することはできないが，銃剣様血管（→）などの所見によって間接的に判断することが可能である．

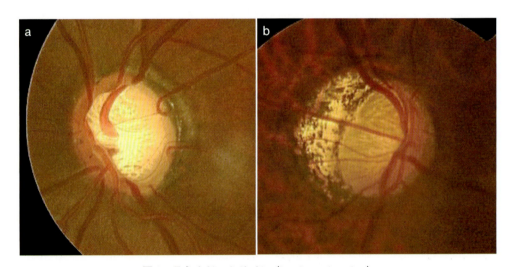

図8 ラミナドットサイン（laminar dot sign）
乳頭陥凹拡大に伴って乳頭表層の組織が脱落，消失することにより，後方の強膜篩状板孔の一部が透見できることがあり，ラミナドットサインとよばれる．

は生理的に大きい乳頭陥凹をもち，陥凹底にラミナドットサインがみられることがある．逆に小さい乳頭径の場合，緑内障が進行しても検出されないことがあり，この所見そのものは必ずしも緑内障に特異的ではない．しかし，詳細に観察すると，緑内障眼では多くの症例でドットの大小不同や変形がみられ，緑内障に特徴的な乳頭篩状板の変化をとらえている可能性がある．

2. 乳頭辺縁部（リム）の菲薄化，消失

リムは乳頭表層部において神経線維と，それを支持するグリア細胞，血管組織によって構成されている．緑内障によってこれらの組織が脱

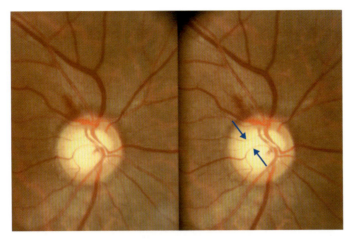

図9 露出血管（bared vessel）
乳頭陥凹の拡大に伴って，乳頭上を横切る血管が陥凹底から浮きあがったように見えようになることがある．露出血管とよばれている（→）．

落，消失し，リムが菲薄化していくことは，乳頭陥凹拡大を生じるメカニズムの一つである（図5）．陥凹拡大に局所的拡大と全体的拡大があるのに対応して，リムの局所的菲薄化と全体的菲薄化が認められる．小乳頭眼では，全体にリムが厚く，局所的リムの菲薄化を判定するのがしばしば困難である．そのような症例では後述する網膜神経線維層欠損に連続する乳頭陥凹拡大とリムの菲薄化を検出する．立体的観察がより有用である．

3．血管の変化

緑内障によって視神経乳頭部の網膜神経線維とグリア組織が消失し，視神経乳頭陥凹が拡大していく．乳頭陥凹が拡大していくにしたがって視神経乳頭内を走行している網膜血管の偏位を生じ，さまざまな特徴的所見を示すようになる．乳頭辺縁部（リム）における網膜血管の屈曲点は乳頭陥凹とリムの境界であり，乳頭陥凹の大きさを把握するための基準となる．

a．網膜血管の鼻側偏位

一般に人の網膜動静脈は，視神経内を併走しながら乳頭のほぼ中央から眼内に進入し，陥凹の鼻側縁に沿って走行，乳頭表層・網膜面に現れる．緑内障による陥凹拡大に伴って，網膜血管は次第に鼻側乳頭縁に移動する．網膜血管の鼻側偏位（nasalizationもしくはnasal shift）とよばれる．

b．露出血管（bared vessel）（図9）

緑内障の伴うその他の特徴的な血管変化として，乳頭上を横切る血管が陥凹底から浮きあがったように見えることがあり，これをbared vessel（露出血管）とよぶ．

c．銃剣様血管（bayoneting）（図7）

血管が陥凹の下掘れ部分の壁を伝うように走行し，乳頭上からみると一度消失し再び乳頭表面に出現するように見えることがある．これをbayoneting（銃剣様血管）とよぶ．

d．乳頭出血（disc hemorrhage：DH）（図10）

乳頭出血は緑内障の臨床に重要な所見である．乳頭出血は緑内障に比較的特異性の高い所見で，診断的意義は大きい．正常眼圧緑内障で検出される頻度が高い．好発部位は耳側下方，ついで耳側上方である．乳頭出血はノッチングや網膜神経線維層の束状欠損部位と一致して出現しやすい．しばしば同じ症例で再発し，乳頭出血を生じた前後では視野障害の進行が速いこ

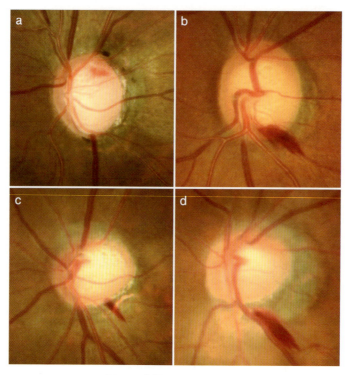

図10 乳頭出血とその分類
緑内障の進行に伴って，乳頭のさまざまな部位から出血がみられ，乳頭出血とよばれている．乳頭出血はノッチングや網膜神経線維層の束状欠損部位と一致して出現しやすい．正常眼圧緑内障で出現しやすく，乳頭出血を生じる例では視野障害の進行が速いことが知られている．Kim らは検眼鏡的にみられる乳頭出血を，①篩状板型（a），②陥凹縁型（b），③乳頭辺縁部（リム）型（c），④傍乳頭型（d）の4タイプに分類した．
（写真は福井県済生会病院 新田耕治先生のご厚意による）

とが報告されている．乳頭出血を生じるメカニズムについては明らかになっていないが，少なくとも緑内障病変の活動性が高いことを示す指標の一つとして重要と考えられている．

Kim らは，検眼鏡的にみられる DH を，①篩状板型，②陥凹縁型：陥凹縁，③乳頭辺縁部（リム）型，④傍乳頭型の4タイプに分類し，近視眼と非近視眼でそれぞれのタイプの出現頻度について検討した（**図10**）．篩状板型は近視眼で有意に頻度が高く，タイプによって DH のメカニズムに違いがある可能性，また症例によっては混合している可能性について述べている．

4. 乳頭周囲脈絡網膜萎縮
（parapapillary atrophy：PPA）

PPA は乳頭周囲に認められる網膜・脈絡膜の変化所見で，かつては緑内障末期に認められるいわゆる glaucomatous halo としていわれていた所見であるが，現在では早期変化としての重要性が再認識されている（**図11**）．検眼鏡的には色素むらとして求められる zone α と，脈絡膜血管，強膜の透過性が更新した zone β に分類される．緑内障に関連して病的意義の高いのは zone β と考えられており，緑内障眼で発症頻度が高く，占める面積も大きい．また，PPA 拡大が緑内障性視神経症の進行にかかわるとの報告がある．一方，近視性コーヌスは眼

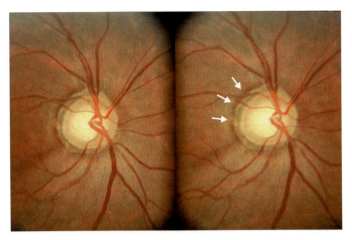

図11　乳頭周囲脈絡網膜萎縮（parapapillary atrophy：PPA）
緑内障眼の乳頭周囲に認められる網膜・脈絡膜の変化所見として乳頭周囲脈絡網膜萎縮がある．かつては緑内障末期に認められるいわゆるglaucomatous haloとしていわれていた所見であるが，現在では早期変化としての重要性が再認識されている．

軸長の伸展に伴って生じる乳頭周囲の脈絡膜・網膜変化であるが，検眼鏡的にはPPAとの明確な鑑別は不可能であった．現在，PPAの従来のzone βはOCT所見によって，zone βとzone γに分けられ，このうちのzone βが緑内障と関連し，zone γは近視と関連していることが報告されている．

5. 網膜神経線維層欠損（retinal nerve fiber layer defect：RNFLD）

a. RNFLDの検出が緑内障診断の決め手

乳頭周囲網膜，神経線維層に欠損所見を生じることがあり，RNFLDとよばれ，もっとも早期に生じる緑内障性眼底所見の一つと考えられている（**図12**）．乳頭陥凹やリムの変化がわずかでも，RNFLDが検出され，これが緑内障診断の決め手になることがあり，重要な所見である．束状，境界鮮明なRNFLDは楔状RNFLDとよばれ，その領域の神経線維脱落，消失を意味しており，視神経乳頭のノッチング，リムの菲薄化と連続している．一方，全体的な陥凹拡大，リムの菲薄化を生じた症例では，広範囲に散在する細いRNFLDが観察され，櫛状

RNFLDとよばれている．

乳頭周囲ではもっとも神経線維層が厚いため，欠損した部位とのコントラストがより鮮明でRNFLDが検出されやすい．

b. 緑内障性視神経乳頭形態の分類

緑内障性乳頭の形態を，いくつかの近似した特徴をもつサブグループに分けるという考え方がある．Nicolelaらによる分類はそのうちの一つで，乳頭形態を，①乳頭の上もしくは下極に局所的な組織欠損がみられ，他の部位は比較的正常なfocal ischemic disc，②耳側コーヌスを伴う近視性乳頭で，乳頭上もしくは下極に緑内障性変化を伴ったmyopic glaucomatous disc，③皿状に浅く広がる陥凹をもち，乳頭周囲に脈絡網膜萎縮と脈絡膜硬化症がみられ，乳頭辺縁部の色調は通常蒼白であるsenile sclerotic disc，④乳頭辺縁部の局所的変化はなく，陥凹は全体に拡大しているgeneralized enlargement of the optic discの4タイプに分類した（**図13**）．実際にはすべての症例が明確にいずれかのタイプに分類できるわけではなく，いずれかにまたがる症例もみられる．しかし，このような分類によって，臨床的特徴や視神経の障

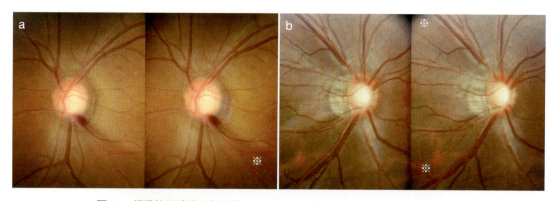

図12 網膜神経線維層欠損（retinal nerve fiber layer defect：RNFLD）
乳頭周囲網膜，神経線維層に欠損所見を生じることがあり，RNFLDとよばれる（※）．RNFLDはその領域の神経線維脱落，消失を意味しており，視神経乳頭のノッチング，リムの菲薄化と連続している．乳頭出血とも関連する（a）．

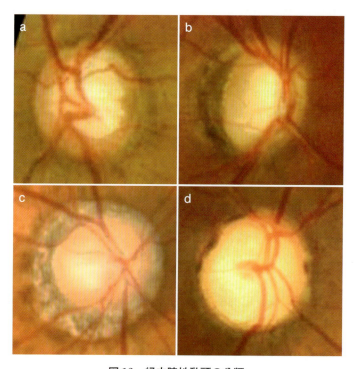

図13 緑内障性乳頭の分類
Nicolelaらは，緑内障性乳頭の形態を，focal ischemic disc（a），myopic glaucomatous disc（b），senile sclerotic disc（c），generalized enlargement of the optic disc（d），に分類した．
（写真は東北大学 中澤 徹教授のご厚意による）

害メカニズムに差がある可能性が指摘されており，個別化治療，眼圧下降治療以外の治療方法にとって参考になる可能性がある．

c. 緑内障性視神経乳頭・網膜神経線維層変化判定ガイドライン

日本緑内障学会による「緑内障診療ガイドライン」（第4版）では，補足資料3に緑内障性視

表3 近視眼乳頭所見の特徴

1. 縦長楕円形の小乳頭
2. 蒼白部が大きい
3. 耳側に対して傾斜
4. 耳側コーヌス
5. 陥凹が浅い：リムの評価がむずかしい
6. 豹紋状眼底：網膜神経線維層がわかりにくい

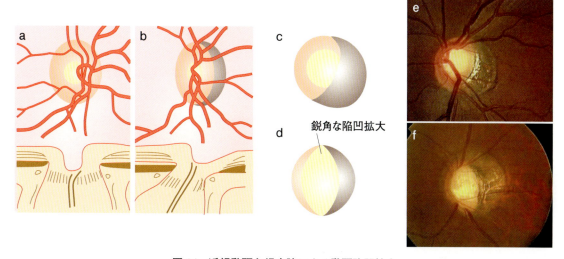

図14 近視乳頭と緑内障による乳頭陥凹拡大

近視の進行に伴って眼球・視神経接合部は鼻側に屈曲し，乳頭全体が耳側に向かって傾斜する（a, b）．近視乳頭（c, e）に緑内障性変化が加わった場合，上下の鋭角な陥凹拡大と連続する網膜神経線維層欠損などに注目して判定する（d, f）．

神経乳頭・網膜神経線維層変化判定ガイドラインを提示している．このガイドラインのポイントは，緑内障による眼底変化判定の目安として，大きく質的判定と量的判定に分け，質的判定ではさらに六つの評価項目，量的判定では二つの評価項目をあげている点である．従来，眼科医自身による主観的判断が主体であった眼底変化の判定基準をより明確化し，より標準化されることを意図して作成されている．

6. 近視乳頭と緑内障性乳頭陥凹拡大の特徴と鑑別

近視，つまり眼軸長の伸展に伴って乳頭の形状，陥凹の形状は変形していく．近視眼の眼底，視神経乳頭所見として表3のような特徴をあげることができる．一般に近視の進行に伴って眼球・視神経接合部は鼻側に屈曲し，乳頭全体が耳側に向かって傾斜する（図14a～c, e）．したがって，耳側リムはなだらかに，鼻側リムは急峻に鼻側に向かって傾斜する．硝子体側から視神経乳頭を観察した場合に，耳側乳頭は神経線維束の側面を観察する形になり，正常眼の耳側リムのようには観察することができない．いわゆる近視乳頭の形成には先天的要素が強いと考えられてきたが，近年，Kimらにより成長期に眼軸が伸展し，それに伴って視神経乳頭が変化していく所見が示され，現在ではむしろ後天的な要素が強いと考えられている．

近視乳頭に緑内障による変化が加わった場合には，さらに複雑な所見を呈する．近視乳頭耳

**表4　近視乳頭における緑内障性変化を
　　　検出するコツ**

1. 上下辺縁部の幅を比較
2. 上下陥凹底の深さを比較
3. 耳側乳頭縁の血管走行
4. 上下網膜神経線維層の比較

側では神経線維層の斜面を観察することになり，リムを判別は困難である．近視眼であっても，GONによる視神経障害は乳頭上下極で先行することから，上下のリム幅と連続するRNFLDの有無について注目して判定する方法がある（**図14d, f**）．近視乳頭における緑内障変化の読み方のコツとして，上下リム幅の比較，上下陥凹底の深さを比較，耳側乳頭縁の血管走行，上下網膜神経線維層の比較があげられている（**表4**）．

E.　鑑別診断

　現在の緑内障の診断と鑑別診断は，眼底，OCT，視野などの所見を総合的に評価することによって行われている．緑内障以外の先天異常や後天疾患によっても，緑内障類似のパターンを伴う所見を示すことがある．これらを鑑別するためには，とくに眼底所見の読影能力は重要である．以下に，乳頭の陥凹や蒼白化を伴い，しばしばGONとの鑑別を要する疾患を提示する．

1.　先天異常
a.　眼杯裂閉鎖不全（optic fissure closure defects）

　胎生期の不完全な眼杯裂閉鎖によって，さまざまな視神経乳頭の先天異常を生じる．眼杯裂閉鎖は上方から下方に向かって起こるため，コロボーマなどの閉鎖不全は下方に好発する．近年，眼杯裂閉鎖不全は，無眼球症，眼球閉鎖不全，小眼球症などと遺伝子異常を共通とする一連の病態である可能性が考えられている．一般

に，以下のようによばれる病態が含まれている．

●視神経乳頭コロボーマ（optic disc coloboma）（図15a）

　視神経乳頭の欠損を意味しており，視神経乳頭の境界が不明瞭である．乳頭を含む広い範囲に深い陥凹と白色の病変部位が認められる．脈絡網膜コロボーマを合併し，網膜血管はこのコロボーマの辺縁部から進入する．欠損部の相当する視野欠損が認められる．

●朝顔症候群（morning glory syndrome）

　朝顔症候群は視神経乳頭が拡大し，境界は不鮮明で，ピンク色の色調を呈する先天異常である．乳頭中央には漏斗状の深い陥凹があり，その底に白色塊状組織を認めるのが特徴の一つである．乳頭周囲に隆起した網脈絡膜の色素異常があり，網膜血管の走行異常を伴っている．一般に乳頭全周の視神経異常を伴っており視機能は不良である．

●傾斜乳頭症候群（tilted disc syndrome）（図15b）

　傾斜乳頭症候群の乳頭は典型的には横長の楕円形を示し，耳上側が硝子体側へ突出し，下鼻側が後方へ偏位する．横長乳頭の長軸方向を境界として下方眼球が後方へ突出した下方コーヌスと，その領域に相当する豹紋状眼底を伴う．眼杯裂閉鎖不全の軽症例と考えられている．視野欠損を伴う場合も，伴わない場合もあるが，約20%に上耳側1/4盲傾向を示すとの報告がある．また，屈折暗点を伴う可能性があり，視野検査の際には注意が必要である．

●視神経乳頭小窩（optic disc pit）（図15c）

　検眼鏡的に乳頭内の耳下側縁に，小円形の灰白色から燈黄色の深い陥凹がみられることがあり，視神経乳頭小窩あるいはピットとよばれる．ピットに連続してRNFLDと，この領域に相当する視野欠損を伴うことから，GONの診断の際には本症を鑑別することが必要である．

1 緑内障性視神経症の眼底所見　15

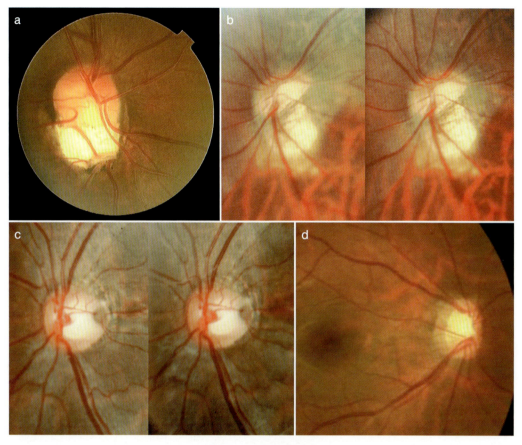

図15　先天性乳頭異常
緑内障とさまざまな先天性乳頭異常を鑑別することが必要である．a：乳頭コロボーマ，b：傾斜乳頭症候群，c：乳頭小窩（ピット），d：部分視神経低形成．

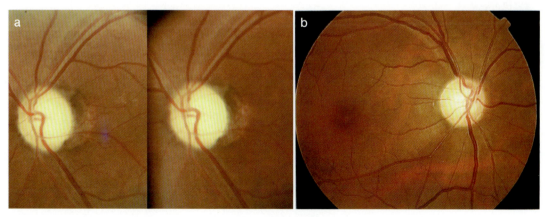

図16　視神経萎縮
さまざまな視神経疾患，頭蓋内疾患に伴って乳頭変化が生じる．典型的には視神経萎縮所見を示し，緑内障乳頭との鑑別の基本はリムの蒼白化である．

b. 視神経低形成（optic nerve hypoplasia）（図15d）

検眼鏡的に視神経乳頭の形状が小さいか，部分的な形成不全，もしくは蒼白化がみられる場合に，視神経低形成とよばれている．視神経部分低形成（segmental optic nerve hypoplasia：SOH）は，しばしば乳頭陥凹を伴いGONとの鑑別が重要である．SOHの場合，しばしば乳頭鼻側のRNFLD，同じ部位のリムの菲薄化，double ring signとよばれる所見を伴う．視野所見としてはMariotte盲点に連続する楔形欠損を伴うことがGONとの鑑別に重要である．SOHは上方の視神経部分欠損を伴う例がもっとも多く，上方視神経部分低形成（superior SOH：SSOH）とよばれている．

SOHは頻度が高く，また視神経乳頭中に特徴的な所見を示しているにもかかわらず視野欠損を伴っていない軽症例と考えられる症例もみられる．また，SOHはNTGの合併率が高いとの報告もある．SOHそのものは非進行性であるが，GONの合併リスクを考慮して経過観察することが勧められる．

2. 後天疾患
a. 視神経萎縮（図16）

さまざまな視神経疾患，頭蓋内疾患に伴って視神経乳頭に変化が生じる．典型的には視神経萎縮所見を示し，GONとの鑑別の基本はリムの蒼白化である．

b. 網膜血管障害

網膜動脈分枝閉塞症，網膜静脈分枝閉塞症を代表とする網膜血管障害のあとに，局所的な乳頭陥凹拡大，リムの菲薄化，RNFLDを伴い，一見GON様の眼底所見と視野所見を伴うことがあり，鑑別が必要である．この場合も鑑別の基本は局所的なリムの蒼白化であり，陥凹は一般的に浅い皿状陥凹様の所見を示す．

文 献

1) 富田剛司，北澤克明監修，白土城照，新家 眞，山本哲也編集，緑内障，p131-152，医学書院，2004
2) 日本緑内障学会緑内障診療ガイドライン作成委員会：緑内障ガイドライン第4版，日眼会誌 **122**：5-13, 2018
3) Kim HS, Park KH, Jeoung JW et al：Comparison of myopic and nonmyopic disc hemorrhage in primary open-angle glaucoma. *Jap J Ophthalmol* **57**：166-171, 2013
4) Miki A, Ikuno Y, Weinreb RN et al：Measurements of the parapapillary atrophy zones in en face optical coherence tomography images. *PLoS One* **12**：e017534, 2017
5) Nicolela MT, Drance SM：Various glaucomatous optic nerve appearances：clinical correlations. *Ophthalmology* **103**：640-649, 1996
6) Hogan MJ, Alvarado JA, Weddell JE：Optic Nerve. In：Histology of the human eye, p523-606, W. B. Saunders, Philadelphia, 1971
7) Kim TW, Kim M, Weinreb RN et al：Optic disc change with incipient myopia of childhood. *Ophthalmology* **119**：21-26, 2012

（福地 健郎）

2 OCT (Optical Coherence Tomography)

A. OCTの原理

A. 光干渉断層計の原理

1. 光の干渉

光には波の性質があり，二つの光を重ね合わせたときに，波の山がそろっていれば重なって強め合い明るくなり，ずれていれば互いに打ち消し合い暗くなるため，明暗の縞ができる．このような現象が光の干渉とよばれる．光干渉断層計（optical coherence tomography：OCT）は干渉性の低い光（低コヒーレンスビーム）を光源として用いているため，二つの光の光路差が数十ミクロンと短くなる場合にしか干渉縞が生じない．OCTではこのような低コヒーレンス特性を利用することで高い分解能が得られる．

2. OCTの基本的な原理

OCT（図1）の基本的な原理は，近赤外光であるスーパールミナントダイオードを光源とする光の干渉現象の応用にある．

まず，光源で発生させた光線をビームスプリッターで二つに分割する（図2）．ビームスプリッターを通過した光は対象組織に入射し，屈折率の異なる組織があると，そこで反射する．その反射光を，さらにビームスプリッターで反射させ受光器に集める．一方，最初にビームスプリッターで二つに分割されたもう一方の光線である参照光は，参照ミラー面で反射され，ビームスプリッターを通過し，先の組織からの反射光と互いに干渉しながら受光器に至る．光は波の性質をもつため，この対象組織からの反射

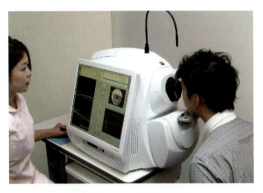

図1　OCTの撮影風景

光と参照光の経路の長さが等しい場合，二つの光（波）の間で強め合いが生じ振幅が最大となる．そのときの参照ミラーの位置から，反射が起こった眼内での位置情報が得られる．このような測定を，たとえば参照ミラーの位置を少しずつずらしていくなどの方法で行うことで，組織の各深さにおける反射光線の強度の情報を得ることができる（深さ方向の情報を得る）．

このようにある1点で得られた距離と反射強度の情報はAスキャンとよばれる（図3）．Aスキャンを少しずつ横方向にずらしながら眼底をスキャン（Bスキャン）（図4）すると，断層像が得られる．簡単にいうなら，対象組織に入射した光の反射光には，さまざまな反射強度と反射時間のずれという対象組織の形態情報が含まれている．これを読み解いて画像として再構築して表示するものがOCTである．OCTでは，網膜構造のうち，細胞体が多く存在する顆粒層は反射光が散乱するため，低反射として暗く描出される．一方，透明な線維構造のある神

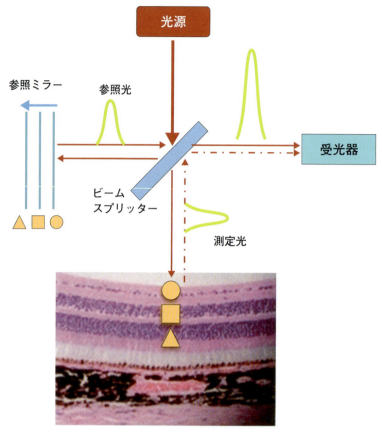

図2 OCTの原理図（タイムドメインOCT）
参照ミラーを移動させAスキャンを得る．

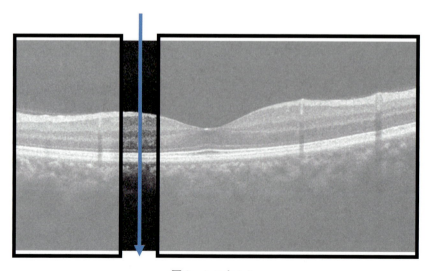

図3 Aスキャン
ある1点で得られた距離と反射強度の情報をAスキャンとよぶ．

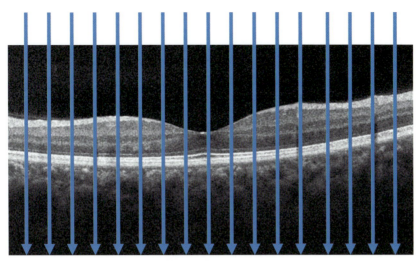

図4　Bスキャン
Aスキャンを少しずつ横方向へずらしながら眼底をスキャンする．

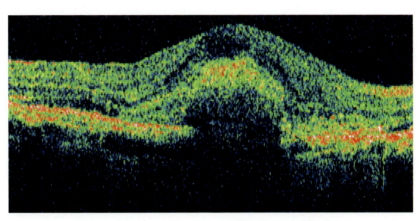

図5　タイムドメインOCTで撮影した加齢黄斑変性
スペックルノイズが多く，解析度が不良である．

経線維層や網状層は反射が強く，明るく描出される特徴がある．

B. タイムドメインOCT

　タイムドメインOCT（time domain OCT：TD-OCT）では，上記のように組織の深さ情報を検出する（1つのAスキャンを得るために）ために参照ミラーを機械的に何度も動かす必要があり，物理的に測定時間の短縮には限界があった．OCTの撮影速度は，単位時間あたりに行うことができるAスキャンの回数で規定されているが，初期のTD-OCTの速度は約100Aスキャン/秒であった．Aスキャンを繰り返し（Bスキャン），断層像を得るためにかかる時間は，撮影範囲（距離）を広くしたり，解像度を高くすると長くなる．撮影時間が長くなると，瞬目や眼球運動の影響が入りやすく，角膜表層も乾燥し画質が悪くなるため，通常1回の撮影時間は数秒が限界と考えられる．そのため，TD-OCTの測定時間を抑えなくてはならず，解像度の向上にも限界があった．また，OCT画像にはスペックルノイズ（speckle noise，測定光の照射によって生じる斑点模様）が含まれており，これも OCT の解像力を低下させている（図 5）．

C．フーリエドメイン OCT

その後登場したフーリエドメイン OCT（Fourier domain OCT：FD-OCT）では，参照ミラーを動かすことなく，干渉光（反射光と参照光）を分光器によって波長ごと（波長スペクトル）に分解して検出する．このためスペクトラルドメイン OCT（spectral domain OCT：SD-OCT）ともよばれる．次に検出信号をフーリエ変換して，深さ情報を 1 回で一気に取得する（図 6）．これにより，撮影速度が著しく高速化し，1 秒間に数万回の A スキャンを得ることができるようになった．さらに，同一部位の B スキャンを数十回程度行ったものを重ね合わせて画像を処理（加算平均）することでスペックルノイズを軽減し，より精密な断層像を得られるようになった（図 7）．

また，B スキャンを平行に密に並べたラスタースキャンにより広範囲の眼底を三次元的に画像化することが可能になった．また，機種によっては eye tracking システムが搭載され，固視微動の影響を受けず同一部位の OCT 像を撮影することが可能になった．その結果，網膜内の各層の厚みが詳細に描写でき，それを解析して眼底写真のようにマップ表示したり（図 8），任意の位置で断層画像を切り出して解析することが可能になった（図 9）．また，経過観察により組織の菲薄化を経年的に表示することも可能となり（図 10），診療や研究において OCT の有用性が増している．

また，FD-OCT 方式のうち波長掃引レーザーを利用するスウェプトソース OCT（swept source OCT：SS-OCT）は，長波長の光源により感度減衰が少ないため，組織侵達性に優れており，隅角や脈絡膜，視神経乳頭深部の構造などの描写に優れている．

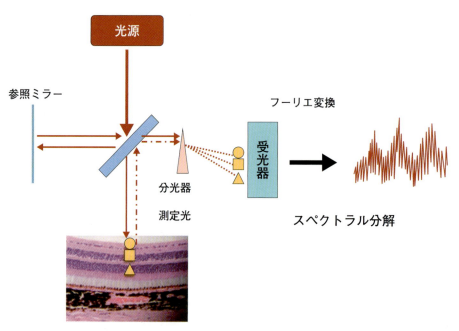

図 6　OCT の原理図（スペクトラルドメイン）
1 回の A スキャンに含まれる波長を分光器とフーリエ変換を用いて周波数域ごとに分解し，一気に深さと反射強度の情報を求める．

2 OCT (Optical Coherence Tomography) 21

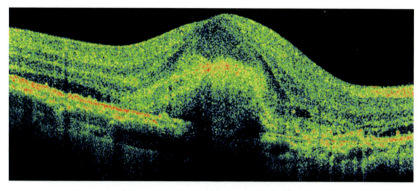

図7 スペクトラルドメインOCTで撮影した加齢黄斑変性（図5と同一症例）
高速化により何枚もの画像を重ね合わせて処理（加算平均）することでスペックルノイズを軽減できる．詳細な構造が検出できる．

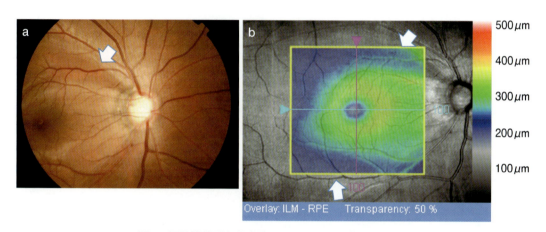

図8 原発開放隅角緑内障でのOCTマップ表示の1例
a．眼底写真．⇨：神経線維層欠損．b．OCTの網膜厚マップ．網膜厚が模擬色（暖色は厚く，寒色は薄い）でカラー表示されている．網膜厚が神経線維走行に沿って菲薄化しており，神経線維層欠損の存在を疑う．

D. OCTによる緑内障眼判定のための撮影部位

　緑内障は，網膜神経節細胞の軸索である神経線維が篩状板部付近で障害され，神経節細胞がアポトーシスを起こす疾患である．そのため，まず神経線維が集結する視神経乳頭周囲の神経線維厚を解析する．また，神経節細胞の50%以上は黄斑部付近に分布するため，黄斑部の神経節細胞複合体（ganglion cell complex：GCC）厚を解析することで緑内障診断力が向上する．GCCは神経節細胞の細胞体の存在する神経節細胞層（ganglion cell layer：GCL）＋軸索である神経線維が存在する神経線維層（retinal nerve fiber layer：RNFL）＋樹状突起が存在する内網状層（inner plexiform layer：IPL）をさす．つまり，OCTで緑内障を評価するためには，視神経乳頭を中心とした部位と中心窩を中心とした黄斑部の2カ所を撮影する（図11）が，まず精密で再現性の高い画像データを得ることが必要である．
　一部の機種では，視神経乳頭と黄斑部を一つの撮影画面に入るように高角撮影することも可能であるが，一定の短い撮影時間内に広範囲の

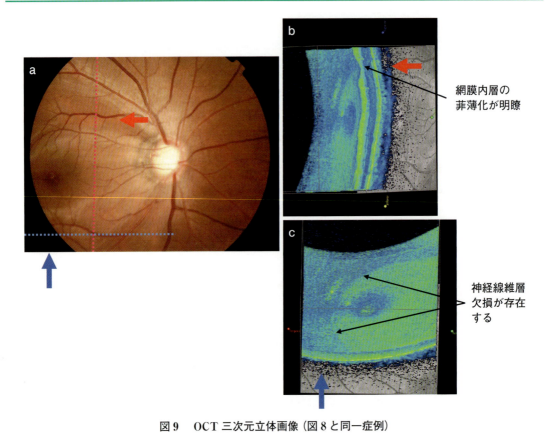

図9 OCT 三次元立体画像（図8と同一症例）
a. 眼底写真．→，→：観察方向．b. 赤破線部での縦スキャン3D 画像．c. 青破線部での横スキャン3D 画像．

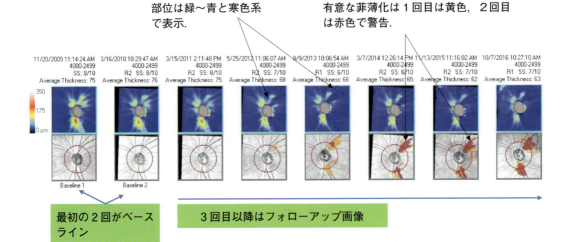

図10 OCT の経過観察画像例
Cirrus HD-OCT に搭載される代表的な緑内障進行診断プログラム．GPA（guided progression analysis）．

撮影を行う場合は，スキャンの空間的密度を落とす必要があり，データの質の低下につながる．2カ所の撮影を別々に行うほうがデータの質は高い．

視神経乳頭を中心とした撮影では，視神経乳頭と乳頭周囲の網膜を解析する．視神経乳頭の解析では，乳頭径，リム面積，陥凹面積，cup volume，陥凹乳頭径比（cup-to-disc ratio, C/D比）などの乳頭形状に関するパラメータが得られる．乳頭周囲の網膜解析では，とくに神経線維層厚を解析することで，早期の緑内障性変化の一つである神経線維層欠損を検出することができる．神経線維層厚の解析は，機種によって異なるが，乳頭を中心とした3.4～3.46 mmの直径の円周状で行われている．

それ以外にも，OCTでは，深層の網膜色素上皮やBruch膜を見ることができるため，これまで眼底写真をもとに決定されていた乳頭縁の位置をOCTの画像から定義しなおして，リムや陥凹を計測することが提唱されている．また，OCT画像を何枚も重ね合わせて，静的な部位から動的な部位（赤血球の動き）のみを検出し，血管構造を画像化するOCT Angiography（OCTA），さらに，研究用のOCTでは，篩状板まで詳細に描写され，緑内障の病態との関連が研究されている．

E. 中心窩を含む正常黄斑部のOCT断層像

解剖学的には，黄斑部とは中心窩を中心とした5～6 mmの範囲の領域で，黄斑とは中心窩を中心とした直径1.5～2 mmの領域である．中心窩とは，視神経乳頭から4 mm耳側，0.8 mm下方を中心とする直径0.35 mmの範囲をいう．黄斑部の直径1 mmの範囲の平均網膜厚（central subfield thickness）は約250 μmで，中心窩の網膜厚は約180 μmである．

正常眼の黄斑部をOCTで撮影すると，網膜神経線維層，内外網状層，外境界膜，視細胞内

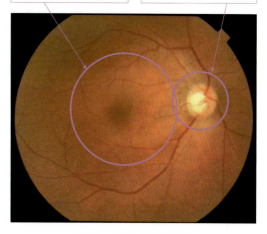

神経節細胞の50%以上は黄斑部付近に分布するため，黄斑部の神経節細胞複合体を解析

神経線維が集結する視神経乳頭周囲の神経線維厚を解析

図11　OCTの撮影部位

節外節接合部（junction between photoreceptor inner and outer segment：IS/OS），網膜色素上皮層が高反射となり，網膜神経節細胞層，内外顆粒層は低反射となる（図12）．中心窩には，神経線維層，神経節細胞層，内顆粒層が存在しないため，網膜が薄くなりなだらかな陥凹を示し，内層も低反射となる．中心窩付近では，IS/OSと網膜色素上皮の間に1本，高反射のラインが描写される．錐体外節は，cone sheathに包まれ，外節先端は色素上皮まで達していない．この錐体外節端（cone outer segment tip：COST）がIS/OSと網膜色素上皮の間の高反射ラインであると考えられている．Spaideらは，外境界膜から色素上皮までの視細胞とOCT画像における高反射ラインとの対応を調べ，IS/OSは内節エリプソイド（ellipsoid）に一致し，錐体外節端は錐体の外節先端を包む色素上皮の微絨毛の一部に一致すると報告し，現在ではIS/OSはエリプソイドゾーンと呼称される．

黄斑部網膜の断層像のうち，水平断（図13）では，黄斑部鼻側で，視神経乳頭に近づくにつ

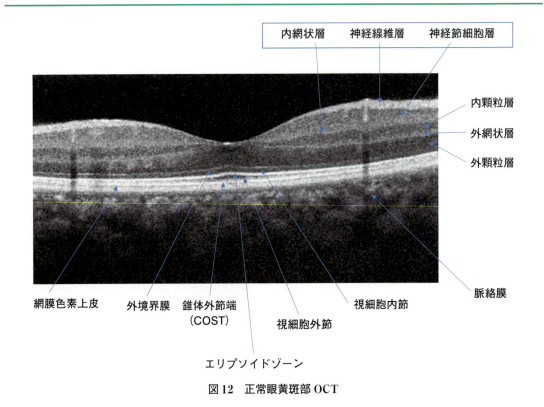

図12　正常眼黄斑部 OCT

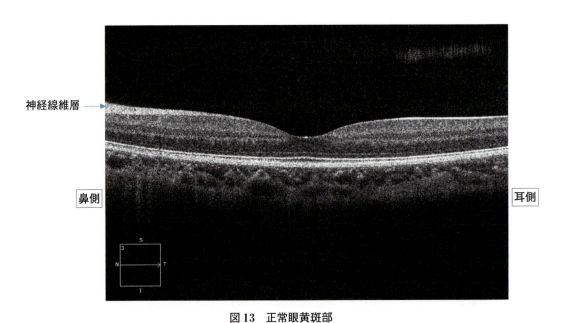

図13　正常眼黄斑部
水平断，横スキャン画像．黄斑部鼻側で神経乳頭に近づくにつれて神経線維層は厚くなるが，黄斑部耳側では神経線維層は縫線となるため，ほとんど見えなくなる．

2 OCT（Optical Coherence Tomography） 25

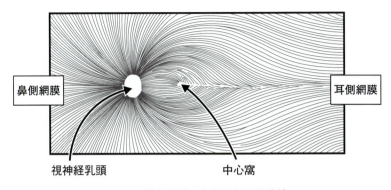

図14 神経線維の走行図と耳側縫線

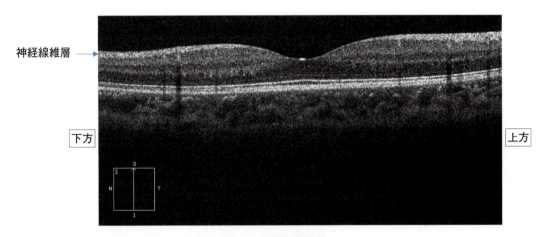

図15 正常眼黄斑部

垂直断，縦スキャン画像．上下の神経線維の厚さはほぼ等しいが，水平断に比べて，網膜血管による測定光のブロックの影が入りやすい．

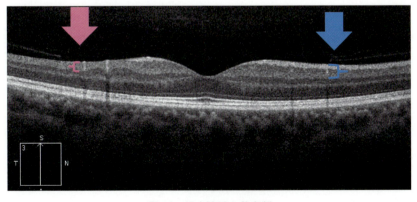

図16 緑内障眼の黄斑部

垂直断，縦スキャン画像．正常眼では上下の神経節細胞複合体（GCC）の厚さはほぼ等しいが，緑内障では上下の GCC の対称性が崩れる．また，緑内障眼では，網膜内層のみが菲薄化し，網膜外層は変化しない．中心窩を挟んで等距離の網膜内層厚は上方（青色）に比べ，下方（ピンク色）が明らかに薄いが，両部位の網膜外層厚に差はない．

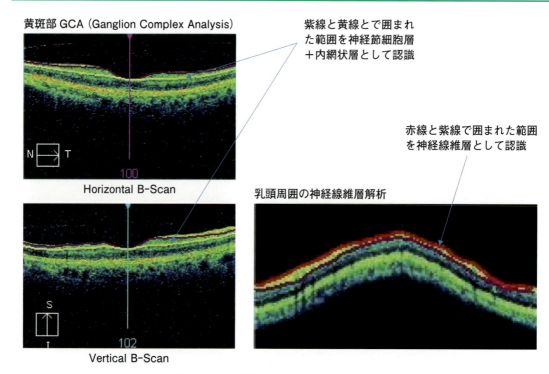

図17 OCT 画像でのセグメンテーション

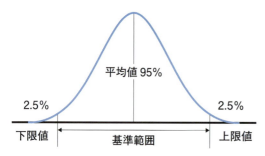

図18 正常人データベースと異常値
OCT には機種ごとに，人種，年齢などを考慮した正常データベースが含まれている．

れて神経線維層は厚くなるが，黄斑部耳側では，神経線維層は縦線となるため（**図14**）ほとんど見えなくなる．一方，垂直断（**図15**）では，上下の神経線維の厚さはほぼ等しいが，水平断に比べて，網膜血管による測定光のブロックの影が入りやすい．正常眼では中心窩を挟んで上下の GCC の厚さもほぼ等しいが，緑内障では上下の GCC の対称性が崩れる（**図16**）．また，緑内障眼では，GCC のみが菲薄化し，網膜外層は変化しない．網膜全層が菲薄化する場合は緑内障以外の疾患を疑う．

OCT の enhanced depth imaging（EDI）とよばれる深部組織の撮影方法や，SS-OCT を利用すると，脈絡膜がより詳細に評価できる．黄斑部の脈絡膜厚は約 $350\,\mu m$ で，脈絡膜と強膜の境界は，強膜側がやや高反射となる．

F. OCT による異常判定プログラム

1. 統計的異常値の表示

視神経乳頭を中心とした部位と中心窩を中心とした黄斑部の2カ所を撮影した後，それを定量的に解析して，機械に内蔵された正常眼データベースと比較することで，異常値や異常部位を自動判定するプログラムが各機種には内蔵されている．

OCT で撮影した画像は，まず網膜内の各層の境界線が自動認識され（セグメンテーショ

2　OCT（Optical Coherence Tomography）　*27*

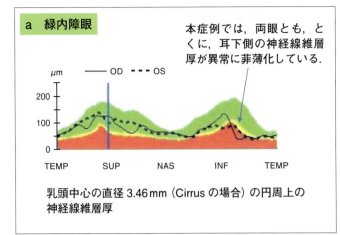

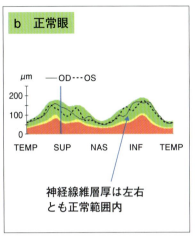

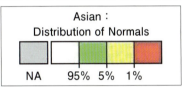

図19　異常値の色別表示

背景には，対象患者と同じ年代の正常範囲（95％）が緑，ボーダーライン（5％）が黄色，異常値（1％）が赤で表示される．対象患者の厚みは，黒線（右眼は実線，左眼は破線）で表示される．OD：oculus dexter（右眼），OS：oculus sinister（左眼）．

ン）（図17）．その後，各層の厚みが計測される．それぞれのOCTには機種ごとに，人種，年齢などを考慮した正常人データベースが含まれており（図18），そのデータと今回測定した対象患者のデータを比較し，統計学的な異常値や異常部位が色で表示される（図19）．緑色は正常範囲内（正常の5〜95％）で，黄色はp値が5〜1％でボーダーライン，赤色は異常値で，p値が1％以下（正常では1％以下にしかみられない）である．

2．網膜全層厚の解析

OCTの機種によってスキャンサイズが多少異なるが，Cirrus HD-OCT（Carl Zeiss）の網膜厚カラーマップでは，測定された網膜全層の厚みが，厚い部分は暖色系の，薄い部分は寒色系のカラーコードに応じて表示される（図20）．その下には，中心1mmの平均網膜厚（thickness central subfield），スキャンエリア（6×6

mm）の範囲内の網膜体積（volume cube）と平均網膜厚（thickness average cube）が表示される．ここでは，数値のみでなく，統計的に異常か否かが，色で表示されている．また，Cirrus HD-OCTでは，ETDRS（early treatment diabetic retinopathy study）グリッドを採用しており，黄斑部を9セクター（中心1，3，6mmおよび上側，下側，耳側，鼻側）に分割して，各セクターの平均網膜厚と統計的有意性を表示している．また，網膜厚（内境界膜から網膜色素上皮まで），内境界膜表面，網膜色素上皮が3Dで表示される（図21）．

3．乳頭周囲網膜神経線維層

OCTの機種によってスキャンサイズが多少異なるが，乳頭周囲解析では，スキャン範囲内の視神経乳頭と周囲の神経線維層厚を測定する．Cirrusのoptic disc cube 200×200の場合，視神経乳頭を中心に6mm×6mm平方を

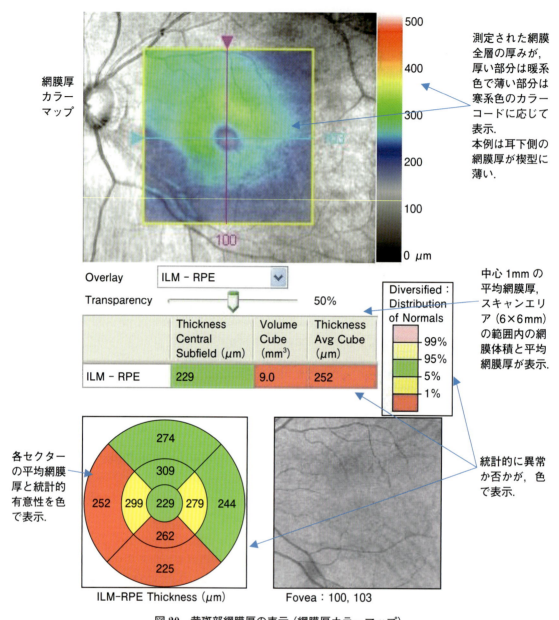

図20 黄斑部網膜厚の表示（網膜厚カラーマップ）
（Cirrus：Macular Cube 200×200，Macular Thickness Analysis の場合）

スキャンし視神経乳頭と周囲の神経線維層厚を測定する．神経線維層厚のカラーマップでは，神経線維の厚さが，厚い部分は暖色系の，薄い部分は寒色系のカラーコードに応じて表示される（図22）．正常眼では上耳側および下耳側が厚い．デビエーションマップでは，正常データベースと比較し，正常は無色，正常の5％以下は黄色，1％以下は赤色などで表示される．RNFL thickness（retinal nerve fiber thickness，網膜神経線維層厚）グラフでは，乳頭を中心とした一定の直径の円周スキャン（Cirrusでは，直径3.46mmであるが，機種ごとに円周の直径は異なる）上の網膜神経線維層厚を，縦軸に厚み，横軸に耳側（temporal）→上側

(superior)→鼻側（nasal）→下側（inferior）→耳側（temporal），すなわちTSNITの順に展開表示している（図23）．右眼の厚みは黒実線，左眼は黒破線で表示され，背景には正常データベースの5～95％の範囲の厚みは緑色，正常の5％以下は黄色（いわゆるボーダーライン），1％以下は赤色（異常に薄い）で表示される．正常眼では，視神経乳頭に上方と下方でRNFLが厚く，鼻側と耳側で薄いdouble hump型をとる．また，各セクターの，神経線維層厚の実測値と統計的有意性が色表示される（図24）．OCTの機種によって分割が多少異なるが，Cirrusでは4分割（quadrants）（上側，下側，耳側，鼻側）や，12分割（clock hours）表示される．

4. 視神経乳頭形状の解析

陥凹とリムの境界の決め方は，機種によって異なる．たとえば，トプコンの3D OCT-2000では，網膜断面像上の乳頭近傍で色素上皮（またはBruch膜）の断端を自動検出し，検出された色素上皮層を基準とし，そこから一定の高さ（120μm）を基準面として決めて，それより上の組織をリム，下の部分を陥凹と定義し，乳頭形状の各種パラメータが自動算出される（図25）．一方，Cirrusでは，OCT画像から得られたBruch膜の断端を乳頭外縁と定義し，さらに，Bruch膜の断端（乳頭外縁）と網膜表面との最短距離の部位を陥凹とリムの境界としている．この結果から，リム面積，disc面積，C/D比，縦のC/D比，陥凹容積などが計算され，数値とともに，統計的な異常の有無が色で表示されている（図26）．緑内障診断能は，乳頭周囲網膜神経線維層厚よりも，視神経乳頭形状解析のほうがやや劣ると報告されている．

5. 神経節細胞層解析

GCL＋RNFL＋IPLをGCCとよぶが，機種によって黄斑部のGCC厚を測定するものや，

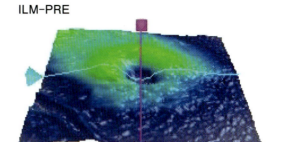

ILM-PRE

本例は耳下側の網膜厚が楔型に薄い．

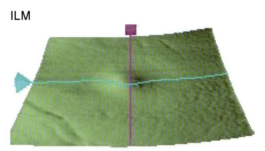

ILM

内境界膜表面の3D表示
本例はILM, RPEに異常は認められない．

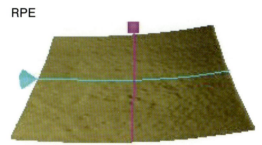

RPE

網膜色素上皮の3D表示
本例はILM, RPEに異常は認められない．

図21　各層の3D表示
ILM：inner limiting membrane（内境界膜），RPE：retinal pigment epithelium（網膜色素上皮）．

RNFL・GCL・IPLの組み合わせの厚みを表示するものや，ganglion cell analysis（GCA）＝GCL＋IPL厚を解析するものなどがある．Cirrusでは，GCAを採用しており，thickness mapでGCL＋IPLの厚みをカラーコードに応じて表示している（図27）．Deviation mapでは，正常データベースとの比較により正常範囲

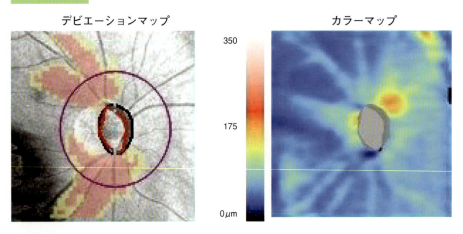

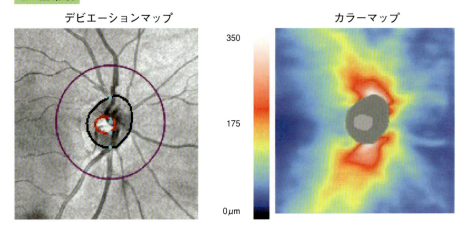

図22 乳頭周囲網膜神経線維層厚の測定結果（Cirrus HD-OCT Optic Disc Cube 200×200 の場合）

a. 緑内障眼．デビエーションマップでは，正常データベースと比較し，正常は無色，正常の5%以下は黄色，1%以下は赤色などで表示される．カラーマップでは，神経線維層の厚さが，厚い部分は暖色系で，薄い部分は寒色系のカラーコードに応じて表示される．b. 正常眼．デビエーションマップでは，正常データベースと比較し，異常はないため無色で表示される．カラーマップでは，上耳側および下耳側の神経線維層が厚い．

は無色，正常の5%以下は黄色，正常の1%以下は赤で表示される．また，6分割した各セクターのGCL＋IPL平均厚と統計的異常の有無が色で表示されている．

OPTOVUE社のRTVue-100のGCC解析では，7×7mmの正方形のエリアをスキャン後，直径6mmの球状エリアを解析表示する（図28）．緑内障の変化の出やすい耳側網膜を広く解析できるように，円の中心は中心窩ではなく耳側に1mmずらしてある．中心窩周辺には網膜神経節細胞層が存在せず，GCCが薄いため，中心窩を中心とする直径1.5mm内のGCC厚は表示されず，グレーの円として表示される．さらに，平均GCC厚が，全体，上，下，左右差に分けて表示される以外にglobal loss volume（GLV）やfocal loss volume（FLV）という二つ

2 OCT（Optical Coherence Tomography） **31**

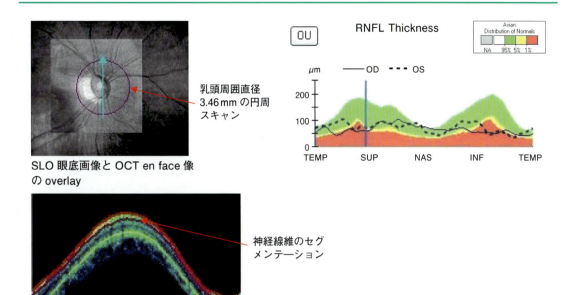

図23 RNFL thickness グラフ（Cirrus HD-OCT Optic Disc Cube 200×200 の場合）
乳頭周囲直径3.46mm 上の網膜神経線維層を縦軸に厚み，横軸に耳側（temporal）→上側（superior）→鼻側（nasal）→下側（inferior）耳側（temporal），すなわち TSNIT の順に展開表示している．対象患者の神経線維層厚は，右眼は黒実線，左眼は破線で表示されている．OU：oculus uterque（両眼），OD：oculus dexter（右眼），OS：oculus sinister（左眼）．

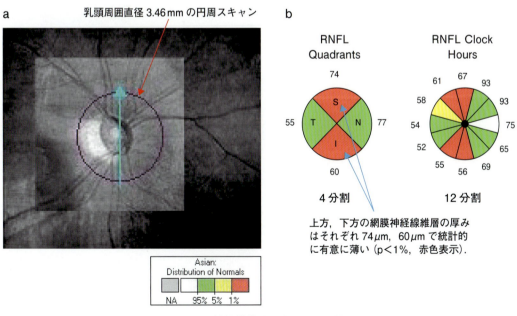

図24 神経線維層の各セクター厚
a. SLO 眼底写真と OCT en face 像の overlay．b. 乳頭周囲直径3.46mm 上の網膜神経線維層厚（μm）と統計的有意性をセクター表示．対象患者と同じ年代の正常範囲（95％）が緑，ボーダーライン（5％）が黄色，異常値（1％）が赤で表示される．

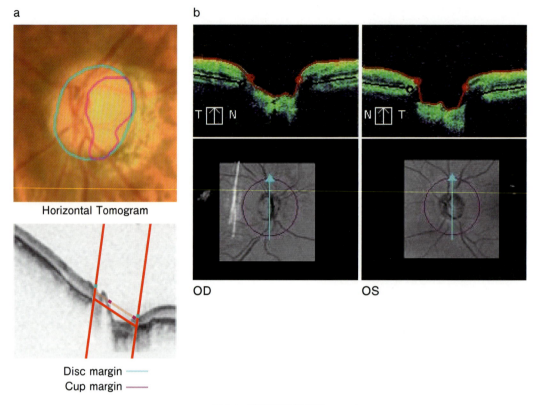

図25 乳頭形状の定義
a. 色素上皮断端点を自動的に検出し，両端の端点を結んだ線から120μm垂直に上がった位置を平行線で結び，それより上の組織をリム，下の部分を陥凹と定義されている（トプコン社 3D OCT2000 の場合）．b. 乳頭を縦にスキャンした断面図（Cirrus HD-OCT の場合）．OD：oculus dexter（右眼），OS：oculus sinister（左眼）．

のパターンパラメータが表示される．GLV は視野計の mean deviation（MD）に相当し，スキャン範囲全体の菲薄化を反映しており，GLV（%）の値が大きいほど被検眼の GCC は全体的に菲薄化している．FLV は視野計の pattern standard deviation に相当し，局所的な菲薄化を反映しており，FLV（%）の値が大きいほど被検眼の GCC は局所的に菲薄化していることを意味する．

3D OCT-2000 では，6×6 mm 範囲の黄斑部における RNFL，GCL＋（＝GCL＋IPL），GCC＋＋（＝GCL＋IPL＋RNFL）各層の厚みマップ，red-free 画像上で正常眼データベースとの比較を行う significance マップ，superior，inferior，total それぞれの平均を算出する average データ，解析中心の水平線に対し線対称となる各2点ずつの差分を表示する asymmetry マップの情報が得られる（図29）．

GCC による緑内障診断能に関しては，乳頭周囲網膜神経線維層とほぼ同等と考えられている．

G. OCT 解析に影響する因子

1. 信号強度

OCT では，対象組織からの反射光を解析する．そのため，白内障（図30）や硝子体混濁などの中間透光体の混濁などを有する症例や，睫毛などの写り込みなどで，反射光が減弱した場合，菲薄化と判定され正しい解析が行われない．推奨する信号強度（signal strength）や

	OD	OS
Average RNFL Thickness	75 μm	77 μm
RNFL Symmetry	76%	
Rim Area	0.89 mm²	0.95 mm²
Disc Area	1.98 mm²	2.01 mm²
Average C/D Ratio	0.74	0.73
Vertical C/D Ratio	0.84	0.75
Cup Volume	0.308 mm³	0.322 mm³

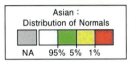

Asian: Distribution of Normals
NA　95%　5%　1%

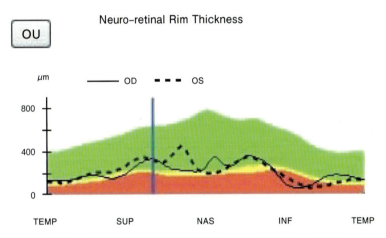

図 26　乳頭形状計測結果の表示（Cirrus HD-OCT の場合）
神経網膜リム厚を，縦軸に厚み，横軸に耳側（temporal）→上側（superior）→鼻側（nasal）→下側（inferior）耳側（temporal），すなわち TSNIT の順に展開表示している．対象患者の神経線維層厚は，右眼は黒実線，左眼は破線で表示されている．対象患者と同じ年代の正常範囲（95%）が緑，ボーダーライン（5%）が黄色，異常値（1%）が赤で表示される．OD：oculus dexter（右眼），OS：oculus sinister（左眼），OU：oculus uterque（両眼）．

image quality は機種ごとに異なり，たとえば，Cirrus では signal strength 6/10 以上，RTVue では signal strength index 40 以上，Heidelberg 社のスペクトラリスでは，Q 値が 15 以上の画像が解析に値する．撮影された画像の信号強度や quality が一定水準以上であることや，中間透光体混濁の有無，B スキャン画像で全層が欠けていないか確認する．

2．セグメンテーションエラー

OCT で撮影した画像は，まず，網膜内の各層の境界線が自動認識され（セグメンテーショ

34

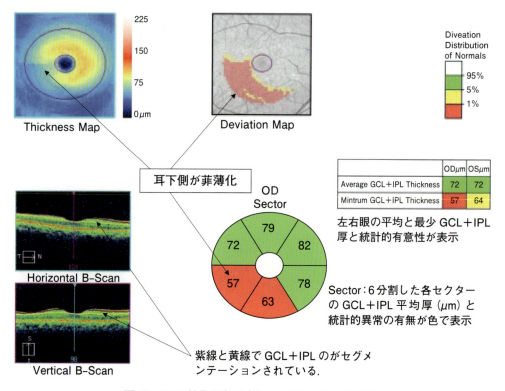

図27 GCA 結果の表示 (Cirrus HD-OCT の場合)
Thickness Map に GCL＋IPL の厚みがカラーコードに応じて表示されている．Deviation Map に正常データベースとの比較により，正常範囲は無色，正常の 5％ 以下は黄色，正常の 1％ 以下は赤で表示されている．OD：oculus dexter（右眼），OS：oculus sinister（左眼）．

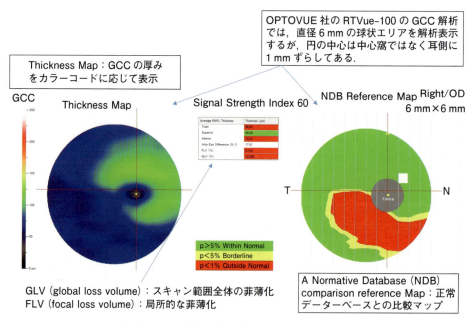

図28 GCC 結果の表示 (RTVue-100 の場合)

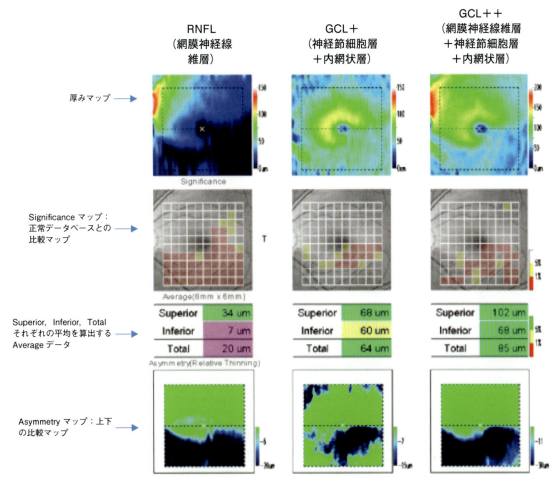

図29 黄斑部解析結果の表示（3D OCT-2000 の場合）

ンされ），その後各層の厚みが計測されるが，黄斑上膜（**図31**）などの網膜疾患や後部硝子体膜，固視不良などの原因でセグメンテーションが正しく行われていない場合，網膜各層の厚みが誤って評価されてしまう．臨床所見と一致しない OCT 解析結果が表示された場合，B スキャン画像で，セグメンテーションエラーが生じていないか確認する．

3．乳頭周囲スキャンのずれ

RNFL 厚の測定円は，正常人データベースと同様に視神経乳頭の中心に測定円の中心を合わせて撮影する必要がある．乳頭に近いほど神経線維層は厚くなるため，測定円が耳側にずれた場合，RNLF 厚のピーク（もっとも厚いところ）は，鼻側にずれ，一方，測定円が鼻側にずれた場合，ピークが耳側にシフトする（**図32**）．測定円が下側にずれた場合，上方のピークが増加し，下方のピークが減少する．一方，測定円が上側にずれた場合，上方のピークが減少し，下方のピークが増加する．つまり，測定円がずれると誤って評価されるため，注意を要する．

4．近視

OCT による緑内障診断には十分な数の正常眼データベースが必要であるが，データベース

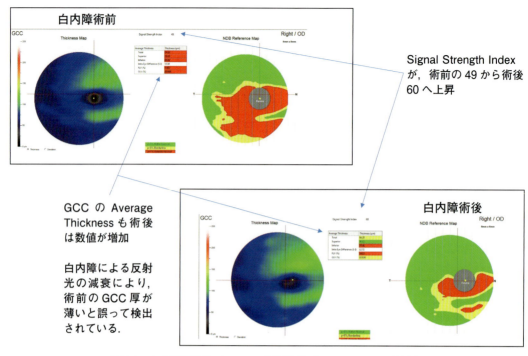

図30 白内障術前後でのGCC解析画像（RTVue-100の場合）

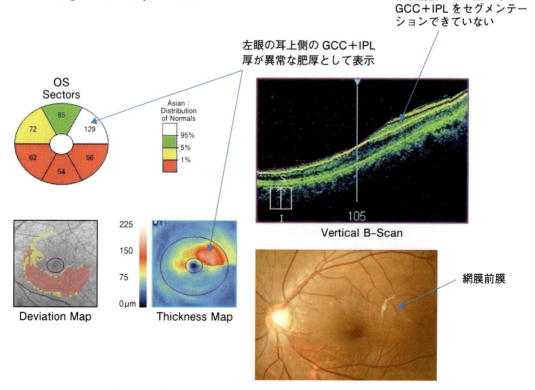

図31 セグメンテーションエラー例（Cirrus HD-OCTの場合）

2　OCT（Optical Coherence Tomography）　*37*

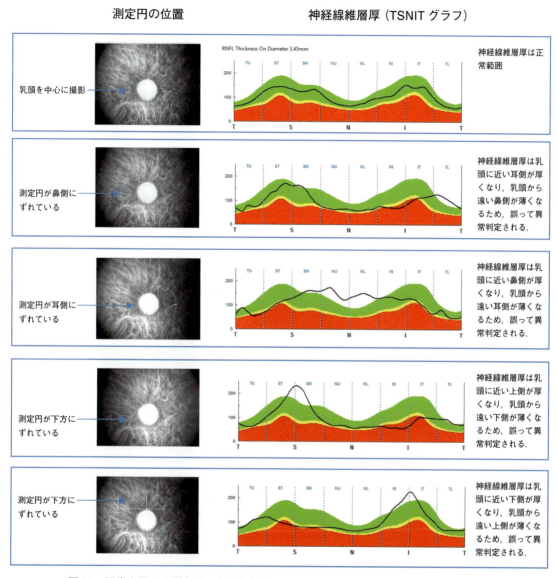

図32　正常左眼での測定円の位置と乳頭周囲網膜神経線維層厚（RTVue-100の場合）

作成時に通常除外される例として，①15歳以下（機種によっては20歳以下）の若年者，②等価球面値で±6Dを超える症例，③乱視度数が2Dを超える症例，④白内障などの中間透光体混濁がある症例などがある．緑内障のない健常眼においても，近視が強くなり眼軸長が長くなるとGCCは薄くなるため（長眼軸眼では，GCC全体がもともと薄く，また長眼軸に伴う測定範囲の拡大で薄く測定される），正常眼データベースと比較すると，「異常に薄い」と誤って判断されることがある．さらに，眼軸の延長に伴い血管が耳側に偏位し，網膜神経線維層のもっとも厚い部分も耳側に偏位する症例がある．その場合は，正常眼データベースと比較すると誤って「異常」と判断されることがあるため，結果の解釈には注意を要する（図33）．一方，ニデックのRS3000には，長眼軸長眼正常人データベースがオプションで搭載でき，近視

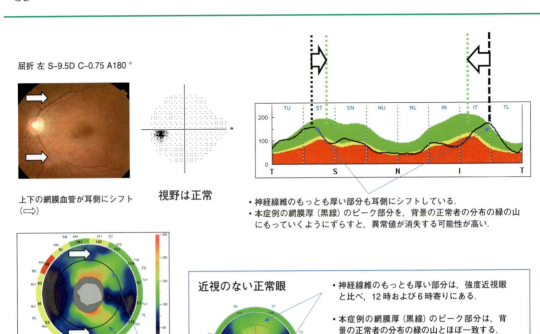

図33 強度近視眼のOCT（RTVue-100の場合）

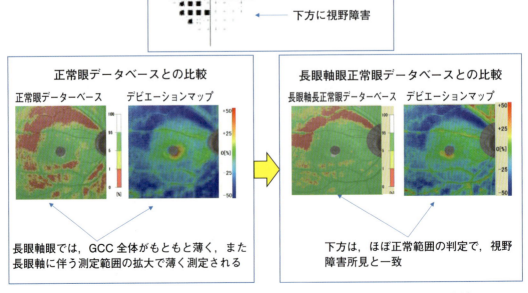

図34 長眼軸眼正常人データベースとの比較：GCCマップ（Nidek RS3000の場合）
48歳，男性，正常眼圧緑内障．屈折：右眼 S−12.0D◯C−0.50D Ax30°，眼軸：26.30 mm．

2 OCT (Optical Coherence Tomography)

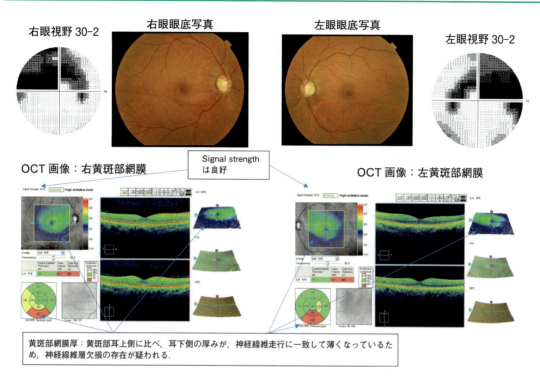

図35　正常眼圧緑内障例

51歳，男性．VD=0.15 (1.5×−3.0D◯C−0.5D Ax25°)，VS=0.15 (1.5×−2.75D◯C−0.25D Ax95°)．
眼圧：右眼16 mmHg，左眼15 mmHg，中心角膜厚：右眼526 μm，左眼528 μm．

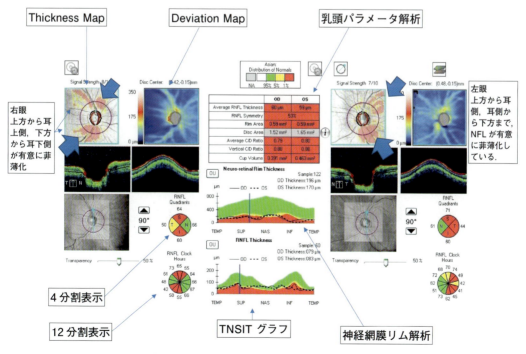

図36　乳頭周囲網膜神経線維層厚の解析（図35と同一症例）

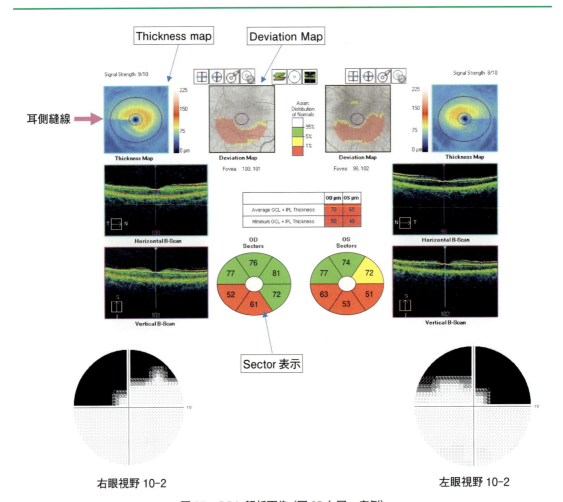

図37 GCA 解析画像（図35と同一症例）

の場合，眼軸長を入力すると，眼軸長補正を行った長眼軸長眼正常人と比較できるため，近視性長眼軸長眼の緑内障診療に有用である（図34）．

H. 緑内障眼の実際の読影例

典型的な正常眼圧緑内障例を Cirrus HD-OCT の画像とともに呈示する（**図35**）．51歳，男性．眼圧：右眼 16 mmHg，左眼 15 mmHg，中心角膜厚：右眼 526 μm，左眼 528 μm．右眼眼底写真では，右陥凹拡大，耳下側のリムがとくに薄く，耳下側に幅の広い NFLD を認める．12時方向にも陥凹が拡大し，notching ができつつあるようにみえる．左眼の眼底写真では，上下方向に陥凹は拡大し，耳下側のリムがとくに薄く，耳下側に幅の広い NFLD を認める．耳上側のリムも菲薄化しているが，NFLD は不明瞭である．30-2 の視野は，両眼とも盲点から鼻側に穿破した広範な視野障害を上半視野に認め，さらに下方の鼻側階段が出現している．黄斑部に緑内障以外の網膜疾患などがないことを確認する．OCT 画像の signal strength は，右眼 9/10，左眼 8/10 と良好である．黄斑部網膜厚（R）：macula thickness の thickness map では，黄斑部網膜厚みを色で分けて表示しているが，暖色系は厚く，寒色系は薄いことを意味する．黄斑部耳上側に比べ，耳下側の厚みが神経線維走行に一致して薄くなっているた

め，神経線維層欠損の存在が疑われる．左眼も同様の所見である．

乳頭周囲網膜神経線維層厚の解析（**図36**）では，6×6mmの範囲内と，とくに乳頭中心に直径3.46mmのサークルスキャンをかけて，NFLの厚みを解析する．統計的有意性を示すdeviation map，厚みを模擬色で示す，thickness map，NFLの厚みを展開して示すTNSITグラフ，厚みを4分割表示するquadrant，12分割表示するclock hoursが，それぞれ左右眼について表示され，中央に左右眼のNFLとdiscパラメータが表示されている．右眼は，deviation mapで，上方から耳上側，下方から耳下側が赤色p＜1％未満でNFLが有意に菲薄化している．Color mapでは，広く寒色（青）でしめされ，NFLが菲薄化していることがわかる．右眼眼底写真で，耳上notchingを疑ったが，写真で検出できなかったNLFDの存在がOCTで検出できている．4分割，12分割，TSNITでも，鼻側を除いて有意に薄い．先に，黄斑厚（R）：macula thicknessで，耳下のNFLの菲薄化を疑ったが，乳頭周囲解析から，実際に耳下にNFLDが存在することが示された．乳頭周囲解析から耳上のNFLも菲薄化しているが，macula thicknessで検出されなかった理由としては，網膜厚を変化させるほどのNFLの高度の菲薄化は認めなかったためと考えられる．左眼は，上方から耳側，耳側から下方まで，NFLが有意に菲薄化している．

GCAのthickness map（**図37**）は，両眼とも耳側縫線を伴い，下方の菲薄化，deviation mapでも下方に有意な菲薄化が存在し，セクターごとの厚み表示を見ても，下方は有意に薄い．下方の菲薄化は，先の乳頭周囲解析の下方のNFLの広範な菲薄化と連続している部位と考えられ，緑内障性所見として矛盾しない．中心には左右の平均および最小GCL＋IPL厚が赤色で表示され，有意に薄いことがわかる．両眼とも30-2視野では（**図35**），下方のNFLDに一致した上方の視野障害を認め，上方のNFLDの所見は，鼻側階段の形で視野障害が出現しはじめている．10-2は，GCAに一致した所見を認める（**図37**）．

文　献

1) Spaide RF, Curcio CA：Anatomical correlates to the bands seen in the outer retina by optical coherence tomography：literature review and model. *Retina* **31**：1609-1619, 2011
2) Rao HL, Zangwill LM, Weinreb RN et al：Comparison of different spectral domain optical coherence tomography scanning areas for glaucoma diagnosis. *Ophthalmology* **117**：1692-1699, 2011
3) Oddone F, Lucenteforte E, Michelessi M et al：Macular versus retinal nerve fiber layer parameters for diagnosing manifest glaucoma：A systematic review of diagnostic accuracy studies. *Ophthalmology* **123**：939-949, 2016

（石田　恭子）

B. OCTの応用的な使用法

A. OCTを用いた進行解析

眼圧依存性，進行性の視神経症と定義される緑内障の診療において進行解析はきわめて重要である．とくに，緑内障のうちの大多数を占める原発開放隅角緑内障広義（狭義の原発開放隅角緑内障と正常眼圧緑内障の総称）の治療は，眼圧下降により視神経症および視機能障害の進行を阻止することを目標とする．言い換えれば，治療目標が達成されているかどうかを判断するためには，視神経症が進行しているかどうか，進行しているならばどの程度の速度で進行

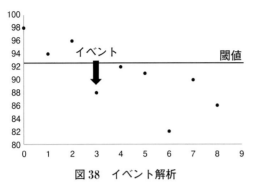

図38 イベント解析
最初の数回の検査の測定値から閾値を設定し，それよりも低い値をとったときにイベント（進行解析の場合はイベント＝進行）発生と定義する．通常は，偽陽性を防ぐために複数回繰り返して閾値を下回ったときにイベントと定義することが多い．閾値は，正常眼の繰り返し測定や，極短期間の繰り返し測定などから得られた統計学的な再現性データを元に設定することが多い．

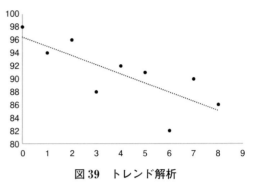

図39 トレンド解析
パラメータ（視野であればMD値，OCTであればRNFL厚やGCC厚など）を縦軸，時間（緑内障進行解析の場合は通常年単位）を横軸にとって，単位時間あたりのパラメータの変化（MD slopeであれば1年あたりのデシベル変化であるdB/year）を線形回帰などの方法で算出する．

しているのかの解析が不可欠である．

　現在の標準的な緑内障進行診断法は，視野の進行解析であるが，単に過去の視野検査結果と新しい視野検査結果を見比べるだけでは進行の有無を判定することはできない．視野検査結果に変動（真の進行ではない検査結果のばらつき）があるためである．変動と真の進行を見分けるためには，統計学的な手法を用いて経時的な視野検査パラメータの変化を解析する必要がある．進行解析の手法として代表的なのはイベント解析とトレンド解析である．

　イベント解析は，最初の数回のデータをベースラインと設定し，それらの値よりもある一定の基準だけ低いパラメータ値を閾値と設定して，閾値よりもパラメータ値が下回ったときにイベント発生と定義する（図38）（ただし，実際には偽陽性を避けるため，複数回繰り返して閾値を下回ったときにイベントと定義することのほうが多い）．一方，トレンド解析では，パラメータ値を縦軸に，時間を横軸に置いて単位時間当たりの進行速度（スロープ）を，線形回帰などの統計学的な手法を用いて求める（図39）．視野検査であればMD（mean deviation）の1年あたりの変化であるMD slopeなどが代表的である．

　緑内障進行解析法としてのイベント解析とトレンド解析を比較すると，イベント解析はトレンド解析と比較して進行の有無の判定が明瞭であるという長所がある．また，イベント解析のほうがトレンド解析よりも短い経過観察期間で進行の有無が判定できるとされている（表1）．一方で，トレンド解析の長所はなんといっても進行の速度がわかることである．緑内障は進行性の視神経症であり，非常に長期にみれば必ずといっていいほど進行するので，進行の有無を知るだけでは十分でなく，やはり速度を求めることが必要である．臨床的には，治療開始後や治療方針変更後に短期間での進行の有無が知りたいときにはイベント解析が，長期的な経過観察で治療方針や予後を検証するにはトレンド解析が適している．

　緑内障の進行解析の手法には，イベント解析やトレンド解析などの統計学的な手法の違いだけでなく，対象とするパラメータの性質によっても違いがある．視野であればMD値などの全体的（global）なパラメータを対象とした解

表1 イベント解析とトレンド解析

	イベント解析	トレンド解析
進行の有無の判定	所定の数値による	統計解析などによる
進行速度判定	不可能	可能
経過観察期間	比較的短い	長い

表2 視野とOCTの進行解析

	視野	OCT
適する病期	進行期	初期
同一眼での変動	大きい（再現性が悪い）	比較的小さい（再現性がよい）
症例間の差	小さい	大きい

析，各測定点の実測値などを対象とした解析（point-wise），いくつかの測定点をまとめたクラスターを対象とした解析などがある．一般的に，対象とする範囲を狭くするほど感度が上昇して進行検出力が鋭敏になるが，特異度が下降して偽陽性が増える傾向にある．

　上記のように視野の進行解析は緑内障進行診断の標準であり，長い歴史のなかでさまざまな方法が考案されてきたが，視野検査による進行解析には，被検者要因に左右されやすい，結果が得られるまでに長期の経過観察が必要であり，初期緑内障の変化に鋭敏ではないなどの短所がある．このため，これらの欠点を補うものとしてOCTによる進行解析が注目を集めている（**表2**）．

　OCTによる緑内障進行診断の標準的な方法は，OCTで得られる緑内障診断用パラメータの経時変化をイベント解析やトレンド解析などの手法で解析することである．使用されるパラメータとしては，初期診断と同様に，視神経乳頭周囲の網膜神経線維層（retinal nerve fiber layer：RNFL）厚と黄斑部の神経節細胞複合体（ganglion cell complex：GCC），または神経節細胞内網状層（ganglion cell and inner plexiform layer：GCIPL）厚が代表的である．すでに多数の研究により，OCTなどの画像診断を用いた緑内障進行診断の有用性は証明されている．その一方で，画像診断による緑内障の進行解析結果は，従来の視野の進行解析結果とあまり一致しないこともわかってきた．これまでの研究の結果をまとめると，画像診断による緑内障の進行解析は，従来の視野による進行解析と

比較して多くの進行を検出し，とくに早期の進行を検出する傾向にあるといえる．また，OCTで測定したRNFL厚の進行解析は，緑内障の進行速度判定だけではなく，前視野緑内障（preperimetric glaucoma：PPG）眼における視野異常出現の予測にも有用であることがわかってきた．

　上記のようにOCTは緑内障進行診断にも有用であることが研究では証明されているが，臨床の場で実際にOCTを進行診断に生かすにはどうすればよいだろうか．現在，多くのOCT機器が，進行解析プログラムを内蔵している（**図40**）．進行解析プログラムは機器によって異なるが，多くのプログラムがRNFLやGCCなどのパラメータの経時変化速度（スロープ）と，ベースラインとフォローアップの差を示す比較画像を表示するようになっている．進行解析プログラムの一般的な使用法としては，比較画像を用いて菲薄化の有無を検出し，菲薄化がある場合には部位，あるいは進行の形態が緑内障の進行として矛盾がないかを検討する．たとえば**図40**に示した症例の進行解析プログラムは，上方，下方，鼻側のRNFLが経時的に菲薄化していることを示している．上方，下方は本症例でもともとRNFLの菲薄化をきたしていた部位であり，かつ緑内障性視神経症の好発部位であるので，この部位のRNFL菲薄化は緑内障の進行として矛盾しない．さらに，OCTで検出されたRNFLやGCCの菲薄化部位と，眼底所見や視野障害の進行が部位的に一致すれば，進行の存在はより確実となる．ただし，先に示した通りOCTと視野の進行解析結

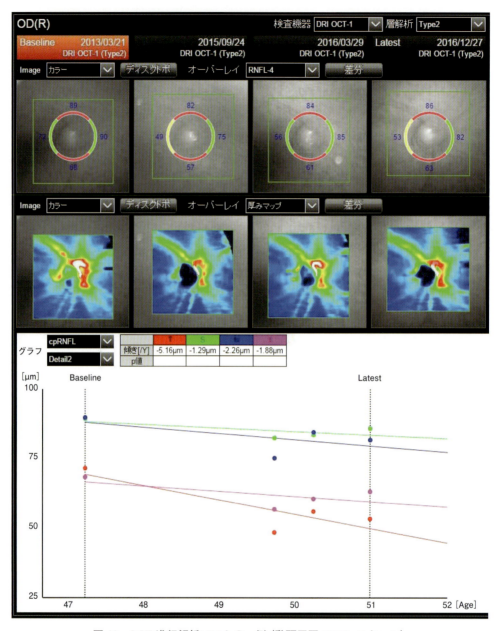

図 40　OCT 進行解析ソフトの一例（乳頭周囲 RNFL スキャン）
正常眼圧緑内障眼の OCT 進行解析の一例．この OCT 機器では，上段にベースラインとフォローアップ 3 回の視神経乳頭周囲 RNFL 厚の測定値，中段に 3D マップ，下段に各セクターの RNFL 厚のトレンド解析結果を示している．すべてのセクターで経時的に RNFL の非薄化がみられる（ただし，本症例の耳側の RNFL 厚測定値は変動が大きく，信頼度に欠ける）．

果は必ずしも一致しないので，視野進行部位と一致しなくとも進行が否定されるわけではない．たとえばごく初期であれば，OCT で検出できる進行が視野では検出できないこともあり得る．OCT で検出した進行が眼底所見や視野で裏付けられない場合には，近いうちにもう一度 OCT をとって進行に再現性があるかどうかを確認するのが一つの方法である．

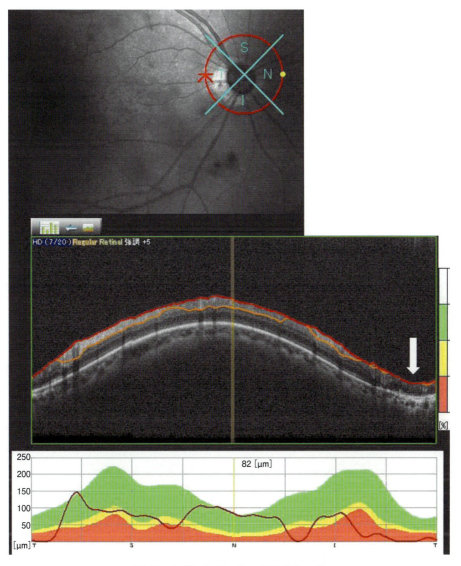

図41 セグメンテーション不良の一例
乳頭周囲 RNFL サークルスキャンでみられるセグメンテーション不良．中段の OCT スキャン像で，赤色の線と橙色の線との間が RNFL を示している．本症例では何箇所か RNFL が正確にとらえられていないが，とくに耳側ではスキャン部位が PPA 上に来ているため網膜の層構造が通常の部位と異なっており，アルゴリズムが RNFL をとらえられていない（⇨）．本症例のように，セグメンテーション不良によって RNFL 厚が実際よりも薄く測定される場合もあるが，逆に厚く測定される場合もある．

OCT の進行解析プログラムは進行の有無を判定するうえでとても有用であるが，いくつか注意が必要な点がある．まず，進行解析に使用するすべての検査の OCT 画像信頼度を確認しなければならない．RNFL 厚や GCC 厚などの緑内障診断パラメータは，網膜各層のソフトウェアによる自動分別（セグメンテーション）に基づく層厚の測定が根幹であるが，このセグメンテーションが適切に行われていなければパラメータの測定値はまったく信頼できず，信頼できないパラメータに基づいて進行解析を行うと誤った結果に至る．静的視野検査において

は，固視不良，偽陽性などの信頼度を客観的に判断する指標が整備されており，信頼度を判断する基準もほぼ確立されているが，OCT のセグメンテーションにおいてはまだそのような数値的指標や客観的基準は確立されておらず，セグメンテーション不良の有無は実際の画像を見て確認する必要がある（図41）．筆者らの検討では，OCT の RNFL の約20%，標準的な6 mm 径の GCC の約7% にセグメンテーション不良が認められた．このようにセグメンテーション不良はかなり多くみられるものなので，実画像を確認せずに数字だけで進行解析を行ってはいけない．そのほかに，OCT のスキャン部位が視神経乳頭あるいは黄斑を正確にとらえているかどうか（センタリング），信号強度が十分かどうかも確認が必要である．

　もう一つの問題は，トレンド解析でどの程度以上の速度を進行と診断してよいかの基準がまだ確立されていないことである．統計学的な有意水準は示されるが，統計学的に有意であっても臨床的に意義がある進行だとは限らない．視野の MD 値などは年齢調整されているが，OCT の RNFL や GCC 厚は年齢調整されていないので，健常眼であっても加齢に伴う変化でRNFL 厚や GCC 厚は経時的に菲薄化する．よって，少しでも菲薄化していれば緑内障の進行ということはできない．一部の機器が導入しているイベント解析においては進行の基準は比較的明確であるが，トレンド解析の進行判定の基準確立は今後の緑内障研究の課題の一つである．

B.　篩状板の描出

　篩状板（lamina cribrosa）は視神経が強膜を貫く部位であり，緑内障による視神経軸索障害の生じる部位とされている．ゆえに，緑内障性視神経症の病態理解にとって篩状板は非常に重要であるが，視神経乳頭の深部に位置する篩状板は従来の画像診断機器では描出がむずかし

く，これまでの篩状板研究はおもに病理組織学的研究に頼っていた．しかし，最近になってスペクトラルドメイン OCT（spectral domain OCT：SD-OCT）の画像を意図的に反転させることで深部の信号強度を上げる EDI（enhanced depth imaging）や，SD-OCT よりも短波長の光源を用いて深達度を向上することが可能なスウェプトソース OCT（swept-source OCT：SS-OCT）が臨床応用され，篩状板を臨床の場で評価することが可能になった．

　緑内障における篩状板のさまざまな特徴を標的として OCT の研究が行われている．おもに，緑内障眼における篩状板の厚みの変化，形態の変化，篩状板の局所欠損形成が報告されている．

　篩状板の OCT 研究の初期に報告されたのは，緑内障眼における篩状板の菲薄化である．SD-OCT を用いて緑内障眼の篩状板の厚みを測定すると，篩状板の厚みは視野の MD 値と相関する（視野が悪いほど薄くなる）ことが報告された．正常眼と緑内障眼を比較しても，原発開放隅角緑内障および正常眼圧緑内障では正常眼より篩状板厚が薄く，しかも視神経乳頭出血のある眼ではとくに薄かったことも報告された．このように篩状板の菲薄化はどうも緑内障の病態と相関するようだが，篩状板厚を緑内障診断パラメータとして活用する場合の最大の問題点は，EDI や SS-OCT を用いても多くの症例で篩状板後面の同定がかなり困難なことである．篩状板は OCT では輝度の高い部位として描出される（図42）ので，篩状板後面は，輝度の高い篩状板と，低い後方組織の境界として認められることになるが，実際には篩状板の後面なのか単なる深さによる信号の減衰なのか区別がつかないことが多い．また，OCT で測定した緑内障症例の篩状板厚は正常眼より薄いとされているが，緑内障動物モデル眼では，緑内障性視神経障害の初期において篩状板厚はむしろ厚くなるとされており，OCT 所見と矛盾して

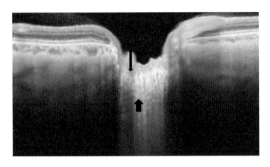

図42 篩状板のSS-OCT像
SS-OCTではSD-OCTより短波長（1,000 nm前後）の光源を使用することにより，組織深達度を向上させている．OCTでは，篩状板は前方の前篩状板組織（prelaminar tissue）や後方の後篩状板視神経部（retrolaminar optic nerve）よりも高輝度の領域として観察される．高輝度の領域に挟まれるようにして低輝度の領域が前後方向に筋状に認められることがあり，これは篩状板孔（laminar pore），高輝度の領域は篩状板ビーム（laminar beam）と考えられる．篩状板前面の判定は比較的容易であるが，篩状板の後面は，深度による信号の減衰と区別がつきにくいことも多い（➡）．また，大血管の後方では血管の影（vascular shadow）のために篩状板がかなり視認しにくくなる（→）．

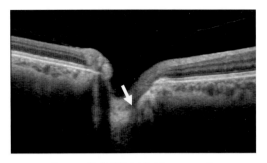

図43 篩状板局所欠損のOCT像
近視を伴う正常眼圧緑内障症例の左眼の視神経乳頭SS-OCT所見．高輝度の篩状板像の一部が耳側で欠損している（⇒）．本症例のように視神経乳頭の最周辺の篩状板像が欠損している場合には，篩状板の強膜または硬膜からの離断（disinsertion）とよばれるが，このOCT所見が本当に篩状板組織の離断を示しているかどうかは組織学的には証明されていない．

いる．ゆえに，現時点での篩状板厚測定は一部の条件のよい眼に限られる研究対象であり，臨床に幅広く応用するにはまだ限界があると考えられる．

篩状板の厚み以外には，篩状板の変形と緑内障の関連も検討されている．BMOを基準として定量した篩状板の深さと，緑内障に関するさまざまなパラメータとの相関が検討されてきた．それによると，篩状板の深さは緑内障により深くなり，眼圧が高いほど，緑内障が重症なほど深くなると報告されている．また，トラベクレクトミーにより眼圧が下降すると篩状板の深さが浅くなり，篩状板が浅くなった症例では視野進行が抑制されたとも報告されている．篩状板の深さは，BMOと篩状板の前面が同定されれば測定が可能であるが，篩状板前面もBMOも比較的同定しやすいので，篩状板厚より多くの症例で測定が可能である．現在のように手作業でBMOから篩状板前面までの深さを測る方法では煩雑で日常臨床に組み込むことはむずかしいが，いずれ自動で篩状板の深さを測定できるプログラムが開発される可能性はある．自動で測定することができるようになれば，緑内障の有無や進行リスクを予測するパラメータの一つとして役立つ期待がもてる．

緑内障と関連する篩状板OCT所見としてもう一つ注目されているのが，篩状板の局所欠損である．これは，高輝度な篩状板のOCT像の中に一部認められる低輝度な領域である（図43）．篩状板局所欠損は緑内障眼では多く認められるが，正常眼ではほとんどみられない．緑内障性視神経症による篩状板障害所見の一つと考えられるが，正常の近視眼でも認められるので，緑内障に特異的なものではなく，なんらかの篩状板に対する物理的なストレスを反映していると考えられる．また，篩状板欠損を伴う緑内障は視野進行が多い，乳頭出血と相関するなど，篩状板欠損と緑内障性視神経症の進行の関連を示唆する報告も散見される．

このように，篩状板局所欠損は緑内障性視神経症の病態にかかわる重要なOCT所見であることを示す研究成果が蓄積されつつあるが，組織学的な本態は明確になっておらず，この所見が本当に組織の「欠損」であるのかどうかは証

明されていない．動物実験や組織学的な研究により，OCT上の篩状板局所欠損と組織学的な所見を対応させる研究が必要である．

篩状板欠損も，現時点では幅広い臨床でパラメータとして活用するにはまだ問題がある．まず，中央部の篩状板は描出されても，周辺部の篩状板の画質は網膜などの前方組織による信号減衰のため劣る症例が多い．篩状板欠損は周辺部のほうに多くみられるため，こういった症例では篩状板欠損を見落とす可能性がある．また，大血管の後方の篩状板は血管影により描出が困難である．このような限界はあるが，もし視神経乳頭のOCTで篩状板欠損を発見したら，緑内障の診断あるいは進行リスクの把握に有用である可能性がある．

C. BMOを基準にした乳頭解析

眼底写真による緑内障性視神経症の診断の中心は，視神経乳頭陥凹の拡大や乳頭リムの菲薄化など，視神経乳頭所見の把握であった．しかし，OCTによる緑内障性視神経症診断の中心は乳頭周囲RNFLと黄斑部のGCCであり，陥凹やリムなどの乳頭トポグラフィーは，RNFLやGCCに比較して緑内障性視神経症診断の精度が劣ることが知られている．

その一因は，眼底検査で認める視神経乳頭縁が，解剖学的な視神経乳頭縁と一致しないことである．Chauhanらのグループは，眼底写真とOCT画像を重ね合わせることにより，眼底写真上の視神経乳頭縁が，解剖学的な乳頭縁であるBMOとまったく一致しないことを示した．そして，BMOを基準にしたリム幅（BMO-minimum rim width：BMO-MRW）を用いることで，RNFLと同等の緑内障診断力が得られることを示した．このパラメータはHeidelberg社のOCTで自動測定することができる．

これまでのところBMO-MRWの診断力はRNFLと同等であって，RNFLより優れているわけではないので，より多くの機器で測定が可能なRNFLにとってかわるには至っていない．しかし，眼底所見での緑内障性視神経症評価の中心は視神経乳頭の陥凹，リムの評価なので，BMO-MRWは眼底所見との照らし合わせがしやすいという長所がある．今後さらなる研究によりRNFLに対する優位性が示される可能性もあり，注目されている．

D. 乳頭周囲脈絡網膜萎縮

乳頭周囲脈絡網膜萎縮（parapapillary atrophy：PPA）はその名の通り，視神経乳頭周囲にみられる網膜および脈絡膜の組織異常である．眼底所見においてPPAは網膜色素の不整であるアルファゾーンと，網膜色素の脱失であるベータゾーンに区別される．緑内障眼ではPPA，とくにベータゾーンの頻度が高く，面積も大きいことは古くから知られている．さらにPPAの部位と視神経障害，視野障害の部位が一致することも知られている．また，虚血性視神経症や視神経炎などの他の視神経疾患ではPPAの拡大がみられないと報告されているので，緑内障と他の視神経症の鑑別にも有用である．しかし，PPAは緑内障に固有の所見ではなく，正常眼でもみられるし，とくに近視眼では緑内障がなくともPPAが拡大することが知られている．しかも，近視眼においてはクレセント（cresent），あるいはコーヌス（conus）とよばれるPPAとよく似た視神経周囲の網脈絡膜異常を伴うことが多い．近視眼における乳頭周囲の脈絡網膜萎縮がみられた際に，それが近視性のものであるか緑内障性のものであるかの区別はきわめて困難であった．

近年，OCT画像上のBruch膜の有無によって従来のベータゾーンをベータゾーンとガンマゾーンに分類し，近視性の障害と緑内障性の障害を区別する試みが注目されている．眼底所見では，網膜下の網膜色素上皮（retinal pigment epithelium：RPE）が消失しているのがベータゾーンと定義されているが，OCTでこれを

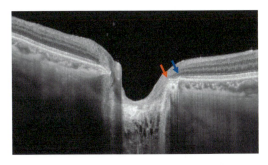

図44 PPA ベータゾーンの OCT 像
正常眼圧緑内障眼左眼の SS-OCT 視神経乳頭部水平断面．視神経乳頭周囲で，RPE が消失しているが（→），Bruch 膜は視神経乳頭縁の強膜開口部まで残存しており（→），→ と → の間の領域は新しい OCT での定義でもベータゾーンに当たる．

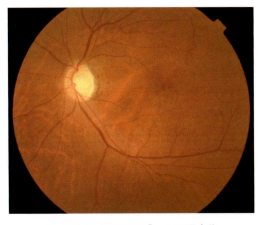

図45 PPA ベータゾーンの眼底像
図44 の症例の眼底像．視神経乳頭耳側に PPA ベータゾーンが認められる．

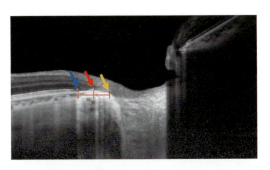

図46 PPA ガンマゾーンの OCT 像
近視を伴う正常眼圧緑内障眼の右眼 EDI-OCT 視神経乳頭水平断画像．RPE（→），Bruch 膜（→）は強膜開口部（→）に到達せず終了している．→ と → の間がベータゾーン，→ と → の間がガンマゾーンとなる．ベータゾーンとガンマゾーンの共存している症例では，RPE や Bruch 膜断端の同定が困難な症例があるが，ベータゾーンでは視細胞層がほぼ消失して脈絡膜も高度萎縮をきたしており，ガンマゾーンでは視細胞も脈絡膜も存在しないことを援用することが同定の助けとなる．

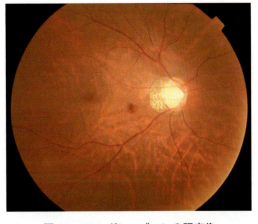

図47 PPA ガンマゾーンの眼底像
図46 の症例の眼底写真．視神経乳頭耳側に PPA を認めるが，眼底所見だけから Bruch 膜残存の有無，すなわちベータゾーンとガンマゾーンの鑑別をするのは困難である．

RPE は消失しているが Bruch 膜が残存しているベータゾーン（図44, 45）と，RPE と Bruch 膜の両方が存在しないガンマゾーン（図46, 47）に分類すると，ベータゾーンは緑内障と関連するが，ガンマゾーンは緑内障と関連しないか，むしろ緑内障では少ないとされている．わが国においては近視に伴う緑内障が多いため，緑内障性の視神経障害と近視性の視神経障害の区別には悩まされることが多いが，OCT による PPA の区別は有用である可能性がある．

E. 脈絡膜画像診断

EDI や SS-OCT など深部組織の描出力が高い OCT の登場により，脈絡膜の低侵襲で詳細な画像診断が可能となった（図48）．脈絡膜は視神経乳頭と同じ毛様動脈系により栄養される

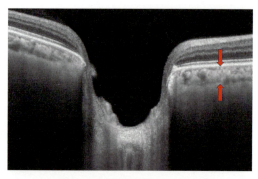

図48 乳頭周囲脈絡膜のOCT像
SS-OCT視神経乳頭水平断面画像．脈絡膜はRPE－Bruch膜の後方にあり，血管豊富なため高輝度領域と低輝度領域の入り混じったような像として認められる（→）．SS-OCTでは深達度がSD-OCTより向上しているため，SD-OCTでは同定困難であった脈絡膜－強膜接合部（脈絡膜の後端）の同定が容易となり，脈絡膜厚の測定が可能になった．

ため，緑内障性視神経症と関連する可能性がある．古くから緑内障性視神経症の病態が，眼圧による機械的障害であるか循環障害であるかについては議論がある．循環障害が緑内障性視神経症の本態であるかどうかはさておき，緑内障性視神経症において視神経の循環障害が生じていることは間違いないので，脈絡膜にも循環障害が共有されている可能性はある．

実際に近視眼においては正常眼圧緑内障眼の脈絡膜厚は非緑内障眼に比較して薄いことが報告されている．しかし，近視眼，正常眼圧緑内障眼という限定を除くと，原発開放隅角緑内障と脈絡膜厚は関連しないという報告もあり，脈絡膜厚と緑内障の関連に関しては一定の結論は得られていない．脈絡膜厚は部位差が大きいうえに日内変動もあるため，それらを考慮した評価が必要である．

F. 緑内障と他の視神経疾患の鑑別

緑内障は眼圧依存性の視神経症であるが，緑内障以外の視神経疾患においても緑内障に類似した視神経所見を呈する症例があり，それらと緑内障性視神経症との鑑別にもOCTが期待されている．

緑内障と紛らわしい視神経疾患のうち，日常もっとも多く遭遇するのは近視性視神経症である．近視眼，とくに高度近視眼は，視神経乳頭陥凹拡大，視神経乳頭周囲の脈絡網膜萎縮，視野障害など，緑内障に類似した視神経異常をきたす．最近ではこのような一連の近視に伴う視神経障害を近視性視神経症とよぶようになっている．近視性視神経症は眼軸長伸展に伴う視神経の形態変化に起因すると考えられる視神経障害であり，緑内障性視神経症は眼圧依存性の視神経障害であるので，これらは別の病態である．しかし，近視は緑内障のリスクファクターであり，形態的にも近視性視神経症と緑内障性視神経症は類似しているため，鑑別はしばしば困難であり，経過観察を行って眼圧依存性に進行がみられ，それが緑内障性視神経症の特徴に一致するかをみる以外に確実な鑑別診断法はない．PPAの項目で詳述したように，PPAのベータゾーン（緑内障，近視の両方と関連する）とガンマゾーン（近視のみと関連する）の区別がある程度役立つ．まだ決定的なものではないが，他の所見に加えてPPAの細分類を参考所見とすることで，鑑別の精度が上昇することが期待される．

視神経乳頭低形成も，緑内障に類似した眼底所見，視野障害を呈するため，鑑別に注意を要する疾患の一つである．視神経乳頭低形成では，ときにRPE，Bruch膜が視神経乳頭内に入り込んだような像を呈することがあり，独特の視野障害や眼底所見と並んで，緑内障との鑑別に役立つ（図49〜51）．

中枢性視野障害と緑内障との鑑別にもOCTが役立つことがある．中枢性視野障害，とくに下垂体付近の占拠性病変による視野障害では，視野の垂直径線を挟んで感度に大きな左右差を生じる半盲性の視野障害が特徴的で，上下に大きな差がある緑内障との重要な鑑別のポイントである．半盲性視野障害では，黄斑部のOCT

2 OCT（Optical Coherence Tomography） 51

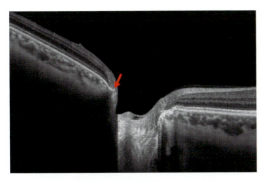

図49 視神経乳頭低形成のOCT所見
左眼のSS-OCT視神経乳頭水平断面画像．鼻側のRPE，Bruch膜が視神経乳頭内にまで入り込み（→），神経線維層に突き刺さっているかのような像を認める．

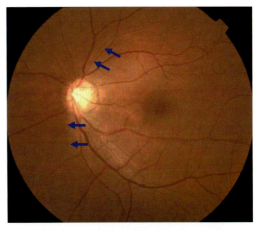

図50 視神経乳頭低形成の眼底所見
図49の症例の眼底写真．乳頭鼻側網膜の幅広い神経線維層欠損（nerve fiber layer defect：NFLD）と（→），視神経乳頭血管の鼻側偏位を認める．

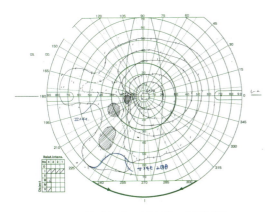

図51 視神経乳頭低形成の視野所見
図49の症例の動的視野検査結果．耳側の視野欠損を認める．鼻側の視野障害で初発することが多い緑内障の視野障害とは異なるパターンである．

でも，黄斑を横切る垂直径線を挟んでGCC厚に左右差が生じるケースがある（図52, 53）．このような所見はすべての症例に認めるわけではないが，認めた場合には緑内障との鑑別に有力である．

G．OCTの臨床応用の可能性

本項では，OCTの応用的な使用法として，まだ緑内障に対する臨床標準としての地位を確立していないOCTの使用法をいくつか取り上げた．とくに進行解析は，緑内障フォローアッ

プのためにもっとも重要であり，従来の視野による緑内障進行解析の短所を補い，緑内障診療の精度を上げるために，早期にOCTによる進行解析手法の確立，幅広い臨床応用が望まれる．一方で篩状板，BMO，PPA，脈絡膜といったパラメータは，現時点では緑内障診療における有用性はまだ確立されておらず，研究レベルにとどまっている．これらのパラメータが緑内障診断マーカーの標準としての地位を確立するためにはまだいくつかの壁があるが，その壁を越えて現在の緑内障早期診断，進行予測の限界の克服に役立つ日が望まれる．また，緑内障性視神経症と他の視神経症との鑑別にOCTが有用なケースもある．他の視神経症の診断においては，OCTが確定診断を決める決定的な所見というわけではないが，いくつかの特徴的なOCT所見を知っていれば，鑑別診断するうえで有用である．このように，すでに緑内障診療にとって必要不可欠となった乳頭周囲RNFL，黄斑部GCC以外にも，さまざまなOCTの使用法がある．

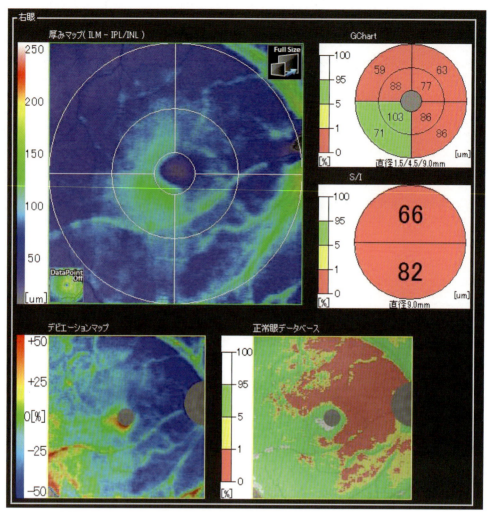

図52 下垂体腫瘍の黄斑部OCT所見
右眼に耳側半盲を認める下垂体腫瘍患者の黄斑部GCC所見．中心窩を通る垂直径線を挟んで，周辺側と比較して視神経乳頭側のGCCが明らかに薄いことがわかる．

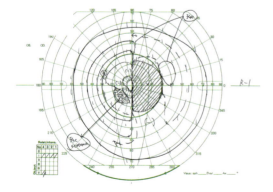

図53 下垂体腫瘍の視野所見
図52の症例の動的視野検査結果．OCT所見に一致する耳側半盲を認める．

文 献

1) Tatham AJ, Medeiros FA：Detecting structural progression in glaucoma with optical coherence tomography. *Ophthalmology* **124**：S57-S65, 2017
2) Miki A, Medeiros FA, Weinreb RN et al：Rates of retinal nerve fiber layer thinning in glaucoma suspect eyes. *Ophthalmology* **121**：1350-1358, 2014
3) Miki A, Kumoi M, Usui S et al：Prevalence and associated factors of segmentation errors in the peripapillary retinal nerve fiber layer and macular ganglion cell complex in spectral-domain optical coherence tomography images. *J Glaucoma* **26**：995-1000, 2017

4) Inoue R, Hangai M, Kotera Y et al：Three-dimensional high-speed optical coherence tomography imaging of lamina cribrosa in glaucoma. *Ophthalmology* **116**：214-222, 2009

5) Park H-YL, Jeon SH, Park CK：Enhanced depth imaging detects lamina cribrosa thickness differences in normal tension glaucoma and primary open-angle glaucoma. *Ophthalmology* **119**：10-20, 2012

6) Bellezza AJ, Rintalan CJ, Thompson HW et al：Deformation of the lamina cribrosa and anterior scleral canal wall in early experimental glaucoma. *Invest Ophthalmol Vis Sci* **44**：623-637, 2003

7) Park SC, Brumm J, Furlanetto RL et al：Lamina cribrosa depth in different stages of glaucoma. *Invest Ophthalmol Vis Sci* **56**：2059-2064, 2015

8) Reis ASC, O'Leary N, Yang H et al：Influence of clinically invisible, but optical coherence tomography detected, optic disc margin anatomy on neuroretinal rim evaluation. *Invest Ophthalmol Vis Sci* **53**：1852-1860, 2012

9) Chauhan BC, O'Leary N, Almobarak FA et al：Enhanced detection of open-angle glaucoma with an anatomically accurate optical coherence tomography-derived neuroretinal rim parameter. *Ophthalmology* **120**：535-543, 2013

10) Dai Y, Jonas JB, Huang H et al：Microstructure of parapapillary atrophy：beta zone and gamma zone. *Invest Ophthalmol Vis Sci* **54**：2013-2018, 2013

（三木 篤也）

C. OCT Angiography (OCTA)

1. OCTA の原理

A. OCT Angiography の原理

OCT Angiography（OCTA）の原理は，連続して同じ部位の OCT B スキャンを撮影し，その中から，動きのある信号（血流内の赤血球）のみを抽出し再構築（C スキャン）するもので，造影剤を使用することなく，網脈絡膜循環を描出することが可能となった（**図 54**）．近年の OCT スキャンスピードの高速化によって，可能になったテクノロジーで，OCT C スキャン（en face）像となっているため，網膜表層−深層，さらに脈絡膜まで三次元で層別に血管構造を観察できるのが大きなメリットである（**図 55，56**）．

OCTA をさらに原理をもとに分類すると，位相（phase）変化の検出，振幅（amplitude）変化の検出，位相と振幅両方の変化の検出の三つに分類することができる．現在，わが国で市販されている OCTA の機種の中では，Cirrus 5000，PLEX Elite 9000（カールツァイスメディテック），RS-3000 Advance（ニデック），では位相と振幅両方の変化を検出，XR Avanti OCT（Optovue 社），Triton（ト プ コ ン），OCT-HS100（キャノン），Spectralis OCT2（Heidelberg Engineering）は振幅変化の検出が元になっている．また，Triton と PLEX Elite 9000 の 2 機種は，波長 1,050 nm の波長のスウェプトソース OCT（swept source OCT：SS-OCT）がベースとなっており（**図 3**），それ以外は波長約 840 nm のスペクトラルドメイン OCT（spectral domain OCT：SD-OCT）がベースとなっている（**図 55**）．スキャンスピードは，53,000 A スキャン／秒（RS-3000 Advance）から 100,000 A スキャン／秒（Triton，PLEX Elite 9000）で，撮影画角は現在のところは，黄斑部は 3 mm から最大 12 mm までとなっている（**図 57**）．現在，各社が従来よりも広い画角で撮影できるように改良中であり，さらにモンタージュソフトを搭載して，解像度を落とすことなく広角の観察に対応しようとしている．また，眼球運動による画像の不鮮

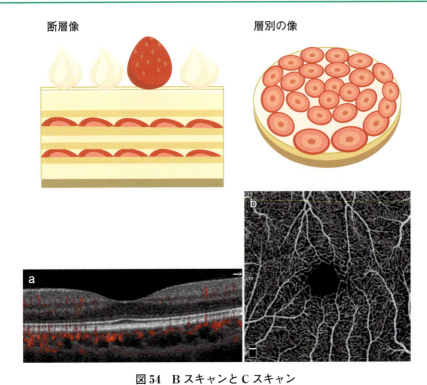

図54 BスキャンとCスキャン
Bスキャンでは断層（a）を，Cスキャンでは層別のen face画像（b）が得られる．
OCT Angiographyでは，血流が赤いシグナルとしてBスキャン像に表示される（a）．

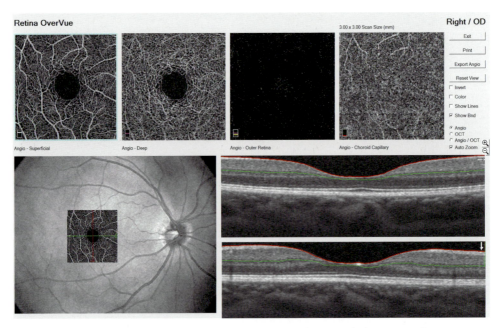

図55 正常人の黄斑部OCT Angiography像（3×3 mm）（XR Avanti）
左から網膜表層，網膜深層，網膜外層，脈絡膜毛細血管と自動的に分かれて表示される．

2 OCT (Optical Coherence Tomography) 55

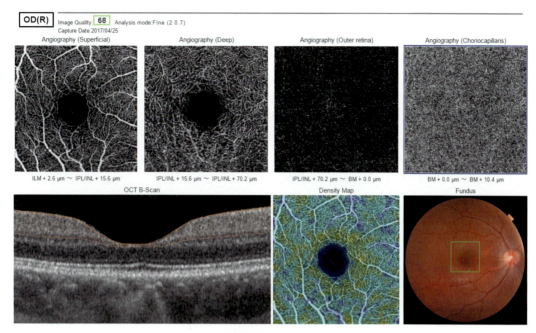

図56 正常黄斑部（3×3 mm）（Triton）
図55と同一眼．左から網膜表層，網膜深層，網膜外層，脈絡毛細血管板と自動で表示される．この機種では無散瞳カメラも搭載されており，右下にカラー眼底写真が表示される．

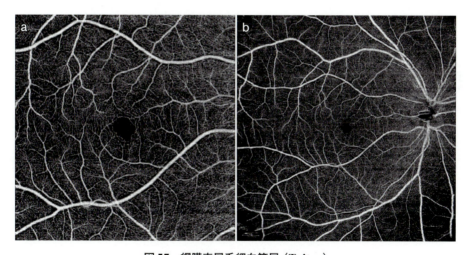

図57 網膜表層毛細血管層（Triton）
a. 6 mm（512×512），b. 12 mm（512×512）．解像度は同じである．
（トプコン提供）

明化，アーチファクトを防ぐために，各社はアイトラッキング機能や，motion correction technology（XR Avanti）といったソフトで対応している（図58）．アイトラッキング機能が搭載されている場合は，固視不良な症例ではスキャンを繰り返すため撮影時間に時間はかかるが，その間瞬目しても撮影は継続できるというメリットがある．Motion correction technolo-

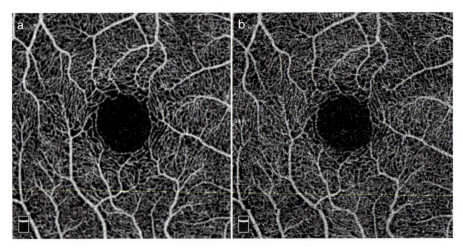

図58　正常人の3 mm 黄斑部の網膜表層毛細血管層（XR Avanti）
a. Motion Correction Technology (MCT) あり．b. MCT なし．a に比べると毛細血管の画像がやや不鮮明である．

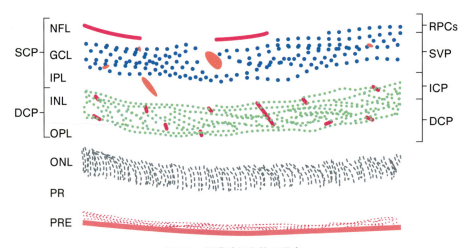

図59　網膜毛細血管の局在
現在のOCT Angiographyは，左のように神経線維層（NFL）－神経節細胞層（GCL）－内網状層（IPL）の毛細血管を表層毛細血管層（SCP），内顆粒層（INL）および外網状層（OPL）の毛細血管を深層毛細血管層（DCP）として表示する機種が多い．プロジェクションアーチファクトの影響を受けなければ，右のように，放射状乳頭周囲毛細血管（RPCs），表層血管層（SVP），中間毛細血管層（ICP），深層毛細血管層（DCP）に分けて表示することが可能である．

gy というソフトの場合は，瞬目すると撮影できないが，撮影時間は短くすみ，一長一短である．

B. 正常のOCT Angiography 所見

1. 黄斑部

黄斑部は表層毛細血管層（superficial capillary plexus），深層毛細血管層（deep capillary plexus），網膜外層（outer retina），脈絡毛細血管板（choriocapillaris）に自動に分けて表示されるものが多い（図55，56）．

しかし，実際の網膜の血管走行は，神経線維層に放射状乳頭周囲毛細血管（radial peripapillary capillaries）が，さらにその下の神経節細

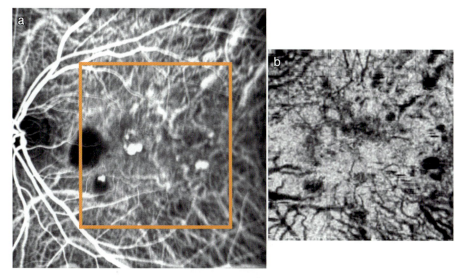

図60 ポリープ状脈絡膜血管症の症例
a. インドシアニングリーン蛍光眼底造影で多数のポリープ様病変が検出されている（枠内が6mm）. b. OCT Angiography では，脈絡膜血管およびポリープ様病変と思われる部位は黒く描出されている．

胞層に網膜表層毛細血管が走行しており，内顆粒層の上端と下端に2層の毛細血管層が存在している〔中間毛細血管層（intermediate capillary plexus）と深層毛細血管層（deep capillary plexus）〕（図59）．現時点でのソフトウェアでは，この中間毛細血管層と深層毛細血管層を分けて描出できないものが多いため，この2層をまとめて網膜深層と表示しているが，後述のプロジェクションアーチファクトを除去した新しいソフトウェアでは，この2層を分けて自動に描出することが可能となり，その使用が待たれる．

一方，脈絡膜血管は，毛細血管板では血流が白く表示されるが，それより下の脈絡膜中大血管は血管が黒く表示される（図60）．しかし，網膜色素上皮萎縮の部位では，OCTAでも脈絡膜血管が白く表示されることから（図61），脈絡膜中大血管の信号が，網膜色素上皮によりブロックされるため，通常は黒く表示されると考えられている．また，高深達のSS-OCTAでも脈絡膜中大血管は黒く表示される．

2. 視神経乳頭

視神経乳頭は，視神経乳頭（optic nerve head），硝子体（vitreous），放射状乳頭周囲毛細血管（radial peripapillary capillaries），脈絡膜（choroid）に自動的に分けて表示されることが多い（図62, 63）．どの部位で層を分けるか（セグメンテーション）は，機種によって多少違いがあり，放射状乳頭周囲毛細血管像が異なる（図64）．また，乳頭周囲の脈絡膜層では，黄斑部と同様，通常，脈絡膜中大血管は観察できないが，網膜色素上皮萎縮，乳頭周囲脈絡網膜萎縮〔peripapillary（parapapillary）chorioretinal atrophy〕がある症例は脈絡膜血管が観察できる（図65）．

C. 注意すべきアーチファクト

通常のOCTと同様に，白内障，固視不良，散瞳不良の場合は，鮮明な画像が得られない（図66a, b）．また，網膜前膜を伴う症例や，網膜浮腫や網膜色素上皮剥離の範囲や丈が高い場合も，解析可能な画像が得られにくい（図

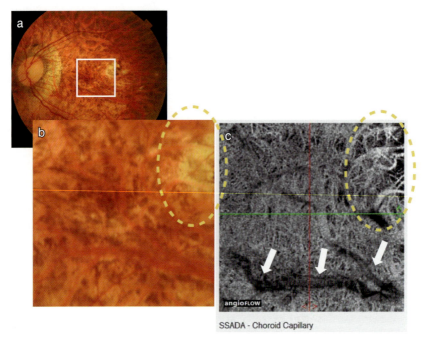

図 61 高度近視の症例
a の白枠部分の拡大（b）をみると，網膜色素上皮萎縮部（c）では脈絡膜血管が白く描出されているが（点線内），それ以外では脈絡膜血管は黒く描出されている（⇨）．

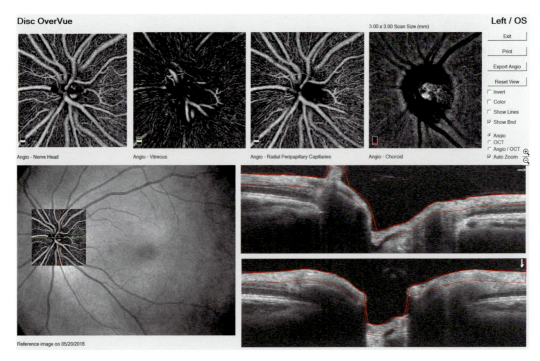

図 62 正常視神経乳頭（XR Avanti）3×3 mm
視神経乳頭，硝子体，放射状乳頭周囲毛細血管（RPC），脈絡膜と自動的に層別に表示されている．

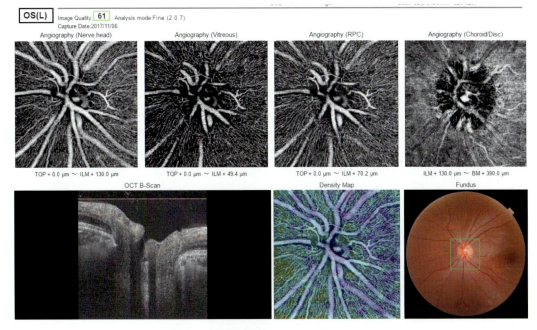

図63 正常視神経乳頭（Triton）3×3 mm
図62と同一眼である．Avantiと同様に自動で層別表示され，内境界膜（ILM）を基準にその下方何 μm 下端までかが表示される．この機種では，無散瞳カメラで撮影された眼底写真も表示される．

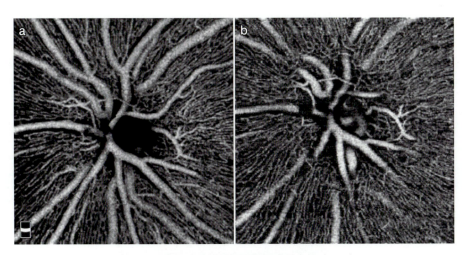

図64 正常眼の放射状乳頭周囲毛細血管（RPC）
正常人3mmの視神経乳頭RPC．XR Avanti（a）と Triton（b）．神経線維層までを RPC としているが，セグメンテーションが機器によって多少異なるため，描出される画像が異なっている．

66c）．機種によっては，OCTA画像から血管密度や，血流のある面積，血流のない面積などを自動的に計測できるようになっているが，定量的解析をする場合もOCTと同様にその画像の"signal strength"がある一定以上でなけれ ば，信頼性のある数字は得られないので注意が必要である．

OCTA特有のアーチファクトとして，プロジェクションアーチファクトがある．プロジェクションアーチファクトは，光が来る方向にあ

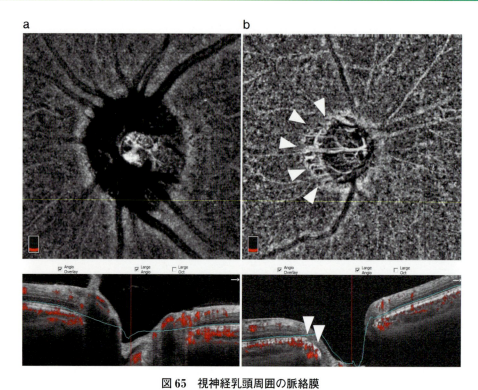

図65　視神経乳頭周囲の脈絡膜
a. 正常眼では乳頭周囲の脈絡膜中大血管は観察できない．b. 乳頭周囲脈絡網膜萎縮のある緑内障眼では脈絡膜中大血管が観察できる（▷）．

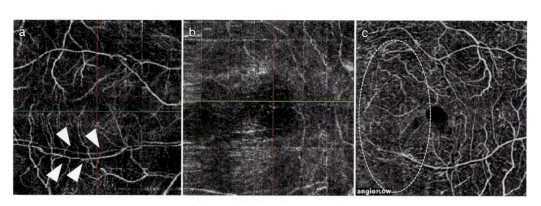

図66　さまざまなアーチファクト
a. 固視不良のため同一血管が2カ所に表示されている（▷）．b. 白内障が強いため全体の信号が弱く，鮮明なOCT Angiography像が得られない．c. 点線内に網膜前膜が存在しているため，網膜血管，毛細血管像が不鮮明である．

る動きのある構造物の影が下の層に映り込み，あたかも下の層にその構造物があるかのように見える現象である（**図67**）．通常は，無血管組織である網膜外層にも，このプロジェクションアーチファクトの影響で網膜血管が映り込む

が，各社とも搭載されているソフトウェアにより網膜血管の映り込みは自動的に削除するようにプログラムされており，無血管として描出される．また，アーチファクトではないが，OCTAで描出される血管径は，実際の径より

2 OCT (Optical Coherence Tomography) **61**

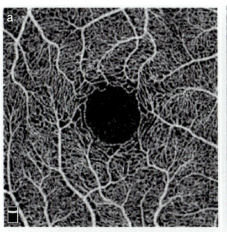
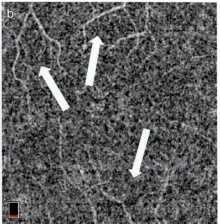
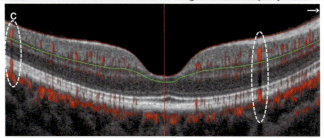

図67 正常の黄斑部 OCT Angiography 像（XR Avanti）でみられたプロジェクションアーチファクト
a. 網膜表層，b. 脈絡膜毛細血管．bの脈絡膜毛細血管層に網膜表層血管が白く映り込むプロジェクションアーチファクトが認められる．c. 血流シグナルを示す赤い信号が表記されたBスキャン像．プロジェクションアーチファクトは，網膜表層から尾を引くように下の層まで赤い信号が続いている（点線）ので判別可能である．

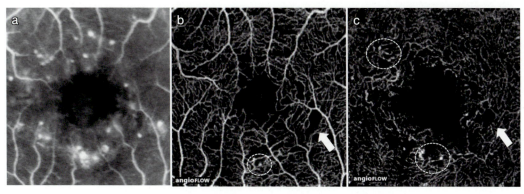

図68 糖尿病黄斑浮腫
フルオレセイン蛍光眼底造影（a）に比べるとOCT Angiography（b，c）は検出される毛細血管瘤血管は少ないが，OCT Angiographyでは毛細血管瘤血管脱落が明瞭にわかる（⇨）．また，毛細血管瘤（点線）は網膜表層（b）より網膜深層により多く認められる（c）．

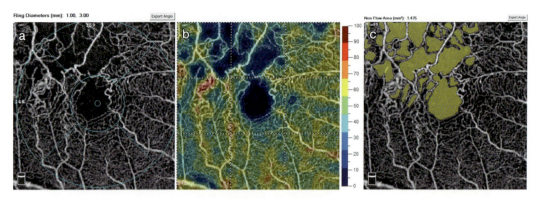

図69　網膜静脈分枝閉塞症の症例
a, b. 血管密度（%）を計算し，カラーマップで表示が可能．c. 血流のない領域（non flow area）を半自動的に選択して面積を測定することもできる．

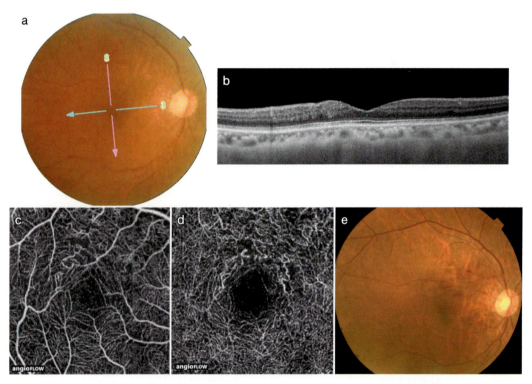

図70　76歳，男性．右眼中心の下方に見えづらいところがあると来院
カラー眼底写真（a）で黄斑部，視神経乳頭に異常所見を認めず，OCTで浮腫や網膜前膜も認められなかった（b）．OCT Angiographyを撮影すると（3mm×3mm）網膜表層（c），深層（d）に毛細血管瘤血管脱落と，とくに深層で著明な毛細血管瘤血管の拡張蛇行が黄斑上方に認められ，陳旧性の網膜静脈分枝閉塞症と診断でき，暗点の原因が説明できた．のちに11年前に右眼網膜静脈分枝閉塞症を発症していたことがわかった（e）．

も太く描出される．これは，動きのある信号が血管の中央からのみならず，血管の端からでも得られるため，実際よりも太く描出されると考えられている．また，実際に血流が存在していても，血流が遅い場合は，OCTAでは動きをとらえることができず血管は描出されないた

2 OCT (Optical Coherence Tomography) **63**

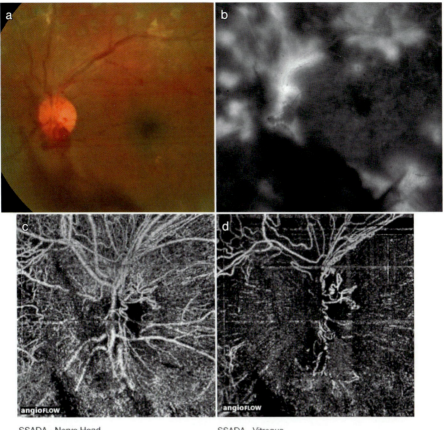

図71 増殖糖尿病網膜症，硝子体出血の症例
フルオレセイン蛍光眼底造影（b）では，硝子体出血と造影剤漏出のため詳細不明であるが，OCT Angiographyでは視神経乳頭上の新生血管が明瞭に観察できる（c, d）．

め，OCTA画像の読解の際には留意が必要である．

D．緑内障以外のおもな異常所見

1．糖尿病網膜症，糖尿病黄斑浮腫

OCTAでは，蛍光眼底造影と比べ，造影剤の漏出は検出できないが，毛細血管脱落，無灌流領域は明瞭に観察できる（図68）．一方で，蛍光眼底造影と比べると，OCTAで検出できる毛細血管瘤数は少ないことも知られている．通常の蛍光眼底造影では二次元にとらえていた毛細血管瘤の位置を，OCTAでは層別にとらえることが可能で，毛細血管瘤はとくに網膜深層毛細血管層に多いことが明らかとなり，これは過去の剖検例からの報告と一致していた．

2．網膜静脈閉塞症

糖尿病網膜症と同様に，網膜静脈閉塞症も，OCTAにより無灌流領域の詳細が観察可能である．機種によっては付属の計測ソフトウェアによって血管密度（％）や無灌流領域の面積（mm^2）を測ることもできる（図69）．また，網膜深層毛細血管層では，無灌流領域のほか，血管拡張蛇行も著明で，陳旧性網膜静脈分枝閉塞症の症例でも，OCTAを撮影すると診断が容易である（図70）．

3. 視神経乳頭新生血管

蛍光眼底造影検査では，新生血管からの旺盛な造影剤漏出で新生血管の詳細な構造の観察はむずかしいが，OCTAでは漏出所見が得られないため，血管構造の観察は容易であり，造影剤を用いずに新生血管の退縮傾向を追うことが可能である（**図71**）．妊婦や腎機能障害の糖尿病患者などにも治療効果の判定などに有用と期待される．

E. 将来の展開

OCTAは2014年にわが国に登場し，撮影できる画像のクオリティや画角，計測ソフトなど，目覚ましい速さで進歩しているテクノロジーである．歴史がまだ浅く，その読解には，病的所見のみならず正常所見の理解をさらに深める必要があるが，非侵襲的に網脈絡膜循環が描出できるツールは，今後の眼科臨床でなくてはならない画像検査になると思われる．

文　献

1) Jia Y, Tan O, Tokayer J et al：Split-spectrum amplitude-decorrelation angiography with optical coherence tomography. *Opt Express* **20**：4710-4725, 2012
2) Spaide RF, Klancnik JM Jr, Cooney MJ：Retinal vascular layers imaged by fluorescein angiography and optical coherence tomography angiography. *JAMA Ophthalmol* **133**：45-50, 2015
3) Jia Y, Bailey ST, Hwang TS et al：Quantitative optical coherence tomography angiography of vascular abnormalities in the living human eye. *Proc Natl Acad Sci USA* **112**：E2395-E2402, 2015
4) Ishibazawa A, Nagaoka T, Takahashi A et al：Optical coherence tomography angiography in diabetic retinopathy：A prospective pilot study. *Am J Ophthalmol* **160**：35-44, 2015
5) Jia Y, Bailey ST, Wilson DJ et al：Quantitative optical coherence tomography angiography of choroidal neovascularization in age-related macular degeneration. *Ophthalmology* **121**：1435-1444, 2014
6) Spaide RF, Fujimoto JG, Waheed NK：Image Artifacts in optical coherence tomography angiography. *Retina* **35**：2163-2180, 2015
7) Hasegawa N, Nozaki M, Takase N et al：New insights into microaneurysms in the deep capillary plexus detected by optical coherence tomography angiography in diabetic macular edema. *Invest Ophthalmol Vis Sci* **57**：348-355, 2016
8) Suzuki N, Hirano Y, Yoshida M et al：Microvascular abnormalities on optical coherence tomography angiography in macular edema associated with branch retinal vein occlusion. *Am J Ophthalmol* **161**：126-132, 2016
9) Campbell JP, Zhang M, Hwang TS et al：Detailed vascular anatomy of the human retina by projection-resolved optical coherence tomography angiography. *Sci Rep* **7**：42201, 2017

（野崎　実穂）

2. 乳頭周囲・黄斑における緑内障の基本OCTA所見

A. 緑内障における眼血流評価の重要性

わが国に多い正常眼圧緑内障（normal tension glaucoma：NTG）は，発症や進行に乳頭出血（disc hemorrhage：DH）ほか多様な危険因子が報告されており，その中でも最近はとくに眼血流の関与に関する報告が増えてきている．その一つの理由はOCT Angiography（OCTA）の登場にあるといえよう．OCTAは非侵襲的に即座に網膜の各層を segmentation し各層における毛細血管の分布を表示でき，まるで蛍光眼底造影写真（fluorescein angiography：FA）を見ているかのような画像が得られるので（**図72**），無灌流野を有する糖尿病網膜症例では正常眼と比較して**図73**のようにフルオロセインを使用しなくとも無灌流野がきれいに描出される．また，機種によっては毛細血管の分布密度を定量化できることが特徴的である．

2 OCT (Optical Coherence Tomography) **65**

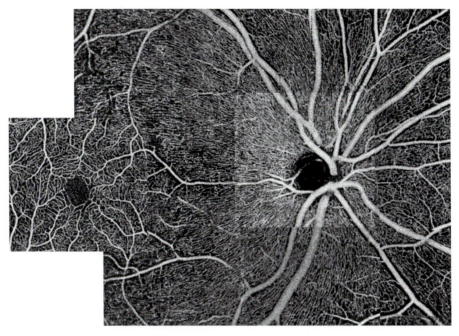

図72 正常眼 OCT Angiography パノラマ写真
乳頭篩状板内の毛細血管網や乳頭から黄斑部にかけての毛細血管網がはっきりと描出されている．

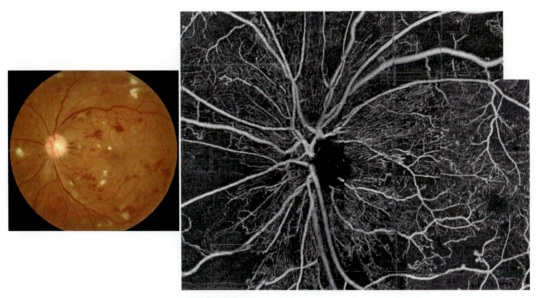

図73 増殖糖尿病網膜症 OCT Angiography パノラマ写真
まるで蛍光眼底造影写真のように無灌流野が描出されている．

B. OCTAの原理

筆者はOCTA撮影としてOptovue社RTVue® XR Avanti™ with Angiovue™（2015年1月発売）およびニデック社RS3000 advance（2015年11月にOCTA撮影プログラム搭載）を使用している．RS3000 advanceはOCTAのパノラマ撮影可能であることが魅力的であるが，2015年3月より使用しているRTVue® XR Avanti™ with Angiovue™は使用経験が長いので，本項ではこの機種を中心に述べることとする．

この機種は日本に最初に登場したOCTAである．眼底内の静止している部分（組織）と動きのある部分（血流）を判別するsplit-spectrum amplitude-decorrelation angiography（SSADA）algorithm原理を用いて，これまで観察できなかった網膜や篩状板内の毛細血管網をきれいに描出できるのが特徴である．特定の深さまでの設定した範囲の毛細血管網を描出することができるが，Nerve head（撮影画面上端～内境界膜150μm下方まで），Vitreous（撮影画面上端～内境界膜50μm下方まで），放射状乳頭周囲毛細血管（radial peripapillary capillaries：RPCs）（内境界膜～網膜神経線維層まで），Choroid/disc（網膜色素上皮より75μm下方～撮影画像下端まで）の4区画がセクターごとにデフォルトでAngio flow Discとして表示される（図74）．RPC表示では視神経乳頭内は解析領域がない設定となっており黒く映る．一方，Nerve head表示では視神経乳頭内には撮影画面上端から自動的に150μm下方までが撮像されるので，篩状板内の毛細血管網が表示され有用である．Choroid/discは，脈絡膜を

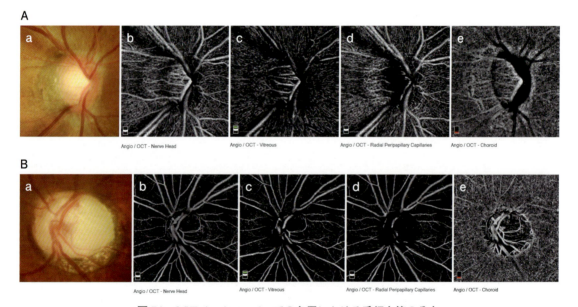

図74　OCT Angiographyでの各層における毛細血管の分布
A：緑内障初期．B：緑内障後期眼．Nerve head：撮影画面上端～内境界膜150μm下方まで（b），Vitreous：撮影画面上端～内境界膜50μm下方まで（c），放射状乳頭周囲毛細血管（RPCs）：内境界膜～網膜神経線維層まで（d），Choroid/disc：網膜色素上皮より75μm下方～撮影画像下端まで（e）の4区画がセクターごとにデフォルトで表示される．Aの眼底写真（a）では，緑内障性乳頭陥凹および上下に楔状網膜神経線維層欠損を認める．OCTAでは，とくにRPCsにて楔状網膜神経線維層欠損に一致した毛細血管の脱落を認める（A-d）．Bの眼底写真（a）では，緑内障性乳頭陥凹を広範囲に認める．OCTAでは，RPCsにて乳頭を中心に全周の浅層毛細血管が脱落している（B-d）．また，Choroid/discでは下方にmicrovascular dropoutを認める（B-e）．

2 OCT（Optical Coherence Tomography） **67**

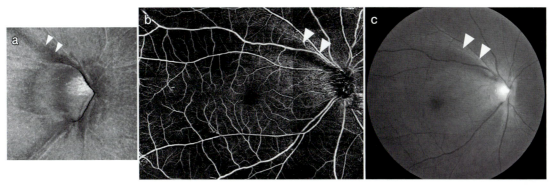

図75　En face 画像
En face 画像（**a**）は網膜の各層をそれぞれ分離して正面からみたように表示される．En face 画像を利用すれば放射状乳頭周囲毛細血管（RPCs）の脱落部位（**b**：▷）に一致してくさび状の dark area（**a**：▷）が観察でき，この部位は網膜神経線維層欠損部位（**c**：▷）と一致するので緑内障の診断にも有用である．

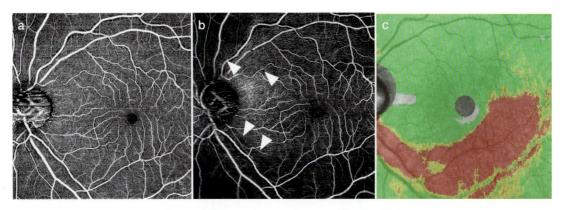

図76　各社の OCT Angiography パノラマ写真
ニデック社製 RS-3000 Advance（**a**）やキヤノン社製 OCT-HS100 with AX（**b**）などではすでに自動パノラマ撮影機能が搭載されており，撮影に時間を要するがそれぞれの写真を貼り合わせなくても自動で合成できるようになっている．RS-3000 Advance（**a**）では GCC マップ（**c**）と比較し菲薄化領域が反映されていない．OCT-HS100 with AX（**b**）では GCC マップ（**c**）で菲薄化していない上方の血管も脱落しているように撮像されている．今後の OCTA 画質の改善が待たれる．

中心とした毛細血管網が映し出されるはずであるが，実際には全体的に白黒の濃淡が広がっているだけで血管影がほとんど表示されないことが多いので，Choroid/disc 表示画面の解釈には注意を要する．

　同機種にて OCTA を撮像すると C スキャン断層画像である en face 画像も描出される．En face 画像は多周波の赤外線を利用して生体の断層画像を短時間に高分解取得できる技術であり，網膜・脈絡膜を前方からの視点で眼底写真をみるように，しかも任意の深さで描出できる．網膜の各層を自動 segmentation することにより，それぞれ分離して正面から見たように表示できるので，en face 画像を利用すれば RPC の脱落部位に一致してくさび状の dark area が観察でき，この部位は神経線維層欠損（nerve fiber layer defect：NFLD）部位と一致するので緑内障の診断にも有用である（**図75**）．

　本機器の 3 mm×3 mm の OCTA 画像では良

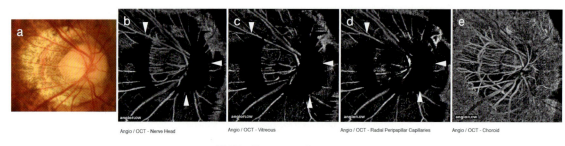

図77 Segmentation error
広範なコーヌスを伴う乳頭周囲脈絡網膜萎縮を伴った乳頭（**a**）は，画像が黒く抜ける segmentation error（**b～d**：▷）が起こりやすい．

質な各層の画像が得られるので，ライブ画像を観察しながら固視目標を移動させ何枚も撮影し，手動で貼り合わせることにより FA のパノラマ眼底写真のような広角画像を作成することができる．正常眼の OCTA パノラマ写真では網膜神経線維に沿って走行する毛細血管網が密に存在していることが観察できる（図72）．RS-3000 Advance やキャノン社製 OCT-HS100 with AX などではすでに自動パノラマ撮影機能が搭載されており，撮影に時間を要するが，それぞれの写真を貼り合わせなくても自動で合成できるようになっている（図76）．

C. OCTA のアーチファクト

OCTA 撮影にはさまざまなアーチファクトが出現する．Projection artifact は血管部のシグナル変化の対象となる血球が動くとそれに連動して動く影によるアーチファクトで，OCTA にて血管組織のない部位でもシグナル変化が抽出され描出される可能性がある．この projection artifact はとくに網膜色素上皮を光が通過した際に生じることが多く，血管を通過する光は常に変化し，その光の反射が血球の流れとよく似た影を別の層に映し出すことがある．

広範なコーヌスを伴う乳頭周囲脈絡網膜萎縮を伴った乳頭は，機器が予測した網膜の segmentation からはずれ画像が黒く抜ける segmentation error が起こりやすい（図77）．また，同様の理由から，毛細血管密度測定プログラムにおいて，自動にて描出される視神経乳頭の contour line が実際とは大きくずれることがしばしばあり，今後の改良が待たれる．

Motion artifact は眼球が動くと画像に横や縦の線が入って，そこを境に画像がぶれてしまうことで（図78），motion correction technology により画像ブレがかなり修正できるが，再現性の欠如した画像となることがある．眼球運動だけでなく，脈拍，呼吸，振戦などでも生じ，その点を解決するために最近ではトラッキングシステムを搭載した OCTA も登場している．しかし，トラッキングシステムにより撮影時間がさらに延長し被検者に苦痛をもたらしている面もある．

良好な OCTA の画質を得るためには強い強度のシグナルが必要となる．シグナル強度の弱い領域ではノイズの変動により一つの画像が次の画像と比較される際に，血流に関する誤った所見を生み出す false flow artifact を生じる可能性がある．網膜浮腫，萎縮，出血などのほかに緑内障後期の乳頭周囲の撮像でも同様のことが起きる．これらのような画像は signal strength index（SSI）が低く 40 以下のことが多い．OCTA 画像は図79のように撮影ごとに画質が変動することがある．シグナル強度の日々変動によるものであり，緑内障進行評価に際し血管密度も参考するのであれば，SSI が

2 OCT（Optical Coherence Tomography） **69**

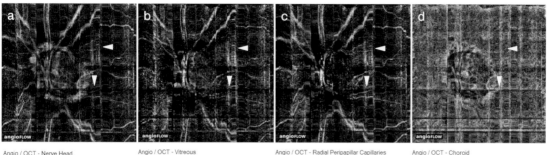

図78　Motion artifact
眼球が動くと画像に横や縦の線（a～d：▷）が入って画像がぶれてしまう．

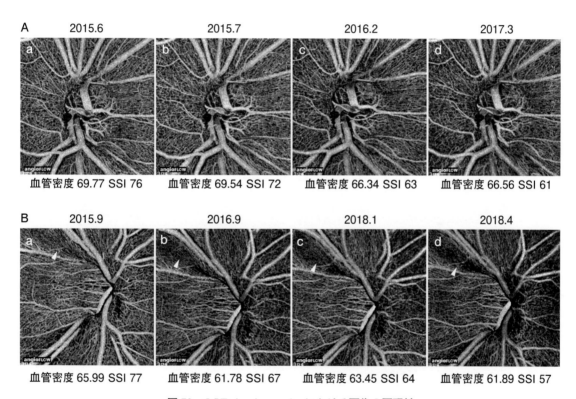

図79　OCT Angiography における画像の再現性
血管密度の変化はないようであるが，中心ずれやシグナル強度（signal strength index：SSI）の変動により RPCs 血管密度（VD）の再現性が低下していると考えられる（A-c, d）．B-a と比較して b～d の写真は上耳側の血管密度のさらなる脱落を認める（▷）．b～d の写真では同様に見えるが血管密度値にばらつきを認める．

60 以上の画像で比較することが望ましいと思われる．

福井県済生会病院で緑内障症例の OCTA 撮影に熟練した視能訓練士が撮像し，OCTA で定性的あるいは定量的に画像を評価するために，良好な画質を得ることが簡単かどうか検証してみた．その結果，OCTA の画質自体が問題となった比率は，シグナル強度が弱くて画質が暗く撮像されたのが 40/197（20.3％），segmentation error が 12/197（6.1％），motion artifact が 8/197（4.1%）であった．RTVue® XR Avanti™ with Angiovue™ は 2017 年にソフトが大幅に改良され，OCTA の画質がさらに良質となった．新たなソフトで 69 例に撮像してみた結果，シグナル強度が弱くて画質が暗く撮像されたのが 4/69（5.8%），segmentation error が 5/69（7.2%），motion artifact が 5/69（7.2%）であった．画質が改善されたが，トラッキングシステムがないために被検者に固視不良などの問題がある際には良質な画像が得られないことが多く，さらなる改良が求められる．

D. 緑内障眼における OCTA の RPC 評価

楔状 NFLD を有する NTG 症例に OCTA を乳頭中心に撮像してみると，NFLD にほぼ一致した部位の RPC 密度低下を認め，RPCs 密度低下領域と視野障害部位もほぼ一致していることがわかる（図 80）．OCTA を使用した解析

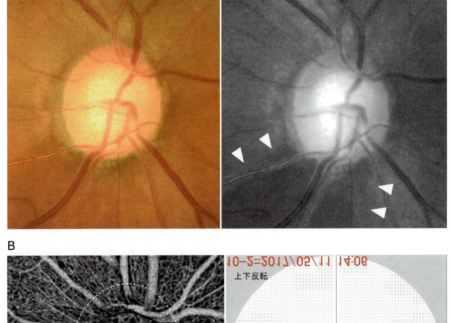

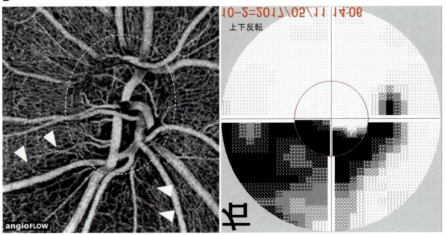

図 80 楔状網膜神経線維層欠損を有する正常眼圧緑内障眼
白黒写真にて楔状網膜神経線維層欠損を認め（A），その部位に一致した RPCs の脱落（B）と視野障害を認めた．視野のグレースケールは対比しやすいように上下反転した．

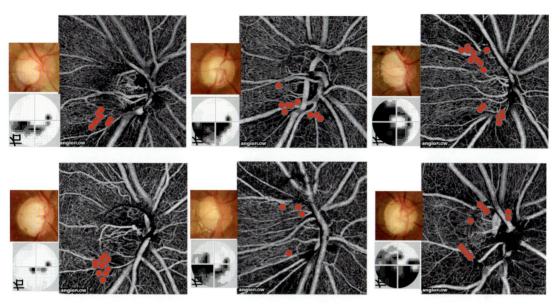

図81　乳頭出血が頻発した正常眼圧緑内障の出血部位と放射状乳頭周囲毛細血管密度
DHが頻発したNTG眼のOCTA画像とこれまでのDH出現部位を照合してみると，DH出現部位（●）の近傍の毛細血管密度がとくに低下している症例が多い．

では，緑内障眼では病期の進行とともにRPCsの血管密度がびまん性に脱落しており，前視野緑内障＞初期緑内障＞中期〜後期緑内障の順に毛細血管は減少している．その他，緑内障診断や進行評価にOCTAを使用した解析報告が相ついでおり，その有用性が確認されてきている．

筆者がOCTAを撮像した原発開放隅角緑内障（広義）322眼322例で，平均偏差（mean deviation：MD）値とRPCsの関連性を検討した結果，MD値の悪化とととともにRPCs血管密度の低下に強い相関が認められた．Ganglion cell complex（GCC）の菲薄化は，緑内障の進行とともに下げ止まり（floor effect），MD値の悪化を反映しなくなる．そのため，緑内障後期の症例においてはGCC厚よりもRPCs血管密度で評価するほうが有用である可能性があり，それを支持する報告も存在する．自験例ではRPCs血管密度と強い相関を示すものとして，MD値（正の相関）のほかに，眼軸長（負の相関）があった．

過去にDHが頻発したNTGのOCTA画像とこれまでのDH出現部位を電子カルテに保存してあるカラー眼底写真で照合してみると，過去のDH出現部位の近傍のRPCs密度がとくに疎になっている症例を多く認めた（**図81**）．RPCsは網膜中心動脈由来の表層毛細血管であり，網膜神経線維（nerve fiber layer：NFL）を直接栄養している血管であり，NFLD部位のRPCsが疎になっていることから，DHとNFLDの関係にRPCsも強く関与していることが考えられる．NTGの病因としては，従来からの眼圧に依存した病態であるという考え方とは別に，眼圧に依存しない要素が関与していることが疑われているが，いまだにその正体は不明である．なんらかの影響で網膜神経線維が機械的に破綻する可能性や，視神経乳頭周囲や篩状板の微小循環が障害されて緑内障が発症あるいは進行する可能性もあり，OCTAにて視神経乳頭周囲や篩状板内の毛細血管網の状態を描出することでNTGの病態がより解明される可能性がある．

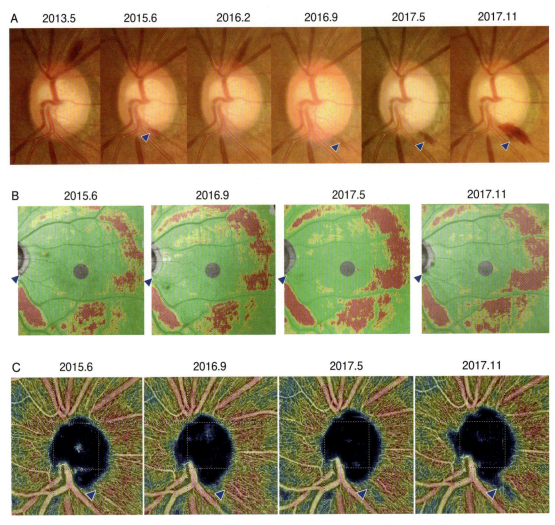

図82 乳頭出血出現とGCC菲薄化とOCTAでのRPC脱落はどの順序か
2015.6, 2016.9, 2017.5, 2017.11に下耳側のほぼ同一部位のリムの辺縁に乳頭出血を認める（A）が，GCCマップではその部位（▶）にGCCの菲薄化を認めない（B）．OCTAのRPCsのカラーマップ表示にて2017.5にはその部位（▶）にRPCsの脱落を認め（C），OCTよりOCTAが先に異常を検出した症例である．

DH発生部位での視神経乳頭血流低下を示す報告や，血栓による循環障害の介在を示す報告，DH発生前後で篩状板の構造変化にDHが有意に相関するという報告などDHの発生機序は不明である．しかし，OCTAにてDH出現症例を詳細に観察してみると，DHが生じた際にはRPCsの脱落がなく，数年経過してからRPCsが脱落し，さらに時間が経過してからその部位のNFLが障害される症例も存在する可能性がある（図82）．

OCTAによりRPCsの変化が定性的あるいは定量的に評価ができるようになったので，OCTAによる解析がさらに進めば，NTG進行の危険因子であるDHの発生機序が明らかになり，緑内障の病態解明，NTGの進行抑制への足がかりとなる可能性がある．

2 OCT (Optical Coherence Tomography) 73

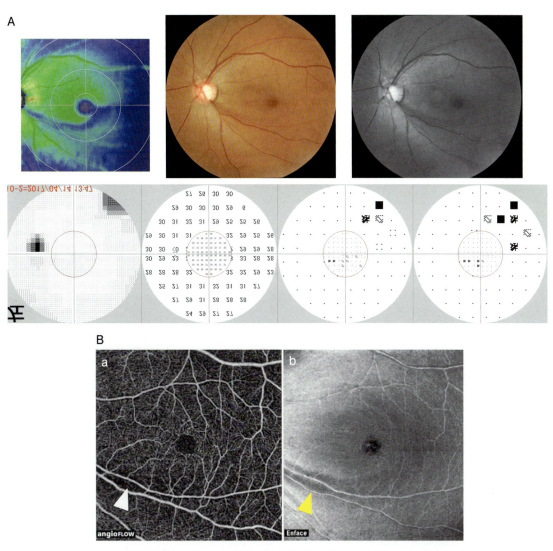

図83　黄斑近傍にNFLDを認める正常眼圧緑内障の黄斑部OCTA（症例1）
黄斑近傍にNFLDを認めHFA10-2で対応する領域の感度低下を認めるも（**A**），黄斑部OCTAの浅層毛細血管網（**B-a**）では血管密度低下がはっきりとは描出されていない（▷）．しかし，en-face画像（**B-b**）ではNFLDに対応する領域にshadowを認める（▷）．

E. 緑内障眼におけるOCTAの黄斑評価

楔状NFLDを有するNTG症例にOCTAを黄斑中心に撮像してみると，NFLDにほぼ一致した部位の浅層毛細血管密度低下を認め，浅層毛細血管密度低下領域と視野障害部位もほぼ一致していることがわかる（**図83**）．しかし，図の症例のようにOCTでのGCC mapでの菲薄化領域と浅層毛細血管密度低下領域が一致していることを確認するのが困難で，en face画像や血管密度のカラーマップ表示にてようやくその一致性を確認できることが多い（**図84，85**）．実際に乳頭周囲および黄斑部浅層毛細血管網における緑内障診断精度について検討した報告でも，乳頭周囲での診断の精度は高いが黄斑部では精度が低いと報告されている．そのため，緑内障眼におけるOCTAの黄斑評価につ

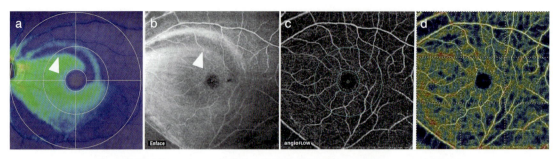

図 84 黄斑近傍に NFLD を認める正常眼圧緑内障の黄斑部 OCTA（症例 2）
GCC マップの菲薄化領域（**a**）に一致して en-face 画像（**b**）は NFLD に対応する領域に shadow を認める（▷）．しかし，OCTA 画像の浅層毛細血管（**c**）および OCTA カラーマップ表示にはっきりとは描出されていない．

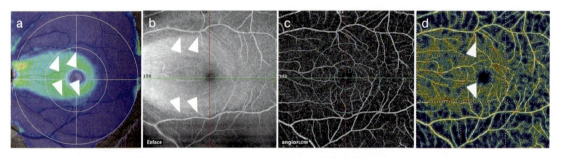

図 85 黄斑近傍に NFLD を認める正常眼圧緑内障の黄斑部 OCTA（症例 3）
GCC マップの菲薄化領域（**a**）と en-face 画像の shadow（**b**）や OCTA の浅層毛細血管カラーマップ表示（**d**）では一致していない．

いては今後の検討課題であると思う．

文 献

1) Spaide RF, Fujimoto JG, Waheed NK：Image artifacts in optical coherence tomography angiography. *Retina* **35**：2163-2180, 2015
2) Yarmohammadi A, Zangwill LM, Diniz-Filho A et al：Relationship between optical coherence tomography angiography vessel density and severity of visual field loss in glaucoma. *Ophthalmology* **123**：2498-2508, 2016
3) Rao HL, Pradhan ZS, Weinreb RN et al：A comparison of the diagnostic ability of vessel density and structural measurements of optical coherence tomography in primary open angle glaucoma. *PLoS One* **12**：e0173930, 2017
4) Rao HL, Pradhan ZS, Weinreb RN et al：Vessel density and structural measurements of optical coherence tomography in primary angle closure and primary angle closure glaucoma. *Am J Ophthalmol* **177**：106-115, 2017
5) Mansoori T, Sivaswamy J, Gamalapati JS et al：Radial peripapillary capillary density measurement using optical coherence tomography angiography in early glaucoma. *J Glaucoma* **26**：438-443, 2017
6) Yarmohammadi A, Zangwill LM, Diniz-Filho A et al：Peripapillary and macular vessel density in patients with glaucoma and single-hemifield visual field defect. *Ophthalmology* **124**：709-719, 2017
7) Akil H, Huang AS, Francis BA et al：Retinal vessel density from optical coherence tomography angiography to differentiate early glaucoma, preperimetric glaucoma and normal eyes. *PLoS One* **12**：e0170476, 2017
8) Chen HS, Liu CH, Wu WC et al：Optical coherence tomography angiography of the superficial microvasculature in the macula and peripapillary areas in glaucomatous and healthy eyes. *Invest Ophthalmol Vis Sci* **58**：3637-3645, 2017

〔新田 耕治〕

3　症　例

1. 乳頭出血と色調陥凹乖離
2. 耳側縫線の顕在化
3. 前視野緑内障と鑑別診断
4. 色素性緑内障は稀ではない
5. 神経線維走行の個人差による偽の NFLD
6. 下方ぶどう腫による偽の NFLD
7. 乳頭周囲ぶどう腫による偽の NFLD
8. 黄斑部平坦による OCT の偽の NFLD
9. 黄斑前膜による OCT セグメンテーションエラー
10. 糖尿病網膜症の細い非緑内障 NFLD
11. 構造障害と視野障害の不一致
12. 黄斑マップの偽のリング状 NFLD
13. 大きな視神経乳頭陥凹には OCT が有効
14. 小乳頭と乳頭周囲神経線維隆起は乳頭陥凹を
    過小評価しやすい
15. 中心視野障害をきたした開放隅角緑内障
16. 病的近視と近視性視神経症

1. 乳頭出血と色調陥凹乖離

●症　例

62歳，女性

既往歴：心筋梗塞

病歴：家族が緑内障のため精査目的で受診．

視力：右眼0.5（1.5×sph＋0.75D○cyl−1.0D Ax95°），左眼0.7（1.5×sph−0.75D○cyl−1.25D Ax90°）

眼圧：右眼13mmHg，左眼14mmHg

前眼部：軽度白内障，開放隅角

●眼底写真（図1）

右眼は上耳側と下耳側に視神経線維欠損（nerve fiber layer defect：NFLD）（図1左上：▷）があり，NFLDに対応する視神経乳頭辺縁には色調陥凹乖離（図1左下：三日月に囲んだ部分）を認める．

左眼は上耳側に乳頭出血（図1右下：▶）を伴うNFLD（図1右上：▷）とノッチ（図1右下：▶）を認める．

●OCT（図2上）

右眼は黄斑マップで上下に弓状のGCIPLD（ganglion cell/inner plexiform layer defect），NFLD，乳頭マップでも上下耳側にNFLDと認める．

左眼は黄斑・乳頭マップともに弓状のGCIPLD，NFLDを認める．黄斑マップでは耳側縫線の顕在化（図2右上：➡）を認める．

※GCIPLD：神経節細胞/内網状層欠損．OCTの黄斑マップでは網膜神経線維層を除外した神経節細胞層および内網状層の厚みをカラー表示するモードがある．神経線維層を含まないため，このモードでの欠損をGCIPLDと呼称する．

●視　野

中心30°視野：右眼下耳側に鼻側階段，上方に傍中心感度低下，左眼正常範囲．

中心10°視野：右眼上下に弓状の神経線維の走行に沿った感度低下，左眼下方に弓状の神経線維の走行に沿った感度低下（図2下）．

●診断・治療のポイント：乳頭出血と色調陥凹乖離

典型的な初期緑内障の所見である局所の視神経乳頭陥凹拡大（＝ノッチ），NFLD，乳頭出血を呈している．右眼の三日月形に囲んだ部分は色調陥凹乖離とよばれる所見であり，陥凹が拡大しているにもかかわらず色調がまだ赤色調である．緑内障では，まず陥凹が拡大してから色調が蒼白化する．この色調陥凹乖離は，緑内障にしか認めない特異的所見なので，診断には重要である．逆に色調が蒼白であるのに陥凹が拡大していない場合は緑内障以外の視神経萎縮である．乳頭出血も緑内障によく認められるが，特異的ではなく病的近視や網膜静脈閉塞などでも同様の出血を生じる．

乳頭出血は緑内障進行の重要なサインだが，小さいと見逃しやすいので，緑内障の経過観察時にはとくに意識して乳頭出血を探す．本症例でも初診時の左眼中心30°の視野は正常範囲であったが，1年後には乳頭出血の存在していた部位に対応する下方のBjerrum領域に暗点が出現している．経過観察中に乳頭出血を発見した場合は，視野障害に進行を認めなくても，追加治療を検討すべきである．

【コラム】OCTでは発見できない乳頭出血と色調陥凹乖離

OCTはGCIPLD，NFLDの発見は容易であるが，残念ながら眼底の色調の変化はとらえることができない．乳頭出血と色調陥凹乖離の発見には，眼底検査または眼底写真が必須である．とくに色調陥凹乖離は血管の屈曲点を追って陥凹の評価をする必要があり，眼科医の力量が問われる所見である．

3 症例 77

図1

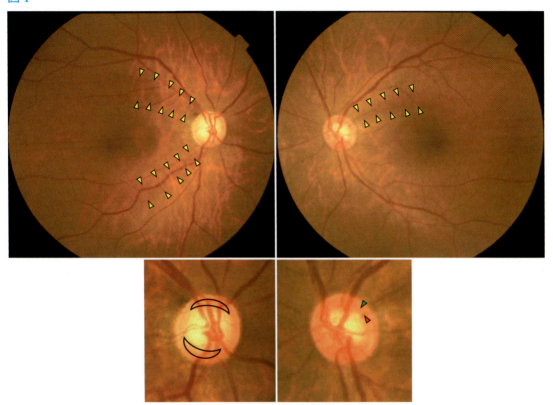

図2

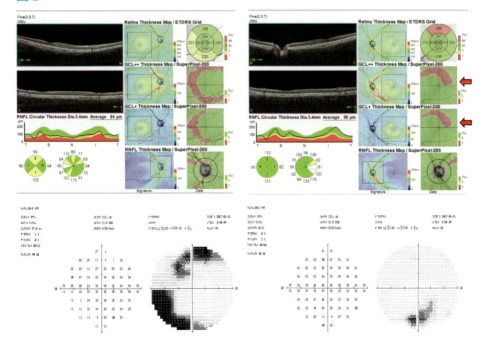

2. 耳側縫線の顕在化

●症例

62歳，男性

既往歴：自己免疫性腎炎

病歴：自己免疫性腎炎でステロイド内服が長期化しており内科より紹介受診.

視力：右眼（1.5×sph−4.5D◯cyl−1.25D Ax50°），左眼（1.2×sph−3.75D◯cyl−1.0D Ax140°）

眼圧：右眼21mmHg，左眼21mmHg

前眼部：異常なし，開放隅角

中心30°視野：両眼とも下方に軽度の感度低下

●眼底写真（図1）

右眼は平皿状に陥凹拡大し，上耳側に浅いNFLD（図1左：▷）を認める. 左眼は上耳側にNFLD（図1右：▷）を認める.

● OCT（図2）

黄斑マップでは両眼とも耳側縫線の顕在化（図2：➡）があり，右眼は黄斑からやや離れた上方のGCIPLD，左眼は上下ともにGCIPLDを認めるが，上方が強い. 乳頭マップでは右眼は上方に，左眼は上耳側および下耳側にNFLDを認める.

●診断・治療のポイント：耳側縫線の顕在化

本症例はステロイド緑内障または開放隅角緑内障である. 本症例のようにステロイド使用歴が長く，開始前の情報がない場合は，もともと緑内障性視神経症が存在していた可能性があり，開放隅角緑内障が否定できない. 一方，もともと眼圧が低い場合は，ステロイドで眼圧上昇をきたしても眼圧が正常範囲に留まるが，この眼圧上昇が緑内障性視神経萎縮をきたす可能性があるので，ステロイド緑内障も否定できない. ステロイド減量によって眼圧が下降すればステロイド緑内障の要素が大きいと考えられるが，両者の合併ということもある. ステロイド開始前の検査が重要である.

視神経乳頭から網膜に広がる視神経線維は上下に分かれているため，黄斑耳側で上下からの神経線維が収束する線があり，これを耳側縫線とよぶ. 緑内障は視神経障害に上下差があるため，OCTの黄斑マップでこの耳側縫線が顕在化する（図2：➡）. 耳側縫線の顕在化は，現時点では緑内障診断でもっとも診断精度の高い所見である. さらに本症例の左眼のように上下に視神経障害が出た場合でも上下差があり耳側縫線が見える.

【コラム】正常〜初期の緑内障診断には耳側縫線の顕在化が有効

高眼圧症・ステロイド使用・ぶどう膜炎などでは，眼圧が高めで経過観察し，緑内障性視野障害が出るかどうかをチェックする必要がある. いままでは視野検査を行っていたが，通常視野よりもOCTのマップのほうが先に異常が出現するので，OCTで経過をみたほうがよい. その際に注目すべきはGCIPLD，NFLDであるが，後述する症例のように偽陽性もありえる. しかし，耳側縫線の顕在化は上下差のある緑内障性視神経障害に特徴的であり，診断精度が高い. とくに上記疾患の経過観察中に，耳側縫線が新たに顕在化した場合は，緑内障性視神経障害が発症したと考えられるので，自覚症状すなわち視野異常を感じる前に眼圧下降薬を開始する必要がある.

3 症 例 79

図1

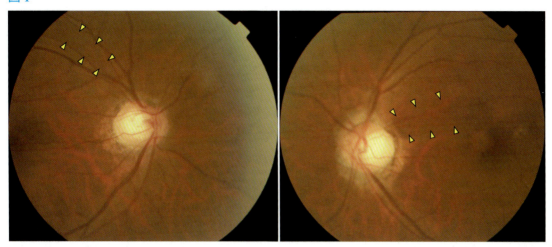

図2

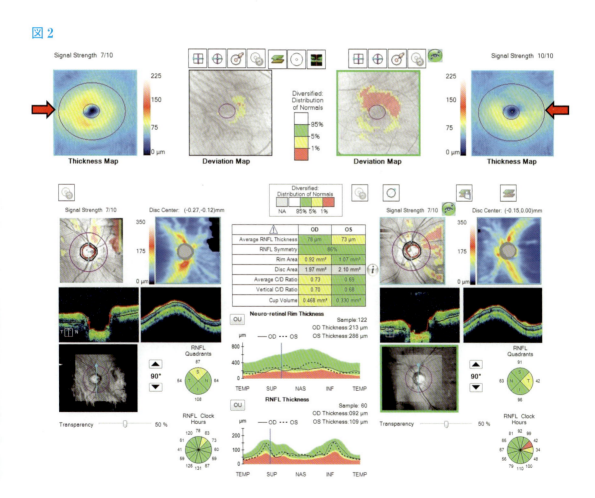

3. 前視野緑内障と鑑別診断

●症　例

50歳，女性

既往歴：なし

病歴：健診で緑内障を指摘され受診.

視力：右眼 $(1.5 \times sph - 3.5D)$

　　　左眼 $(1.5 \times sph - 3.5D)$

眼圧：右眼 14 mmHg，左眼 14 mmHg

前眼部：異常なし，開放隅角

●眼底写真（図1）

右眼は下耳側に幅広の NFLD，上耳側に細い NFLD を認める（**図1左**）. 左眼は下耳側に三角形の NFLD 様の暗い領域があり（**図1右**：▷），同部位に乳頭出血を認める（**図1右**：▶）.

● OCT（図2）

右眼は上下に NFLD を認める. 左眼は乳頭マップで下耳側に三角形の NFLD（**図2右下**：⇒），黄斑マップで扇状の NFLD，GCIPLD（**図2右上**：➡）を認める.

●視　野（図3）

左眼は，OCT 撮影時は正常範囲で，いわゆる前視野緑内障である（**図3左**）. しかし，3年後には NFLD に対応する上方の感度低下を認める（**図3右**）.

●診断・治療のポイント：前視野緑内障

本症例は両眼の開放隅角緑内障であり，左眼は前視野緑内障の状態である. 本症例の左眼のように乳頭出血があり，反対眼が緑内障という，ほぼ確実に緑内障である眼で，視野異常が出現するまで無治療というのは患者に納得が得られにくいため，前視野緑内障と診断し治療を開始する. しかし，緑内障ではなく，単に視神経乳頭陥凹が大きい，視神経乳頭傾斜が大きい，小範囲の進行しない NFLD（後述）をもつ眼も前視野緑内障と判定される. このような眼では降圧薬点眼は必要ない. 本症例のように乳頭出血と対応する NFLD を併せもつような眼

を除いては，長期経過観察し，明らかな緑内障性視神経症の進行を認めるか，対応する視野異常を認めてから，前視野緑内障と診断するべきである. 一方で，正常眼圧緑内障のような進行が遅い眼では診断に数年かかることもあり，前視野緑内障の疑いのままで長期経過することもある. つまり前視野緑内障の中には緑内障と非緑内障が混在しており，長期経過観察によって両者を分ける必要がある.

【コラム】進行する NFLD と進行しない NFLD

前視野緑内障の診断を複雑にするのは，緑内障様の NFLD を生じる疾患があることも一因である. 緑内障以外の NFLD には進行するものと，進行しないものがある. 進行する緑内障以外の NFLD には，頭蓋内疾患による NFLD，近視性視神経症のうち成人後も進行する後部ぶどう腫による NFLD などがあり，進行しない緑内障以外の NFLD には近視性視神経症のうち成長期の眼球拡大によって生じた NFLD，上方視神経乳頭低形成などの先天性 NFLD，網膜動脈・静脈閉塞による NFLD などがあると考えられている. このような眼は緑内障に移行しやすいので，定期的な経過観察は必要であるが，前視野緑内障のような初期の NFLD の状態のときに眼圧下降薬を開始するのは過剰治療といえる.

初期の NFLD は本症例のように乳頭縁に三角形で出現したり，OCT で耳側の扇型 NFLD，GCIPLD（耳側縫線顕在化）として出現したりする. この二者は緑内障進行に従い弓状につながってくるので，OCT で進行をみるのも一つの方法である. 前視野緑内障では，OCT による NFLD 拡大，または進行のハイリスクである乳頭出血を視野異常を自覚する前に発見し，治療を開始したい.

3 症 例 81

図1

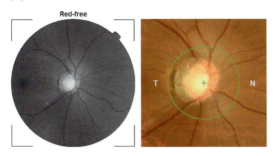

図2

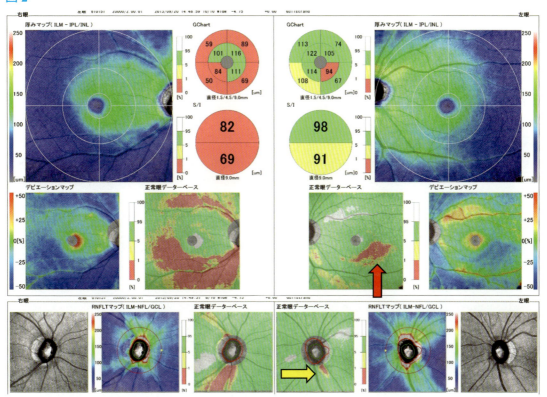

図3

初診時	3年後
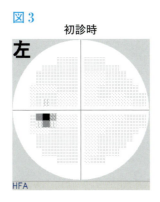	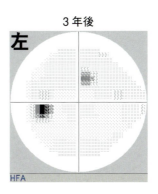

4. 色素性緑内障は稀ではない

●症　例
32歳，男性

既往歴：小児喘息（ステロイドの継続使用なし）

病歴：数カ月前から左眼のかすみを自覚して受診．

視力：右眼 0.05（1.2×sph−3.00D○cyl−0.5D Ax5°），左眼 0.01（0.1×sph−3.75D）

眼圧：右眼 24 mmHg，左眼 24 mmHg

●前眼部（図1）
細隙灯顕微鏡で虹彩の後弯（図1左上：⇨）が認められる．

●隅　角（図1）
隅角鏡でも虹彩が後弯（図1左下：⇨）していることがわかる．全周の線維柱帯に色素沈着（図1右下：⇨），下方には強膜岬への波状の色素沈着 Sampaolesi line（図1右上：➡）を認める．

●視　野
右眼は中心24°では上下耳側に，中心10°では上耳側に視野欠損を認める．左眼はゴールドマン視野で中心と鼻側が欠けているが，耳側は保たれている．

●眼底写真（図2）
両眼とも視神経乳頭の陥凹が大きい．右眼は上下に幅の広い NFLD を認め（図2左：▷），黄斑部と鼻側に神経線維が残っている．左眼は黄斑部神経線維が広範に菲薄化している（図2右：▷）．

●診断・治療のポイント：色素性緑内障
本症例は虹彩が後弯し，隅角色素沈着が強く，眼圧も上昇しており，典型的な色素性緑内障である．若年者で虹彩後弯，隅角色素沈着，前房内色素（角膜裏面，水晶体前面または後面），中間周辺部虹彩色素脱出のある眼は色素散乱症候群であり，眼圧が上昇して，緑内障性

視神経萎縮を合併すると色素性緑内障となる．後弯した虹彩が水晶体や Zinn 小帯と接触すること，または虹彩が前後に動くことで色素が散布される．軽度の色素散乱は正常者でも生じており，個々人で程度の差があると考えたほうがよい．調節や運動で虹彩後弯は変動するため，検査時には後弯しているときもあれば，していないときもある．水晶体の調節が大きく虹彩の動きが大きい40歳以下では虹彩後弯を抑制するため，レーザー虹彩切開術を行う．40歳以上では調節能力がなくなり虹彩が動かなくなり，レーザー虹彩切開の効果はほとんどなくなるため，開放隅角緑内障と同様の治療を行う．色素散乱が生じなくなると隅角の色素も吸収され眼圧も下降してくるので，正常眼圧緑内障と区別がつかなくなる．40歳前後で視神経障害の強い正常眼圧緑内障をみた場合は色素性緑内障の可能性も考えるべきである．

【コラム】緑内障有病率の変化
色素性緑内障は近視がリスクファクターであり，日本では従来，稀な緑内障とされてきたが（1940年以前の世代は近視の頻度：約20%），近視の頻度が増加した1960年生まれ以降の世代（近視の頻度：70%以上）では，おそらく色素性緑内障の頻度が増加している．細隙灯顕微鏡検査で，前房内，角膜裏面，水晶体前面または後面に色素を認める場合は，眼圧検査，眼底検査を行い，できれば隅角検査までしてほしい．色素散乱は虹彩前面にも生じるため，中間周辺部の虹彩に色素脱が認められる場合もあり，色素散乱症候群を疑わせる所見である．近視の増加した今後は，若年で緑内障性視神経症を生じる可能性のある色素散乱症候群を見逃さないよう検査することが重要である．他に近視の増加により，正常眼圧緑内障が増加し，閉塞隅角緑内障が減少することが予想されている．

図1

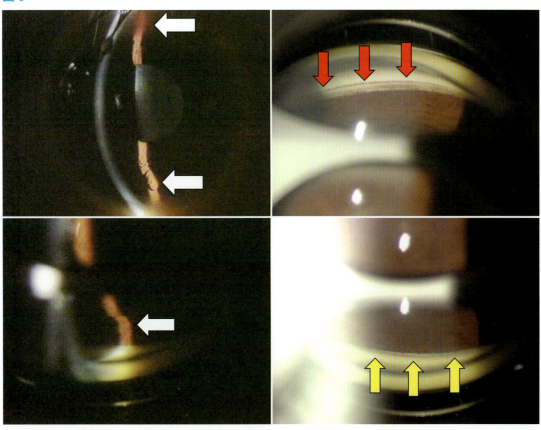

図2

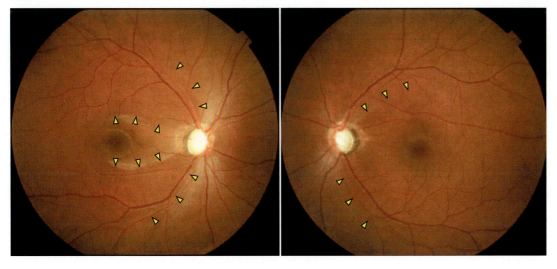

5. 神経線維走行の個人差による偽の NFLD

●症　例

16歳，女性

既往歴：とくになし

病歴：コンタクトレンズ処方の際に緑内障の疑いを指摘され紹介受診.

視力：右眼 0.05（1.2×sph−5.0D），左眼 0.05（1.2×sph−4.5D◯cyl−0.5D Ax145°）

眼圧：右眼 14 mmHg，左眼 14 mmHg

前眼部：異常なし，開放隅角

●眼底写真（図1）

両眼とも視神経乳頭は耳側に傾斜して縦長の形状，コーヌスがあり，アーケード血管は通常（図1：緑点線）より黄斑側にシフトして直線化している（図1：赤実線）．典型的な近視眼底である．視神経乳頭耳側のリムの評価は困難であるが，左眼の下耳側は陥凹が拡大しているようにも見える.

● OCT（図2）

乳頭マップではアーケード血管と同様に，上耳側および下耳側の厚い神経線維束が黄斑側にシフトしている．RNFL厚でも上下耳側のピークの位置が正常人データベースのピーク（図2上：➡）より耳側にシフト（図2上：⇨）している．黄斑マップでは緑表示だが，乳頭マップでは上下耳側に NFLD 様の所見（図2上：➡）を認め，鼻側も広範囲に薄く赤い表示となっている.

●視　野（図2）

右眼は正常範囲，左眼は周辺部が全周で感度低下しているように見えるが，典型的な眼鏡枠（オレンジ丸：図2右下：）によるアーチファクト（偽の視野異常）である.

●診断・治療のポイント：近視眼の OCT による偽 NFLD

本症例には緑内障性視神経萎縮はなく，近視眼底である．上耳側と下耳側では網膜動静脈すなわちアーケード血管と，厚い網膜神経線維束が併走している．近視眼底ではアーケード血管と網膜神経線維束が黄斑側にシフトする．正常人データベースは強い近視が含まれておらず，近視眼底である本症例のような眼では，乳頭マップやRNFL厚で上または下にNFLDのような赤表示が出現する（図2上：➡）．これはRNFL厚でも確認でき，緑の正常人データベースのピーク位置（図2上：➡）より，実線で示される本症例のRNFL厚のピーク位置（図2上：⇨）が，耳側すなわち黄斑側にシフトしており，シフトによってピークの裾野が正常人データベースの赤い領域にかかってしまっている．これは緑内障ではなく，神経線維の黄斑側へのシフトが大きい眼で生じる偽のNFLDである．このような眼は珍しくなく，緑内障誤診の原因になりやすいので，網膜血管や神経線維の走行に注意して，ピークシフトを見逃さないことが重要である．近視眼底の眼では，眼球拡大で黄斑部以外の網膜は菲薄化するため，本症例のように鼻側が広範囲に赤表示になることが多いが，これも偽のNFLDである.

【コラム】正視・遠視なのに近視眼底

臨床では屈折が遠視・正視であるにもかかわらず，眼底に近視変化（コーヌス，紋理，ピークシフト）を認める眼がある一方，屈折は近視であるにもかかわらず，眼底に近視性変化のない眼に遭遇することが珍しくない．このような矛盾した眼底所見が生じる原因はわかっていないが，生下時の眼軸長が異なると，成人して同じ眼軸長になった場合，眼軸伸長の度合いが異なることが原因ではないかと推察されている．屈折値にとらわれずに，眼底を観察して近視変化を確認することが，本症例のような偽のNFLDを見抜くために重要である.

3 症例 85

図1

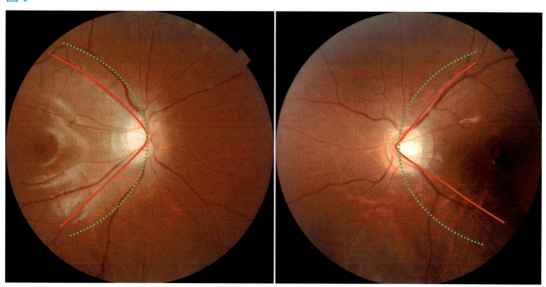

図2

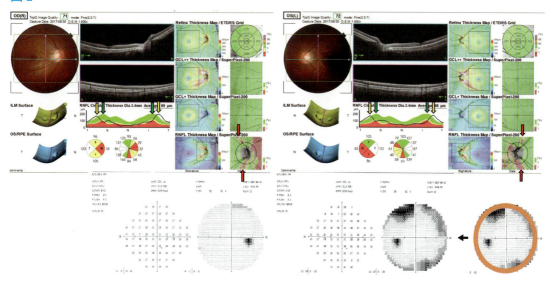

6. 下方ぶどう腫による偽の NFLD

●症例

69 歳，男性

既往歴：弁膜症

病歴：12 年前から右眼の脈絡膜萎縮で経過観察．白内障による視力低下で受診．

視力：右眼 0.04（0.5×sph−5.0D○cyl−0.75D Ax140°），左眼 0.04（0.5×sph−5.0D○cyl−0.75D Ax140°）

眼圧：右眼 12mmHg，左眼 12mmHg

眼軸長：右眼 26.42mm，左眼 24.58mm

前眼部：白内障，開放隅角

白内障手術後は両眼とも矯正視力は 1.0

●眼底写真（図 1）

右眼は視神経乳頭が下耳側に傾斜しており，下耳側のリムの評価は困難であるが，他の部位のリムは保たれている．また，視神経乳頭下耳側にコーヌスおよび網脈絡膜萎縮（図 1 左：⇒）も認める．典型的な下方ぶどう腫の所見である．左眼は紋理変化を視神経乳頭周囲に認めるが，下方ぶどう腫の所見ははっきりしない（図 1 右）．

● OCT（図 2 上）

右眼の黄斑マップ正常人データベースとの比較では，上耳側に NFLD 様所見（図 2 左上：➡），乳頭マップで下耳側に NFLD 様所見（図 2 左上：➡）を認める．左眼は正常人データベースとの比較では明らかな異常を認めないが，両眼とも B スキャン画像で下方が後方に突出（図 2 上：⇒）し，下方ぶどう腫の所見を呈している．

●視野（図 2 下）

両眼とも上方に感度低下を認め，右眼に関しては OCT の乳頭マップの所見と一致する視野異常である．

●診断・治療のポイント：下方ぶどう腫による偽の NFLD

下方ぶどう腫は，本症例の右眼のように極端な場合は容易に発見できる．左眼のように一見下方ぶどう腫には見えないが，OCT の黄斑部・縦断面で見ると軽度の後部ぶどう腫となっている症例は珍しくない．下方ぶどう腫では，下耳側で眼球壁が引き延ばされて薄くなる．本症例の下耳側 NFLD 様所見（図 2 左上：➡）は，黄斑マップには対応する異常はなく，偽の NFLD と判断した．右眼の黄斑マップの上方 GCIPLD 様所見（図 2 左上：➡）は，ちょうど下方ぶどう腫の屈曲部（図 1 左：⇒）である．後部ぶどう腫で眼球壁の曲率が変化する部位では，網膜がとくに薄くなるため，本症例のように OCT で屈曲部に一致した NFLD，GCIPLD 様の所見を呈する．緑内障性 NFLD で特徴的な耳側縫線の顕在化がなく，対応する視神経乳頭にノッチがないことから，偽の GCIPLD と判断した．視野異常は屈折暗点か網膜菲薄化による感度低下であると考えられる．最終的には，視野障害進行と NFLD 拡大，乳頭出血の有無などの長期経過観察で緑内障を合併しているか診断することになる．

【コラム】後部ぶどう腫は珍しくない

本症例で撮影した OCT には，立体的に内境界膜を表示する ILM surface と同じく色素上皮を表示する OS/RPE surface がある．これらの三次元表示は後部ぶどう腫の発見を容易にしてくれる．本症例でもぶどう腫の程度が軽い左眼であっても明らかに下方が後方に突出（図 2 右上：➡）しているのがわかる．後部ぶどう腫には程度があり，3D-OCT 以前は程度の大きなぶどう腫しかわからなかったが，最近の 3D-OCT 撮影から眼球後眼部はいびつであり，個人差が大きいと考えられるようになってきた．

3 症例 87

図1

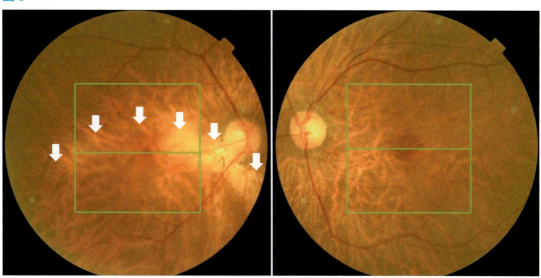

図2

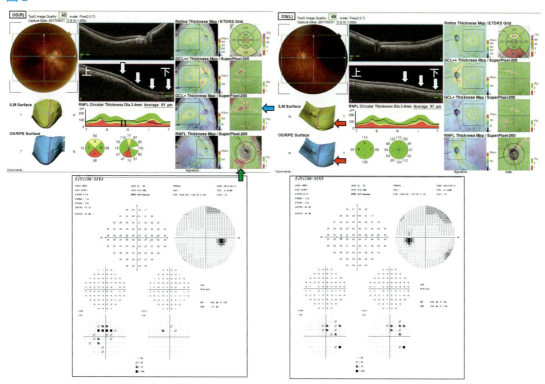

7. 乳頭周囲ぶどう腫による偽の NFLD

●**症　例**

76歳，男性

既往歴：心筋梗塞，前立腺肥大

病歴：視力低下を主訴に受診.

視力：右眼0.3（0.5×sph−1.25D◯cyl−1.0D Ax180°），左眼0.4（0.5×sph−2.0D◯cyl−0.5D Ax160°）

眼圧：右眼26mmHg，左眼23mmHg

前眼部：白内障，開放隅角，眼瞼下垂

眼軸長：右眼24.92mm，左眼25.50mm

角膜厚：右眼468μm，左眼482μm

●**眼底写真**（図1）

両眼とも C/D 比は0.4程度で，視神経乳頭全周にコーヌスを認める. 眼底全体が紋理状で，NFLD ははっきりしない.

●**OCT**（図2上）

黄斑マップでは両眼の下方に赤色の部分を認める（図2上：➡）. 乳頭マップでは全周で神経線維の菲薄化があり，正常人データベースとの比較では赤く表示されている. B スキャン画像では視神経乳頭およびその周囲が後方に突出（図2上：⇨）し，突出部の網膜が薄くなっており，乳頭周囲ぶどう腫がわかりやすい.

●**視　野**（図2下）

両眼ともマリオット（Mariotte）盲点の拡大を認める. 左眼は眼瞼下垂による上方周辺部のアーチファクト（偽の視野障害）を認める.

●**診断・治療のポイント：乳頭周囲ぶどう腫の偽の NFLD**

乳頭周囲ぶどう腫は他のぶどう腫と同様に程度に差がある. 軽度の場合は OCT の視神経乳頭断面をとって初めて気づく場合もある. 他のぶどう腫との複合型でなければ，乳頭周囲のみ眼球が拡大するため，眼軸長が長くない眼も多い. 乳頭周囲のみ神経線維が菲薄化するため，乳頭マップで異常が出やすい. しかし，乳頭周囲のみの変化なので，緑内障性視神経萎縮がなければ，黄斑マップでは正常範囲に近い所見となる. 黄斑マップの下方に認める GCIPL の菲薄化（図2上：➡）は耳側縫線まで伸びていないことと，形状が不規則なことから，ぶどう腫境界の菲薄化である. 後部ぶどう腫では，ぶどう腫境界部すなわち強膜の曲率が変化する部位で網膜が薄くなる. 全周にコーヌスを認めるような乳頭周囲ぶどう腫では視神経乳頭も大きいので，視野ではマリオット盲点の拡大を認めることが多い.

本症例は現時点では緑内障性視神経萎縮がないと判断したが，眼圧が高めであることに加え，角膜厚が薄く（日本人平均517.5μm），眼圧が過小評価されている可能性が高いため，患者の希望もあり降圧薬点眼を開始した. しかし，もし本症例の眼圧が18mmHg 未満であれば，眼圧下降治療を開始せず，経過をみるのも選択肢の一つである.

【コラム】疫学調査による眼圧の正常範囲

日本人の疫学調査である多治見スタディでは，正常人の眼圧平均値±標準偏差は14.6±2.7mmHg であるので，正常範囲は14.6±2.7×1.96＝約9〜20mmHg となる. これは眼圧の分布が正規分布すると仮定した場合に95%の眼が含まれる範囲であり，決して緑内障性視神経萎縮を起こすかどうかを分けるものではない. 実際に緑内障患者の大半は，この正常範囲に含まれる. 有病率の観点からいえば，17mmHg 以下では2〜3% であるのに対し，18, 19mmHg では7〜8% と急に上昇するため，18mmHg 以上の眼圧を高いと考えることもできる. 95%の眼が含まれる正常範囲より，有病率が急に上昇する18mmHg 以上という値のほうが臨床的には高眼圧の基準に適しているかもしれない.

3 症 例 89

図1

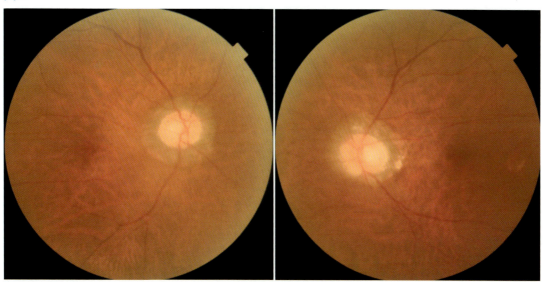

図2

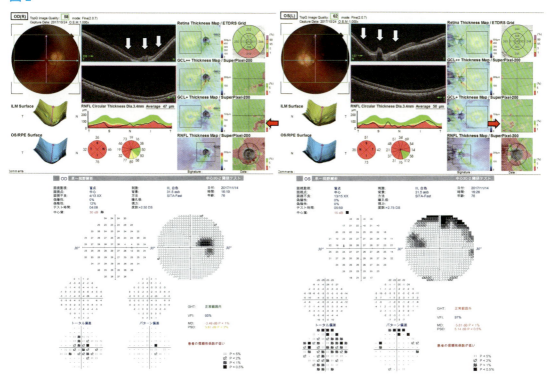

8. 黄斑部平坦による OCT の偽の NFLD

●症　例

77歳，女性

既往歴：脳梗塞，高血圧，関節リウマチ

病歴：数年前から白内障で経過観察していたが，徐々に隅角が狭くなり受診．

視力：右眼 0.4（1.2×sph＋2.25D），左眼 0.5（1.0×sph＋2.75D○cyl－0.75D Ax110°）

眼圧：右眼 20 mmHg，左眼 20 mmHg

眼軸長：右眼 22.35 mm，左眼 22.42 mm

角膜厚：右眼 493 μm，左眼 504 μm

視野：両眼とも正常範囲

両眼のレーザー虹彩切開術を行い，術後1カ月の眼圧は両眼とも 20 mmHg．

●眼底写真（図1上）

両眼とも C/D 比は 0.6 で，全周リムは保たれており，NFLD は認めない．

●前眼部 OCT（図1下）

両眼とも隅角は狭く，一部虹彩と線維柱帯との接触も認められる．

● OCT（図2）

黄斑マップの正常人データベースとの比較で，黄斑部に上下ほぼ対称な赤い領域（図2：➡）を認める．乳頭マップでは異常を認めない．黄斑断面では中心窩周囲の黄斑表面のふくらみがなく，平坦である（図2：⇨）．

●診断・治療のポイント：黄斑部平坦による偽の GCIPLD

実際は緑内障ではないのに，OCT の正常人データベースで赤表示であるため緑内障と誤診されることを OCT 緑内障という．本症例も OCT 緑内障となり得る典型パターンの一つである．黄斑部の神経細胞層/内網状層＝GCIPL は中心窩の周囲でやや厚くなっている眼が多く，正常人データベースもやや厚くなり，リング状の厚い GCIPL がマップでも表示される．この GCIPL が本症例では薄く，正常人データベースと比較すると中心近傍の赤表示となっている．別な症例であるが，典型的な GCIPL がリング状に厚い眼（図3左：➡）と薄い眼（図3右：➡）を提示する．当然であるが GCIPL 厚にも個人差がある．本症例のように中心窩周囲の GCIPL のふくらみが薄く，平坦な眼（図2：⇨）を遠視眼に多くみかける．このような眼では黄斑マップの中心部に小さなリング状の偽の GCIPLD が出現する．本症例では緑内障性視神経症は現時点ではなく，視野も正常範囲だったため，原発閉塞隅角症の診断となった．

【コラム】狭隅角の内科への返書

隅角が中等度に狭いときに内科への返書はどのように書くべきであろうか．原発閉塞隅角症であれば，レーザー虹彩切開や白内障手術を勧めやすい．若年者や眼内レンズ挿入眼では，「抗コリン薬の使用は可能です」とはっきりした返事が書ける．しかし，高齢者で隅角が狭いだけの眼では「抗コリン薬の使用は可能ですが，緑内障発作を起こす可能性が低いがありますので，患者に発作時の症状（かすみ，充血，吐き気）を説明し，自覚した場合はすぐに受診するよう説明しました」とすっきりしない返事となる．加齢変化で，水晶体厚が徐々に厚くなり，隅角は徐々に狭くなるので，「現時点では抗コリン薬の使用は可能ですが，加齢とともに徐々に隅角が狭くなりますので当院でも定期的な経過観察を行い，狭くなってきた場合は再度ご連絡いたします」と説明がましい返書を作成せざるを得ない．さらには内科ドクターには閉塞隅角による緑内障発作と勘違いされてしまうであろうが，水晶体亜脱臼で開放隅角の状態から急に緑内障発作を起こすこともあり，Zinn 小帯脆弱のある落屑を認める眼で生じやすい．高齢者の有水晶体眼では前房深度と隅角の変化に常に気を配る必要がある．

3 症例 91

図1

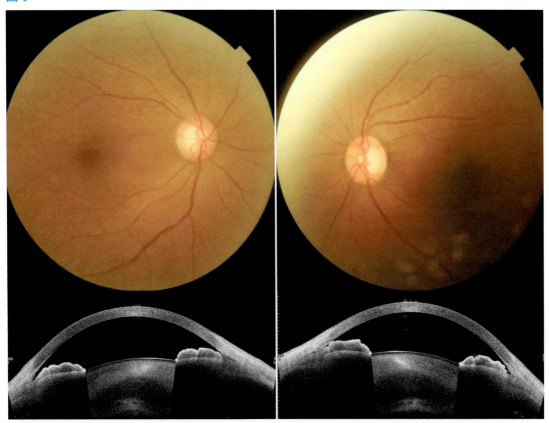

図2

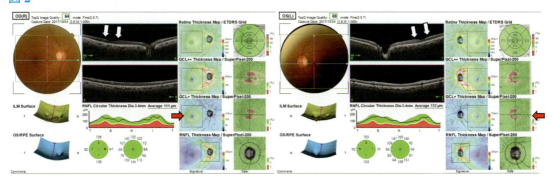

図3

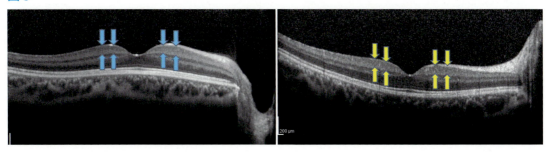

9. 黄斑前膜による OCT セグメンテーションエラー

●症　例

65歳, 男性

既往歴：糖尿病

病歴：35年前に右眼は網膜剝離で失明. 14年前に左眼の開放隅角緑内障を指摘され点眼加療開始. 翌年に白内障手術を受け, その後, 眼圧は10mmHg台前半とコントロール良好で, 視野障害の進行は十分に遅い.

視力：右眼光覚なし, 左眼0.4 (1.5×sph−1.0D◯cyl−2.0D Ax95°)

眼圧：左眼10mmHg

前眼部：左眼眼内レンズ囊内固定, 開放隅角

●眼底写真（図1）

視神経乳頭の陥凹は大きく血管の屈曲点（図1：▷）を見ると上方のリムはほぼ消失している. 下方は平皿状になっているためリムと陥凹の境界ははっきりしない. 神経線維が広範囲で減少しているため局所的な神経線維の減少を示すNFLDははっきりしない. 黄斑部全体に白色調に見えるのが黄斑前膜（図1：▶）である.

● OCT（図2, 図3）

黄斑マップの厚みマップでは正常範囲より高値を示す赤色の表示（図2：青□）となっており, 正常人データベースとの比較では正常範囲を超える白表示である. Bスキャン画像（断面画像）では, 黄斑前膜が網膜神経線維の上端（紫線）と認識されている（図2：⇨）ことがわかる. 別なOCTでは, 黄斑マップの正常人データベースとの比較では正常範囲を示す緑一色である（図3：緑□）. しかし, 乳頭マップでは耳側は異常を示す赤判定となっており, 視神経乳頭周囲の網膜神経線維でも広範囲の網膜神経線維減少を認める（図3：赤□）.

●視　野

下方半視野の障害を認める.

●診断・治療のポイント：網膜前膜による OCT セグメンテーションエラー

視神経乳頭からは緑内障を強く疑われる症例で, 実際に緑内障性視神経萎縮である. 本症例の黄斑マップと乳頭マップの乖離は黄斑前膜によるセグメンテーションエラーが原因である. セグメンテーションエラーとはOCTが誤った境界で網膜層別化を行うことである. 本症例の断層画像では網膜神経線維層を認識すべきところを, 黄斑前膜が網膜神経線維の上端（紫線）と誤認識されている（図2：⇨）. そのため, 厚みマップでは正常範囲より高値を示す赤色の表示（図2：青□）となっている. 黄斑浮腫, 網膜分離では, セグメンテーションは正確でも, 網膜が浮腫, 分離で厚くなっており, 同様に黄斑マップによる診断は困難となる. 眼底写真の視神経乳頭上方リム消失と下半視野障害が一致していることが本症例の診断の決め手となる.

【コラム】画像の質を表す数値にはセグメンテーションエラーは反映されない

画像の質はOCTの機種によって表示方法は異なるが, 本症例では図2のOCTではSignal Strength, 図3のOCTではImage Qualityで表される（図2上, 図3上：▶）. 白内障などの中間透光体の混濁でOCTのBスキャン画像が薄くなり, 上記の画像の質を表す値が低下する. しかし, Bスキャン画像自体はきれいに撮影される今回のような場合は, 両OCTとも画像の質を表す数値は良好である. 画像の質が悪い場合はセグメンテーションエラーが生じやすいのは当然であるが, 黄斑前膜では画像の質がよくてもセグメンテーションエラーが生じやすいので, 厚みマップが不規則な場合はBスキャン画像で他疾患やセグメンテーションエラーをチェックする. このような症例では眼底写真と視野が診断の決め手になる.

3 症 例 93

図1

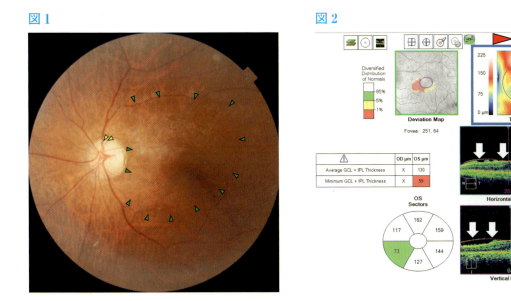

図2

図3

10. 糖尿病網膜症の細い非緑内障 NFLD

●症　例

69歳，男性

既往歴：糖尿病，高血圧，狭心症，高脂血症，糖尿病腎症

病歴：15年前に糖尿病を指摘された．両眼の糖尿病黄斑浮腫，増殖糖尿病網膜症，白内障に対して3年前に硝子体手術と白内障手術を受け，抗VEGF薬の注射も数回受けている．眼圧は経過を通じて正常範囲で眼圧下降薬の使用歴はない．手術前から眼底に軟性白斑を多数認めていた．

視力：右眼（0.6×sph+1.0D○cyl−1.75D Ax75°），左眼（0.2×cyl−1.5D Ax90°）

眼圧：右眼13mmHg，左眼13mmHg

前眼部：眼内レンズ嚢内固定，開放隅角

●眼底写真（図1，図2）

両眼とも黄斑浮腫があり，光凝固斑が散在している．右眼は上耳側および下耳側，左眼は下耳側に細いNFLD（図1）を認めるが，対応する視神経乳頭のノッチはないようにみえる．マルチカラー眼底写真とブルーフィルター眼底写真では細いNFLDが多発（図2上：▷）しているのがわかる．

●診断・治療のポイント：網膜動脈閉塞によるNFLD

本症例のNFLDは糖尿病網膜症の網膜血管閉塞（軟性白斑）によるものであり，緑内障ではない．NFLDは緑内障に特徴的な所見ではあるが，特異的ではなく，糖尿病網膜症，網膜動脈閉塞，網膜静脈閉塞，ぶどう膜炎などの網膜血管が閉塞する疾患や，内境界膜剥離を伴う硝子体手術後でも認める．網膜静脈閉塞症では静脈が白線化しておりNFLDの原因が血管閉塞であることがわかるが，動脈閉塞は血管造影でもはっきりしないことがあり，緑内障との鑑別が困難となる．本症例のように視神経乳頭に対応するノッチがなければ緑内障の可能性は低く，眼圧が正常範囲であれば患者と相談のうえ眼圧下降薬を使用せずに様子をみてもよいが，NFLDの拡大がないか継時的な経過観察は必須である．また，網膜静脈閉塞症は緑内障，とくに落屑緑内障に合併しやすいため，血管の白線化があったとしても，他の部位にNFLDやノッチなどの緑内障性視神経症の変化がないかチェックすることも重要である．本症例は眼圧下降薬を使用していないが，新たな軟性白斑の出現はなく，現在までNFLDの進行はない．

糖尿病網膜症に認めるNFLDの幅は，緑内障と比較して細いことが特徴である．緑内障では篩状板孔を通る神経線維束がまとめて障害されるため，ある程度の幅をもったNFLDとなるが，糖尿病では血管閉塞による神経障害のため，細いNFLDとなる．報告では緑内障と比較して糖尿病網膜症に認められるNFLDの幅は平均で約4分の1とされており，本症例のNFLDも糖尿病網膜症に認められる典型的な幅の細いNFLDである．

【コラム】レッドフリー眼底写真

NFLDは神経線維束の局所的な欠損で可視化される網膜浅層の異常である．網膜浅層の異常であるため，レッドフリーやブルーフィルターなどの短波長で撮影された眼底写真で観察すると網膜神経線維の走行，およびNFLDがわかりやすい．最近の眼底写真のソフトでは，撮影後の画像処理でレッドフリーと同様の画像を作成することもできる．

図1

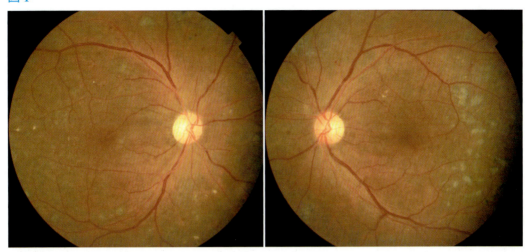

図2

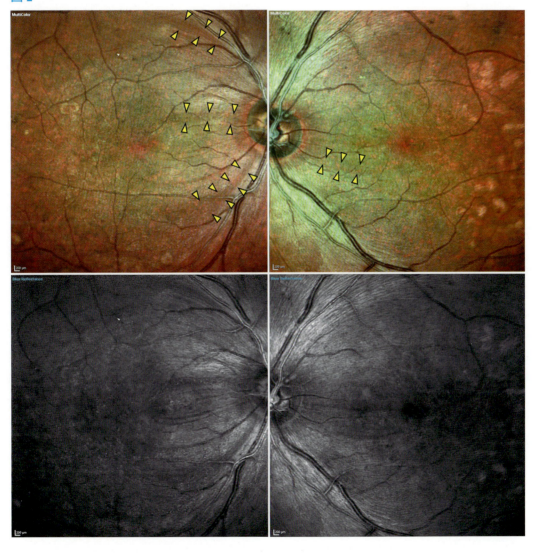

11. 構造障害と視野障害の不一致

●症 例

72歳，男性

既往歴：なし

病歴：2年前に眼鏡店で視力不良を指摘され，近医眼科受診．眼圧は右21mmHg，左27mmHgで緑内障性視神経萎縮を認め，眼圧下降薬開始．視野障害が進行し，紹介受診．

視力：右眼0.4（0.6×sph−2.25D），左眼0.1（0.5×sph−0.50D○cyl−1.25D Ax100°）

眼圧：右眼15mmHg，左眼16mmHg（眼圧下降薬4剤使用）

角膜厚：右眼469μm，左眼458μm

眼軸長：右眼26.37mm，左眼25.39mm

前眼部：軽度の白内障，開放隅角

●眼底写真（図1）

両眼とも紋理状変化が強く，視神経乳頭は耳側に傾斜し，コーヌスも大きい．両眼ともC/D比が0.9程度で，下方のリムが消失している．DM/DD比は約4.0で小乳頭である．

※DM/DD比：視神経乳頭の垂直径DDと乳頭中心から中心窩までの距離DMの比で，3以上が小乳頭，2.4以下が大乳頭．

● OCT（図2）

両眼とも上下に神経線維の大幅な減少を認め，上下で比較すると上方よりも下方で障害が強い．緑内障では神経線維障害に上下差があるので，耳側縫線の顕在化（図2：→）は近視性視神経症ではなく，緑内障性視神経症を強く示唆する．

●視 野（図3）

右眼は上鼻側，左眼は上方に視野障害を認め，左眼は中心窩感度が低下している．

●診断・治療のポイント：緑内障性構造障害が強く，視野障害が軽い場合は要注意

本症例は屈折では弱度近視にもかかわらず，眼底の近視性変化が強い．このような眼では初期から中心視野障害が生じやすい．小乳頭では視神経乳頭の陥凹が過小評価されがちだが，本症例は小乳頭にもかかわらず，視神経乳頭陥凹拡大が明らかであることから，初診時より神経線維が相当減少していたと考えられ，OCTの視神経乳頭周囲神経線維層厚でも全体的な減少を認める．このように，OCTや眼底で構造上の緑内障性障害が強いにもかかわらず視野障害が比較的軽い場合は，眼圧を十分に下降させても急速に視野障害が進行することがある．本症例では両眼とも線維柱帯切除術＋水晶体再建術を行い，眼圧は12mmHg前後でコントロールされているが，手術して3年後には視野障害は上下に広がり，かつ中心に及んだため矯正視力は右眼（0.4），左眼（0.03）となった．

【コラム】構造障害と視野障害の不一致

緑内障は構造すなわち視神経障害と対応する視野障害を有する．構造障害が視野障害に比して大きい場合は，上述したように視野障害進行が速い可能性が高く，目標眼圧の設定を低めにして，患者にも十分に説明しておく必要がある．ただし，眼底の近視変化の大きい眼では網膜菲薄化により一見すると構造障害が強くみえることもあるので，耳側縫線の顕在化などで本当に緑内障性の構造障害かどうか検討する必要がある．逆に構造障害が軽いにもかかわらず視野障害が強い場合は，視野のアーチファクト（上眼瞼：上方周辺部，眼鏡枠：周辺部，検査理解不十分など），構造のアーチファクト（網膜前膜によるOCTセグメンテーションエラー，網膜浮腫など），構造障害の過小評価（小乳頭など），他疾患の合併（網膜静脈閉塞，頭蓋内疾患）を考慮する必要がある．

3 症 例 97

図1

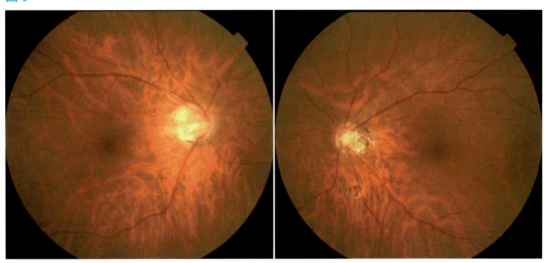

図2

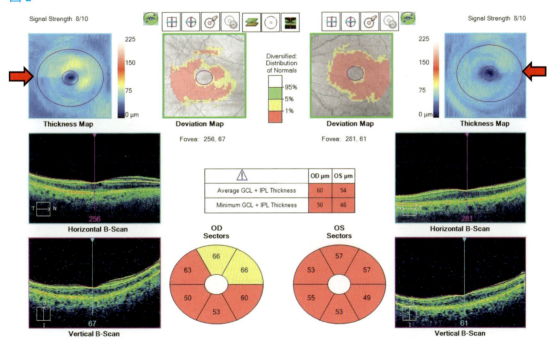

図3

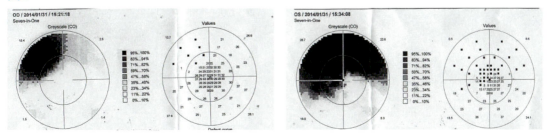

12. 黄斑マップの偽のリング状 NFLD

●症 例

18歳，女性

既往歴：腸管 Behçet 病

病歴：膠原病内科から Behçet 病の眼合併症精査目的で紹介受診.

視力：右眼 1.0（1.5×cyl−1.0D Ax70°），左眼 0.6（1.5×sph−1.0D◯cyl−0.75D Ax70°）

眼圧：右眼 18 mmHg，左眼 18 mmHg

前眼部：異常なし，開放隅角

●眼底写真（図1）

両眼とも上方から鼻側にかけて幅広い NFLD（図1：▷）を認める.

● OCT（図2）

乳頭マップでは両眼とも上方から鼻側にかけて NFLD を認め，左眼のほうが幅広い. 黄斑マップではリング状の GCIPLD（図2：➡）を認める.

●視 野（図3）

左眼は視神経乳頭から下方にくさび状の欠損を認める. 右眼は正常範囲.

●診断・治療のポイント：SSOH と緑内障の鑑別

上方視神経乳頭低形成（superior segmental optic hypoplasia：SSOH）であり，緑内障性視神経萎縮は認めない. 本症例の左眼のような典型的 SSOH では，上方から鼻側の NFLD に対応した下方のくさび状視野欠損を認める. 右眼のように軽度の SSOH の場合は中心 30°の視野では異常ないが，ゴールドマン視野では下方周辺がくさび状に欠損している. SSOH の有病率は日本人の 40 歳以上では 0.3%と報告されている. 自覚症状はなく，SSOH 自体には治療の必要はないが，緑内障を発症しやすいとの報告

もあり，眼圧が正常範囲であっても年1回ほどの定期的な経過観察をしたほうが無難である. SSOH では黄斑マップに及ぶことは稀であり，緑内障が発症したかどうかのチェックには黄斑マップの耳側縫線顕在化が有用である. 本症例の黄斑 deviation map では，とくに左眼でリング状の黄色表示（図2：➡）が出ている. Thickness map では GCIPL 層が厚いことを示す黄色のドーナツがやや小さめであるが，耳側縫線の顕在化はない. このリング状の GCIPLD は近視眼で認めることが多く，後述するように緑内障性視神経障害ではなく，偽の GCIPLD である. 本症例では耳側縫線顕在化はないため，SSOH だけで緑内障は合併していないと判断し，降圧点眼薬を使用せず経過観察している.

【コラム】黄斑マップのリング状 GCIPLD

近視眼では成長期の眼軸長延長により網膜が全体的に薄くなるが，黄斑部の中心6°角の範囲だけは薄くならない. これは黄斑部網膜が薄くなると視力が低下するため，眼軸長延長の際に黄斑部中心の網膜が薄くなるのを防ぐなんらかの機構が眼球に存在しているからであると考えられている. つまり近視眼において，黄斑マップの範囲では中央部は正常範囲で，黄斑の周辺部は正常人データベースと比較して薄くなり，リング状の偽の GCIPLD を呈する（図2：➡）. 上下対称で耳側縫線の顕在化がなければ近視性変化と考えてよい. 逆に上下非対称，または耳側縫線顕在化があれば，緑内障の可能性があるので，中心 10°の視野や眼底写真で対応部位に異常があるか確認する.

3 症 例 99

図1

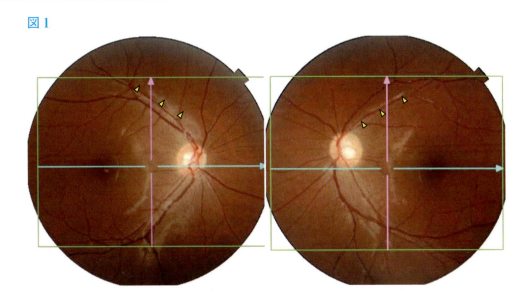

図2

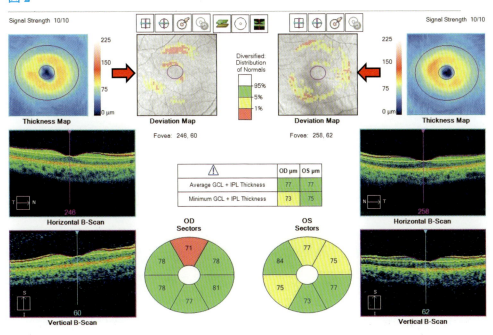

図3

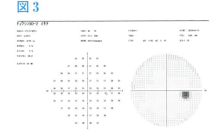
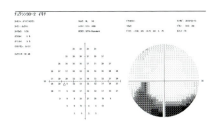

13. 大きな視神経乳頭陥凹には OCT が有効

●症 例

16 歳，男性

既往歴：とくになし

病歴：視神経乳頭陥凹が大きいため紹介受診.

視力：右眼 1.5（n.c.），左眼 1.5（n.c.）

眼圧：右眼 14 mmHg，左眼 14 mmHg

前眼部：異常なし

視野：正常範囲

●眼底写真（図 1）

C/D 比は，右眼 0.8，左眼 0.9 程度で，右眼の下方はリムが消失しているようにみえる. 視神経乳頭の大きさを判定する DM/DD 比は 2.3 であり，大乳頭である.

● OCT（図 2）

18 歳未満のため正常人データベースとの比較はないが，黄斑マップでは耳側縫線の顕在化はなく，乳頭マップでも NFLD は認めない.

●診断・治療のポイント：大乳頭とラージカップ

大きな視神経乳頭では，元来陥凹も大きい. そのため臨床上は緑内障の疑いとなりやすい. その際には OCT の黄斑マップ，乳頭マップで NFLD，GCIPLD，耳側縫線の顕在化がないことを確認することが緑内障の有無の判定には有効である. 気になる所見が一つでもあるなら視野検査まで行う. 本症例では右眼の下方リムが薄いため，視野検査を行い異常がないことを確認して，緑内障ではないと判断した.

『緑内障診療ガイドライン』末尾の視神経乳頭の量的判定による緑内障診断基準によれば，「乳頭所見のみから緑内障と診断してよい場合の判定基準（ただし，明確に緑内障性障害が否定されればこの限りではない）は，垂直 C/D 比が 0.9 以上，あるいは上極（11 時〜1 時）もしくは下極（5 時〜7 時）のリム幅が，R/D 比で 0.05 以下，あるいは両眼の垂直 C/D 比の差が 0.3 以上」となっており，本症例は該当する. この基準は 3D-OCT がなかった 2002 年に提唱されたものであり，現在のように OCT による黄斑マップ，乳頭マップを用いれば，明確に緑内障性障害が否定できる本症例のような眼が増えてきた.

【コラム】正常人データベース

OCT では正常人データベースとの比較があるが，未成年（15 または 18 歳以下）と高齢者（80 歳以上），強い近視・遠視・乱視の眼は含まれていない. 未成年はデータベースのためだけの検査で同意を取得するのがむずかしい，成長期であり屈折値の基準が定められない，そもそも乳幼児では正確な検査ができない，などが原因である. 80 歳以上の高齢者では，なんらかの疾患がまったくないと判定するのがむずかしいことが原因である. そもそも正常とはなんであろうか. 統計学的には，正常範囲とは検査値が正規分布すると仮定して，たとえば眼圧では正常者の 95% が含まれる範囲を平均±標準偏差×1.96 という式で算出する. OCT の場合は上の 5% と下の 5% を除くので，90% が含まれる範囲（平均±標準偏差×1.64）を正常すなわち緑表示としている. この定義からいえば，正常者の 5% ％がそもそも異常と判定される. さらに，近視の多い日本人では屈折の正常範囲は近視側にあり，正常人データベースは正視側に偏っているといえる. この片寄りのため，近視眼では緑内障ではないのに赤表示になる，いわゆる偽陽性が多発する原因となっている.

3 症 例 101

図1

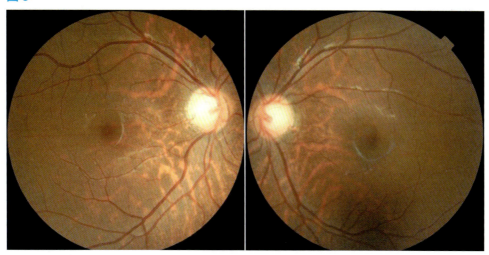

図2

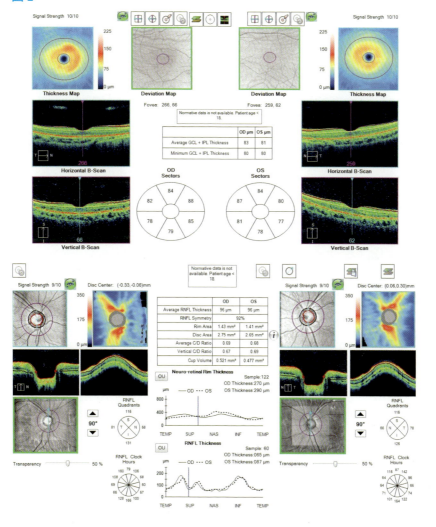

14. 小乳頭と乳頭周囲神経線維隆起は乳頭陥凹を過小評価しやすい

●症例

52歳，男性

既往歴：高血圧

病歴：5年前に左眼のかすみを自覚し，近医でぶどう膜炎続発緑内障の診断で点眼治療開始．眼圧コントロール不良となり，紹介受診．

視力：右眼 0.1（1.5×sph−1.75D○cyl−2.75D Ax180°），左眼 0.6（0.9×sph−1.0D○cyl−1.50D Ax10°）

眼圧：右眼 12mmHg，左 32mmHg（左眼は眼圧下降薬4剤とステロイド点眼使用）

前眼部：右眼異常なし，左眼は白色微細な角膜後面沈着物を認め，角膜内皮は減少．両眼ともに開放隅角で周辺虹彩前癒着は認めず，隅角色素沈着はなく，左右差もない．

経過：左眼は線維柱帯切除術で眼圧下降．前房水PCRでサイトメガロウイルス陽性．

●眼底写真（図1）

両眼ともDM/DD比は約3.4で小乳頭である．C/D比は右眼0.05，左眼0.2程度である（図1：黒丸）．左眼は元々のC/D比が右眼と同等だとすれば，陥凹拡大していると考えられる．NFLDはOCT所見から翻って見ると，左眼の上耳側にある（図1右：▷）．

● OCT（図2）

右眼は異常なし．左眼は黄斑の厚みマップで耳側縫線の顕在化を認め，乳頭マップで上耳側にNFLDを認める．

●視野

左眼はNFLDに対応する下耳側周辺の視野障害を認める．

●診断・治療のポイント：小さな乳頭

左眼のぶどう膜炎続発緑内障の症例である．小さな視神経乳頭では緑内障スクリーニングの際にC/D比に頼っていると見逃しが多くなる．本症例でもOCTでは上耳側に明らかなNFLD

を認めるが，眼底写真だけでNFLDをみつけるのは困難といわざるを得ない．小乳頭ではOCTで緑内障スクリーニングを行ったほうが見逃しは少なくなる．

【コラム】乳頭周囲神経線維隆起

乳頭周囲神経線維隆起（peripapillary nerve fiber elevation：pNFE）はおもに視神経乳頭鼻側にみられる神経線維の隆起で，耳側にはコーヌスを伴うことが多い．本症例の右眼底写真（図3）で白の三日月がコーヌス，赤の三日月がpNFEである．コーヌスは眼底写真でも灰色の領域として境界鮮明に見える．pNFEは乳頭の一部のように見えるが，少し白色調で境界はやや不鮮明である．OCT断面（図3右）でコーヌスに対応するのは白の破線で，pNFEに対応するのは赤の破線である．コーヌス部網膜は網膜外層がなく，神経線維層だけである．pNFE部は神経線維が隆起しており，内部に内網状層/神経節細胞層と同様の輝度の塊（図3右：▶）が見える．眼球が成長期に大きくなる際に，視神経は固定されており，視神経に対して眼球壁が後方に伸びるため，耳側では視神経乳頭から網膜が引き延ばされコーヌスを形成し，鼻側では視神経乳頭に網膜が乗り上げてpNFEを形成する．視神経乳頭の辺縁は，定義上は強膜リングであるので，OCT断面上（図3右）は白矢印が耳側の境界，赤矢印が鼻側の境界となる．しかし，眼底写真上では耳側は一致しているが，鼻側の境界は赤矢印ではなく，そのさらに鼻側の破線の位置まで視神経乳頭があるようにみえる．つまりpNFEのある眼では鼻側（赤の三日月）のリムが過大に評価され，C/D比が過小評価される．本症例では小乳頭であることに加えて，pNFEでさらにC/D比が過小評価されているので，陥凹で緑内障性視神経障害を評価するのが困難となっている．

図1

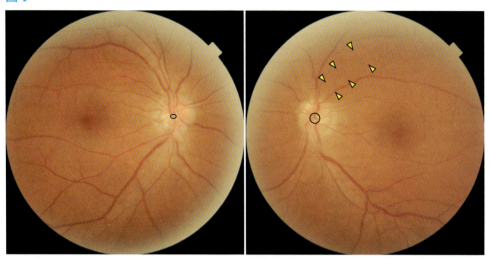

図2

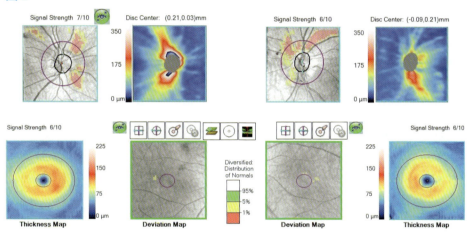

図3

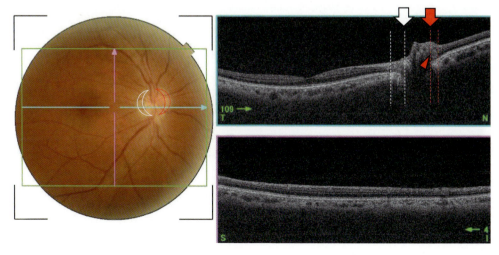

15. 中心視野障害をきたした開放隅角緑内障

●症 例

64歳，男性

既往歴：なし

病歴：視力低下を自覚して近医受診，視力：
右眼 (0.9)，左眼 (0.3)，眼圧：両眼 25 mmHg.
緑内障の診断で点眼加療開始したが，視野障害
が非典型的なため，紹介受診．

視 力：右眼 0.07 (1.0×sph−2.75D○cyl−
0.75D Ax80°)，左眼 0.15 (0.3×sph+1.25D○
cyl−1.5D Ax100°)

眼圧：右眼 17 mmHg，左眼 15 mmHg（眼圧
下降薬 2 剤使用）

眼軸長：右眼 24.54 mm，左眼 23.98 mm

前眼部：異常なし，開放隅角

頭蓋内精査を 2 回行ったが異常なし．

●眼底写真（図1）

垂直 C/D 比は両眼ともほぼ 1.0 で，視神経
乳頭陥凹は大きい．全体的に神経線維が減少し
ており NFLD ははっきりしない．右眼は耳側
の陥凹部の色調がやや赤く色調陥凹乖離を認め
る．乳頭周囲にベータ PPA（**図1：白丸と視神
経乳頭外縁の間**）を認め，その外側，おもに耳
側に不規則な色素沈着を認める．

● OCT（図2）

乳頭マップ，黄斑マップともに大幅で全体的
な神経線維の減少を認める．

●視 野（図3）

中心視野障害であり，緑内障性視野障害とし
ては非典型的である．

●診断・治療のポイント：中心視野障害

その後，眼圧下降薬を 4 剤に増やし，眼圧は
両眼とも 10 mmHg 台前半でコントロールして
いたが，徐々に視野障害が拡大，視力も低下
し，4 年後には右眼 (0.4)，左眼 (0.09) となっ
た．緑内障性視神経障害は下耳側からがもっと
も多く，次いで上耳側が多いが近視眼では初期

から中心視野障害をきたすこともある．本症例
は近視は強くないが，初診時に眼圧が高かった
ことと，徐々に進行する視神経・視野障害であ
り，頭蓋内精査などにより他疾患が除外された
ことから緑内障と診断した．正常眼圧緑内障と
比較して眼圧が高い緑内障では，全体的に神経
線維が減少する傾向がある．本症例でも眼圧が
高めで全体的に神経線維が減少していた．黄斑
部の神経線維が，視野異常が出るほどの減少を
最初にきたしたため，中心視野障害の形になっ
たと推察している．このような眼では視野検査
で異常のない周辺部でも，視野障害が出現しな
いぎりぎりまで神経線維が減少していると考え
られ，眼圧を十分に下降させて進行を遅くして
も徐々に視野障害が拡大してくる．

【コラム】乳頭周囲脈絡網膜萎縮

乳頭周囲脈絡網膜萎縮は PPA（parapapillary
atrophy）と略される．現在のところアルファ，
ベータ，ガンマ，デルタゾーンの 4 種類に分類
される．組織学的には，アルファゾーンは「不
規則な色素沈着のある網膜色素上皮を伴った
Bruch 膜がある領域」，ベータゾーンは「網膜
色素上皮を伴わない Bruch 膜がある領域」，ガ
ンマゾーンは「Bruch 膜の欠損と，正常な厚み
の乳頭周囲の強膜の輪縁が存在する領域，いわ
ゆるコーヌス」，デルタゾーンは「Bruch 膜の
欠損と，著明に伸展して薄くなった乳頭周囲の
強膜の輪縁が存在する領域で，高度な近視で出
現する」となっている．しかしながら，眼底写
真による所見と OCT による断層像の組織所見
が一致しない場合や，上記のようにきれいに分
けられない眼も多く，今後さらに分類や定義が
変更される可能性がある．緑内障では視神経障
害進行に従いベータ PPA が拡大するが，ベー
タ PPA 自体は正常眼でも認められるため，診
断的な意義は低い．

図1

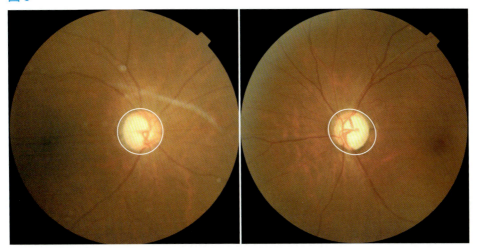

図2

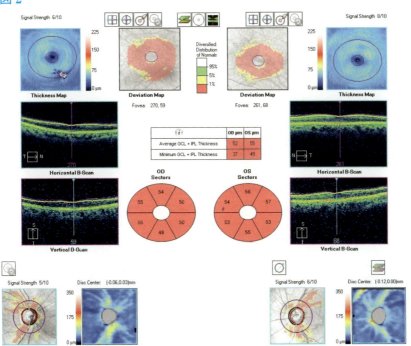

図3

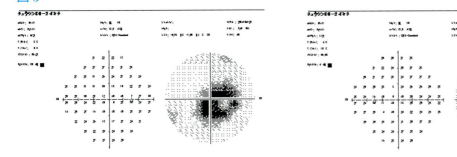

16. 病的近視と近視性視神経症

●症 例

55歳，男性

既往歴：高血圧，関節リウマチ

病歴：左眼の視力低下を自覚して受診．

視 力：右眼 0.01（1.2×sph−10.5D○cyl−1.0D Ax125°），左眼 CF（0.3p×sph−16.0D）

眼圧：右眼 18 mmHg，左眼 19 mmHg

角膜厚：右眼 523 μm，左眼 528 μm

眼軸長：右眼 29.70 mm，左眼 29.30 mm

前眼部：左眼核白内障，両眼開放隅角

経過：左眼は白内障手術を行い，視力は（1.5）となった．

●眼底写真（図1）

両眼とも大乳頭で下方に傾斜し，コーヌスを認める．オレンジ色を呈している部分（図1左：▷）が intrachoroidal cavitation（脈絡膜空洞）である．緑内障性の変化は紋理が強く，視神経乳頭も傾斜しており判定は困難である．

● OCT（図2）

右眼の眼底写真でオレンジ色を呈していた intrachoroidal cavitation は，OCT断面でみると脈絡膜が空洞になっている（図2左：➡）．また，黄斑前膜も認める．両眼とも視神経乳頭部は大きく後方に凹んでおり，乳頭周囲ぶどう腫である．NFLD，GCIPLD は眼球の変形が大きく，判定困難である．

●視 野（図3）

中心30°では，右眼は鼻側階段様の視野異常，左眼は上方の Bjerrum 領域に感度低下を認め，両眼ともマリオット盲点の拡大を認める．

●診断・治療のポイント：Intrachoroidal cavitation（脈絡膜空洞）

元来の核性近視に加えて核白内障による核性近視で屈折が−16.0D となっている．右眼の Intrachoroidal cavotation を呈する部位では近視性変化が強く，眼球壁引き延ばしによる神経障害が生じやすい．また，コーヌスの大きい眼ではマリオット盲点の拡大も生じる．近視性神経症は明らかであるが，上方の視野異常が緑内障性視神経症を合併しているかどうかは OCT をもってしても不明である．本症例では眼圧は 18～20 mmHg と高めで推移し，視野異常が中心に近いため，点眼加療を開始した．眼圧は 15 mmHg 前後にコントロールされ，視野障害の進行は現在まで認めない．

【コラム】近視性視神経症

成人後に近視が進行する場合には大きく分けて二つあり，一つは後部ぶどう腫に代表されるように，眼軸延長が成人後も続き，近視が進行するケース．もう一つは核白内障で水晶体の屈折力変化により近視が進行する，いわゆる核性近視のケースである．一方，眼軸延長によって生じる視神経障害を緑内障分野では近視性視神経症，近視分野では病的近視と称する．これには成長期の眼軸延長で NFLD が生じて，その後進行しない場合と，成人後も眼軸延長がゆっくりと進み，引き延ばしが進行する部位では視野障害が進行する場合がある．現時点では本症例のように近視性視神経症が明らかであっても，緑内障性視神経症が合併していないとはいえず，また眼球延長に関しては眼圧下降が理論的には有利に働くはずであるから，眼圧下降治療を開始するほうが無難である．ただし，近視眼は偽の NFLD，GCIPLD を生じやすいので，中心10°の視野異常や，OCT の黄斑マップの耳側縫線顕在化，乳頭出血などの緑内障を疑わせる所見をみつけることが点眼開始の根拠となる．

図1

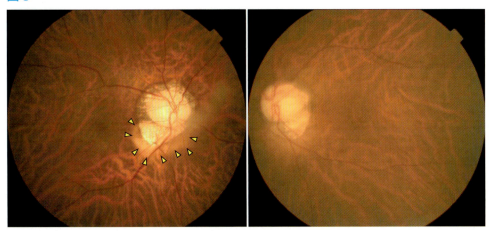

図2

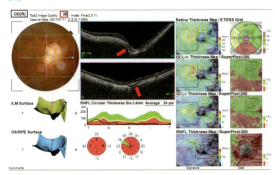
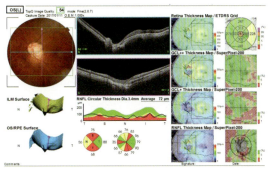

図3

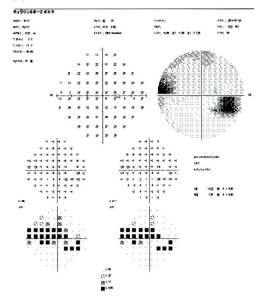
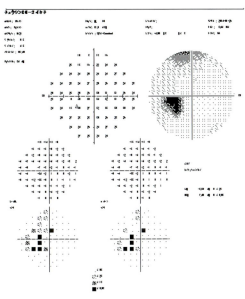

第2章
視　　野

1 視野検査の基本

A. 視野の定義

視野とは視覚の感度分布であり，一般的には「片眼で固視した場合に光を感じる網膜の外界に対する投影」と定義される．しかしながら，視機能の面から視野を二次元的に広がりだけで評価することはできない．臨床的には，ある視標の閾値を量的に計測することによって視野の内部の感度分布を三次元的に表現する「量的視野」が視野の定義の同義語として用いられている．

量的視野を理解する方法として，Traquairが提唱した「盲目の海に囲まれた視機能の島(island of vision surrounded by the sea of blindness)」の比喩から，「視野の島（visual island）」という用語が，視覚の感度分布を表現する際にもっとも用いられている．視野とは盲目の海に浮かんでいる島のようなもので，視野の島の中心，すなわち固視点ではもっとも感度が高く，その横15°付近にマリオット(Mariotte)盲点の垂直の穴があり，視野の島は中心から周辺に向けて初めはなだらかに傾斜し，周辺では断崖のように盲目の海に没している（図1）．視野の島の形状はヒト網膜構造に対応し，島の中心である固視点は黄斑部に相当し，視細胞や網膜神経節細胞が高密度に分布し，もっとも感度が高い．固視点から耳側15°に存在するマリオット盲点は神経線維が集束した視神経乳頭に対応し，視細胞が存在せず生理的暗点となる．島の周辺の傾斜は，周辺網膜での視細胞や網膜神経節細胞の減少に対応している．

視野の島の形状は恒常的ではなく，背景の条件や視標の大きさなどの測定方法により大きく変容する．図2は背景輝度を8段階に分けて得

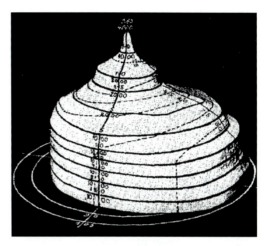

図1 視野の島
（文献1より引用）

られた視野の断面図である．明順応下では錐体機能が優位であるため，島の中心の固視点は突出し，暗順応下では杆体機能が優位になり，杆体細胞数が疎の黄斑部は暗点を形成し，錐体機能と杆体機能が等しい薄明順応下では視野の島は平坦な形状になる．

また，視標が小さい場合には固視点が突出し，視標が大きい場合にはなだらかな形状になる．

視野は，網膜より視中枢に至る視路全体の機能であり，視野異常の検出により，他の諸検査結果と総合し，視路のどの部位に異常があるかを知ることが可能である．

B. 測定原理

1. 量的視野測定

視野の島を立体的に理解することは困難であるため，地図にある等高線のように，感度の等しい点を結んだ等感度線（イソプタ，isopter）を描くことで，視野の島の全貌を見渡すことが

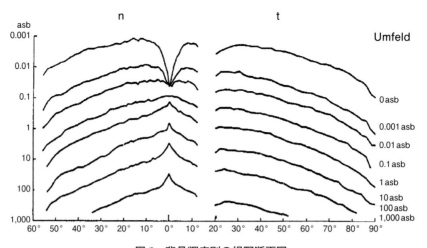

図2 背景輝度別の視野断面図
（文献1より引用）

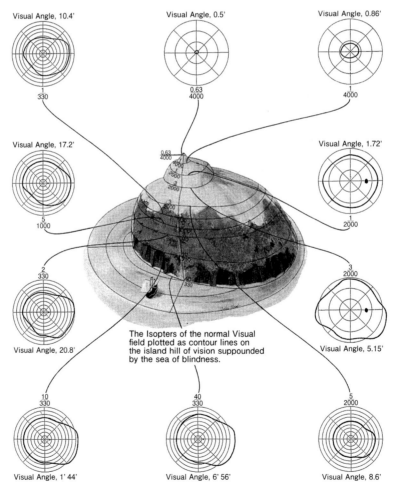

図3 等感度線（イソプタ）
（文献2より引用）

できる（**図3**）．イソプタを平面図として表現したものが動的視野測定（kinetic perimetry）であり，断面図として表したものが静的視野測定（static perimetry）である（**図4**）．

動的視野測定は，視標を見えない点から求心的に見え始める点まで動かし，地図でいう等高線で山を表すように応答があった点を結びイソプタを描いて，立体的な視野の島を平面図に表す測定法である．

静的視野測定は，視標を固定して視標刺激（たとえば輝度）を変化させ見え始める視標条件（閾値，threshold）を求めて定点観測を行い，視野の島をある経線で横断した断面図に表す測定法である．

動的視野では視野の島の全体像を見渡すことができるが，島の傾斜や窪み（暗点の深さ）を表すには静的視野が適している（**図5**）．

2. 視野検査で用いる光の強度を表す用語

視野検査では視標と背景の輝度は検査結果に影響する重要な因子である．光源から出る光の量を「光束」と表記し，その単位はルーメン（lumen：lm）である．光の強度を表す用語として「光度」「照度」「輝度」がある．

「光度」は光源が発する光の強度で，その単位はカンデラ（candela：cd）が用いられ，1カンデラは立体角1ステラジアン（steradian：sr）あたり1ルーメンの光束を照射する光源の強さを表す．1m離れた面に1m²あたり1ルーメンの光束を照射する光源である（**図6**）．

「照度」はある面を照らす光の強度で，単位面積に照射される光束を表し，その単位はルクス（lux：lx）である．1ルクスは1m²あたり1ルーメンの光束が照射されているときの照度である（**図7**）．

「輝度」は照らされた光を反射して生じる面の明るさを表す．その面の照度とその面の反射率で決定され，その単位にアポスチルブ（apostilb：asb）が用いられる．視力測定では照度が

500ルクスあるいは300〜800ルクスの条件が用いられ，この輝度と照度との間には，「輝度＝照度×反射率」の関係がある．1アポスチルブは面が完全拡散面で照度が1ルクス，反射率1.0（100%）のときの輝度で，完全拡散面の輝度は「照度（ルクス）×反射率」で算出される（**図8**）．ゴールドマン（Goldmann）視野計の場合，光源の電球の光度を1,430ルクスに調整し，電球からの光束を反射率0.7（70%）のボウルの内面に投影すると1,000アポスチルブの視標が得られる．

C. 網膜感度

網膜感度は感覚の尺度であるため，対数で表示され，その単位がデシベル（decibel：dB）である．デシベルは各視野計の最高輝度を0dBとした相対値で，「$10 \times \log_{10}$（視野計の最高輝度）/（閾値輝度）」で求められる．視野計では最高輝度は定数で，閾値輝度の測定によりデシベル値が算出される．オクトパス（Octopus）視野計では最高輝度が1,000asbであるので，閾値輝度が10asbの場合，網膜感度は$10 \times \log_{10} 1,000/10 = 20$dB，ハンフリー（Humphrey）視野計では最高輝度が10,000asbであるので，閾値輝度が10asbの場合，網膜感度は$10 \times \log_{10} 10,000/10 = 30$dBとなる．

逆に1dBでは最高輝度/閾値輝度＝1.259となり1/0.8とほぼ等しい．したがって，1dBの視標は視野計の最高輝度の視標に透過率80%のフィルターを重ねたときの輝度で，2dBは透過率80%のフィルターを2枚重ねたときの輝度に等しい．したがって，XdBの視標輝度は「最高輝度×0.8^x」で表され，オクトパス視野計のXdBの視標輝度は1,000×0.8^{x}asb，ハンフリー視野計では10,000×0.8^{x}asbとなる．これは言い換えれば，後述する動的視野検査や静的視野検査で視野計の最高輝度の光束に80%に減光するフィルターを何枚も重ねることにより，網膜感度のdB表示を可能にしている．

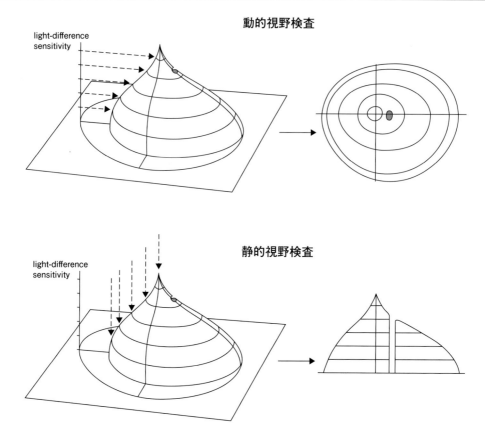

図4 動的視野検査と静的視野検査
等感度線(イソプタ)を平面図として表現したものが動的視野測定であり,断面図として表したものが静的視野測定である. （文献3より引用）

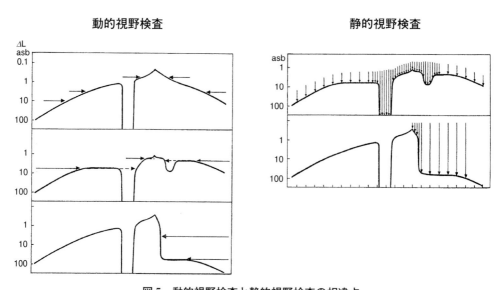

図5 動的視野検査と静的視野検査の相違点
暗点の深さや傾きの測定には静的視野が適している.
（文献3より引用）

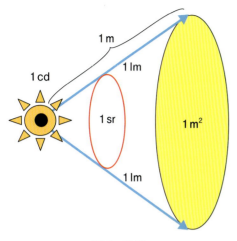

図6 光度
1cd の光源から立体角 1sr あたり 1lm の光束が照射される．これは半径 1m の球面の面積 1m² あたり 1lm の光束が照射されることと同様である．

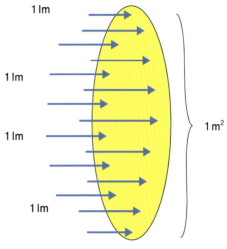

図7 照度
1m² あたり 1lm の光束が均一に照射されている面の照度は 1lux である．

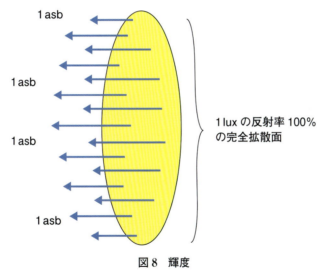

図8 輝度
照度が 1lux で反射率 100% の完全拡散面の輝度は 1asb である．

D. 緑内障で用いる視野異常の用語

視野検査により，病態の診断，障害部位の診断，病状の経過観察に有益な情報を得ることができる．視野異常は，狭窄（constriction），沈下（depression），暗点（scotoma）に分類される．

1. 狭窄

狭窄とは視野範囲が正常よりも中心に寄って狭くなった状態で，一方向から楔状に狭くなっているものを楔状狭窄（wedge constriction）と称す．全周にわたり周辺視野から中心方向に視野が狭くなり，中心視野が最後まで残存した場合を求心性狭窄（concentric constriction）と称し，網膜色素変性症のみならず，後期緑内障

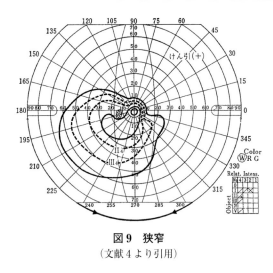

図9 狭窄
（文献4より引用）

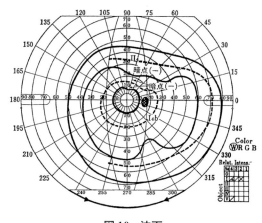

図10 沈下
暗点はないが内部イソプタに異常ある．
（文献4より引用）

にもみられる（図9）．

2．沈下

沈下とは視野範囲は保たれるが，正常より感度が低下している状態で，全体的沈下（general depression）と局所的沈下（local depression）に分類される．全体的沈下は中心視力の低下を伴い，角膜混濁，白内障，硝子体混濁など中間透光体などの影響を受ける．局所的沈下はもっとも高頻度にみられる視野異常で，後述する暗点も含んださまざまな形状を示す（図10）．

3．暗点

暗点は正常または概ね正常な視野の中に視認できない孤立した領域の総称で，位置や特徴により分類される．

視野計の最高輝度の視標が見えない暗点を絶対暗点（absolute scotoma）と称し，マリオット盲点は代表的なものである．弱い刺激では認識できないが最高輝度では認識される比較暗点（relative scotoma）とする程度分類がある．自覚の有無により，患者が視野内の見えない部位を認識する実性暗点（positive scotoma）と，患者は暗点の存在を自覚しないが，検査によって検出される虚性暗点（negative scotoma）がある．

位置による分類として，固視点を含む暗点で黄斑部疾患に特徴的な中心暗点（central scotoma），盲点を含む中心暗点で視神経炎など乳頭黄斑線維束の障害で起こる盲点中心暗点（caecocentral scotoma），固視点近くの暗点で後極部病変で起こる傍中心暗点（paracentral scotoma）などがある．

形状による暗点の分類は，量的視野測定において診断に直結することから，もっとも重要視されている．盲点から上下方向に拡大するものをザイデル暗点（Seidel scotoma），傍中心暗点の一つで，盲点から固視点寄り鼻側の水平経線に至る網膜神経線維束の走行に一致する弓状の孤立暗点をブエルム暗点（Bjerrum scotoma），ブエルム領域におけるマリオット盲点を含む3象限以上に及ぶ馬蹄形の暗点を輪状暗点（ring scotoma）とよぶ．神経線維束欠損により水平線の上下で異なる感度差を鼻側階段（nasal step），神経線維束欠損が進行し，ブエルム暗点が弓状に耳側まで拡大し，周辺の欠損と連結した暗点は破裂・鼻側穿破（breakthrough）とよばれる．さらに，視野が固視中心部と周辺部に分かれて存在する形を分離という（図11～13）．

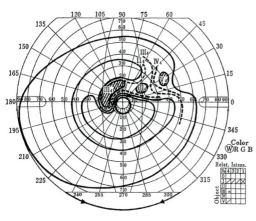

図11 ブエルム暗点と鼻側階段
（文献4より引用）

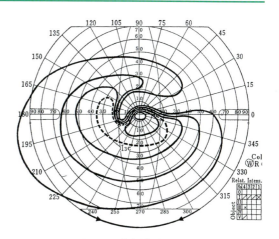

図12 鼻側穿破・破裂
（文献4より引用）

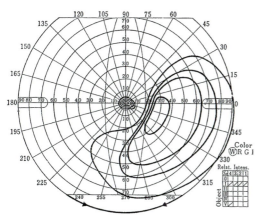

図13 中心視野と周辺視野の分離
（文献4より引用）

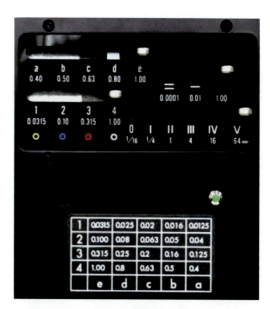

図14 ゴールドマン視野計の減光フィルター

E. 量的視野の測定方法

量的視野検査は視覚の分布感度を定量的に評価することを目的とし，検査視標の呈示方法によって，動的量的視野検査と静的量的視野検査に大別される．

1. 動的視野検査

ゴールドマン視野計に代表される検査方法で，刺激を選択し，閾値の存在する部位を決定する．臨床的には，検査視標の輝度と大きさを一定にし，視標を視野の周辺から中心へ，暗点の内部から外部へ移動し，被検者から応答のあった部位を記録する．通常は明順応状態で行われ，視標が見えたもっとも外側の点を結び，等感度線（イソプタ）を描いていく．

ゴールドマン視野計の視標の最高輝度は1,000 asbであるが，検者側には光束を減光する3種類のフィルターがあり（図14），フィルターバーを動かしフィルターを組み合わせて輝度を変えることができる．減光フィルターバー

表1 ゴールドマン視野計のフィルターの組み合わせと視標輝度

フィルター		減光フィルター					閾値 (dB)
		e	d 0.8^1	c 0.8^2	b 0.8^2	a 0.8^3	
減光フィルター	4	1,000	800	630	500	400	0～4
	3 0.315	315	250	200	160	125	5～9
	2 0.315^2	100	80	63	50	40	10～14
	1 0.315^3	31.5	25	20	16	12.5	15～19
減光フィルター	4 4×1/100	10	8	6.3	5.0	4.0	20～24
	3 3×1/100	3.15	2.5	2.0	1.6	1.25	25～29
	2 2×1/100	1.0	0.8	0.63	0.5	0.4	30～34
	1 1×1/100	0.315	0.25	0.2	0.16	0.125	35～39

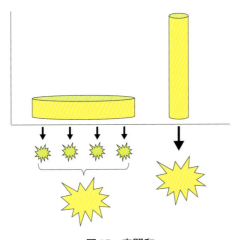

図15 空間和

の「1」から「4」は0.315倍ごとに減光する．「4」は減光なしで輝度は1,000 asb，「3」は最高輝度の0.315倍となり315 asb，「2」は最高輝度の0.315^2倍となり100 asb，「1」は最高輝度の0.315^3倍となり31.5 asbとなる．また，減光フィルターバーのa～eは0.8倍ごとに減光する．「e」は減光なし，「d」は0.8倍で80％，「c」は0.8^2倍で63％，「b」は0.8^3倍で50％，「a」は0.8^4倍で40％となる．このフィルターの組み合わせは閾値への変換が可能である．すなわち0.315倍は5 dBに相当し「1～4」は5 dB (0.5 log unit) 間隔，「a～e」は1 dB (0.1

log unit) 間隔で減光が可能である．さらに，0.01倍ごとに減光するフィルターも用意されており，20 dB (1 log unit) 間隔での減光も可能である（表1）．

ゴールドマン視野計の視標も大きさは0～Vまで6種類あり，0は2^{-4}(1/16) mm²，Ⅰは2^{-2}(1/4) mm²，Ⅱは2^0(1) mm²，Ⅲは2^2(4) mm²，Ⅳは2^4(16) mm²，Vは2^6(64) mm²の4倍ごとに変化する．視標の面積と輝度の関係は網膜の同一部位であれば，視標を認知するのに視標の面積が大きい場合は，視標の輝度は低く，面積が小さい場合は高くなければならない．この現象は「空間和 (spatial summation)（空間的寄せ集め現象）」とよばれ，視標の面積 (A) と輝度 (L) との関係は「L×Ak＝一定」が成立する (k：係数)．空間和のメカニズムは，視標輝度が閾下レベルでも多数の視細胞への刺激が神経節細胞に集まり，閾下刺激が加算され，神経衝動が成立して視標を閾値として認知すると理解されている（図15）．空間和には周辺視野で成立する「Riccoの法則」と中心視野の黄斑部で成立する「Piperの法則」がある．「Riccoの法則」では「L×A＝一定」の関係があり，視標の輝度が0.5倍でも面積が2倍ならば刺激は同等となる．「Piperの法則」では「L×$A^{1/2}$＝

表 2 調和現象

		視標面積番号（視標面積）					
		0 $2^{-4}(1/16)\,\mathrm{mm}^2$	I $2^{-2}(1/4)\,\mathrm{mm}^2$	II $2^{0}(1)\,\mathrm{mm}^2$	III $2^{2}(4)\,\mathrm{mm}^2$	IV $2^{4}(16)\,\mathrm{mm}^2$	V $2^{6}(64)\,\mathrm{mm}^2$
視標輝度番号（減光フィルター）	1 31.5 asb	1	2	3	4	5	6
	2 100 asb	2	3	4	5	6	7
	3 315 asb	3	4	5	6	7	8
	4 1,000 asb	4	5	6	7	8	9

ゴールドマン視野計では視標面積番号と輝度番号の和が等しい場合に空間和が成立し，ほぼ同一のイソプタが描かれる．これを視野の調和現象とよぶ．

一定」の関係があり，視標の輝度が 0.5 倍でも面積が 4 倍になると刺激は同等となる．

　ゴールドマン視野計では全視野での空間和の式で k＝0.84 として「L×A$^{0.84}$＝一定」と設定している．これは，検査視標の「1」〜「4」までの減光フィルターが 5 dB 単位であることと密接に関係している．たとえば，減光フィルターで視標輝度を 1 段階下げ 5 dB 暗くすると，視標輝度は 0.315 倍となり，同時に視標の大きさを 1 段階大きくすると実際の面積$^{0.84}$は 3.03 倍となり，両者の積は 0.315×0.303≒1 となる．すなわち，輝度を 1 段階下げ，面積を 1 段階上げた場合にはほぼ同等の空間和が成立するため，ゴールドマン視野計では，ほぼ同じ等感度線が描かれることになる．このように，視標面積番号（0〜V）と輝度番号（0〜4）の和が等しい視標が視野内の同一点で認知される場合を「調和現象」とよぶ（表 2）．

2. ゴールドマン視野計を用いた緑内障視野異常の検出

　緑内障の視野計側のポイントは，鼻側階段，鼻側欠損，網膜神経線維の走行に沿ったブエルム暗点や傍中心暗点を見逃さないことである．とくに鼻側は細かく計測することが重要である．検査視標は，通常通り V/4e，I/4e，I/3e，I/2e，I/1e を用いて等感度線を描くことが原則であるが，マリオット盲点は I/4e と I/3e で測定する．鼻側の V/4e と I/4e の間隔が広い箇所は III/4e を用いる．次に，鼻側やブエルム領域の暗点の有無を確認するため，上方視野の I/2e と水平経線との間に I/3e を静的に呈示しスポットチェックを行い，暗点が検出された場合は，動的に暗点の大きさを計測するとともに，視標の面積や輝度を変え，量的に暗点の深さを計測する．

　ゴールドマン視野計を用いた緑内障視野異常スクリーニング法として Armaly-Drance 法が知られている．この方法は，ブエルム暗点が出現しやすい固視点から 10〜20° の円周上のブエルム領域に対し，I/2e イソプタを用い中心 5° 以内の 4 点と経線 15° ごとに 5°，10°，15° の円周上の合計 76 点を，視標を点滅させながら時計回りに静的にスポットチェックを行い（図 16），I/4e イソプタで鼻側水平経線から上下に 5°，10°，15°，30° の 8 カ所の位置で鼻側から中心に向かって視標を動かし，中心視野を検索する（図 17）．さらに，V/4e イソプタを用い，鼻側水平経線上下 8 カ所で鼻側方向から中心に向かい視標を動かし，また全周にわたり周辺視野を検索する（図 18）．

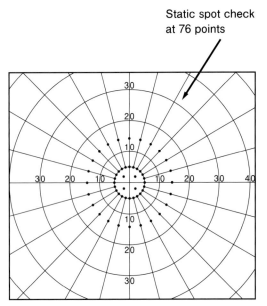

図16　Armaly-Drance 法での中心視野の静的検索
　　　　　　　　　　　　（文献5より引用）

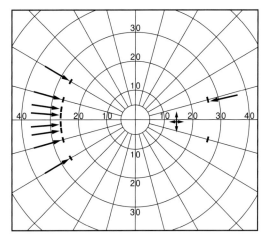

図17　Armaly-Drance 法での中心視野の動的検索
　　　　　　　　　　　　（文献5より引用）

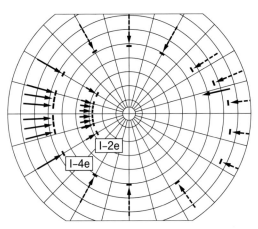

図18　Armaly-Drance 法での周辺視野の動的検索
　　　　　　　　　　　　（文献5より引用）

3．静的視野検査

　静的視野検査は，検査点を選択し閾値となる刺激強度を決定するもので，臨床的には網膜の順応を一定にして一定面積の検査視標を固定し，網膜の感度閾値を測定する．検査点が固定されており，動的量的視野検査では検出困難な暗点の抽出，暗点の深さや分布を精密に測定することができ，再現性も高い．一方，検査点が固定されているため，視野異常の検出能力は検査点の配置と密度により左右される．

　静的視野検査は古くは Tübinger 視野計が用いられていたが，その後，薄明順応状態で用いる Friedmann Visual Field Analyzer（FVFA）が登場した．薄明順応状態では網膜感度閾値が中心から周辺まで平坦であるため，輝度変換が少なく，軽度の沈下の検出も容易である利点があった．現在では，コンピュータ内蔵のハンフリー視野計やオクトパス視野計など，明順応状態での静的自動視野計が全盛である．

　ある輝度の背景の上に異なる輝度の面がある場合，輝度差（ΔL）を感じる限界を明るさの弁別閾（明度識別閾）という．明度識別閾 ΔL は背景輝度 L の増加とともに増大し，$\Delta L/L=$ 一定と仮定したのが Weber の法則で，$\Delta L/L$ を Weber 比（図19）とよび，明順応状態では Weber 比は一定であるのに対し，暗順応状態では著しく増加する．

　明順応状態では，網膜感度閾値が中心から周辺まで徐々に上昇するため，輝度変換が複雑になる一方，Weber 比が一定になり，検査条件による感度閾値の変動が少ない利点がある．

　静的視野検査においても，視標の面積と輝度との関係において空間的寄せ集め現象が起こ

1 視野検査の基本　*121*

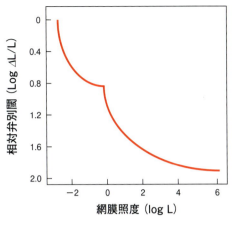

図19　Weber 比
（文献5より改変引用）

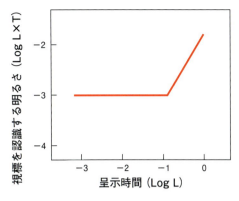

図20　Bloch の法則
（文献5より改変引用）

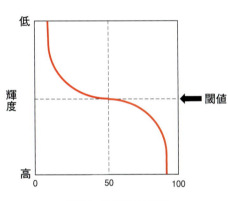

図21　知覚確率曲線

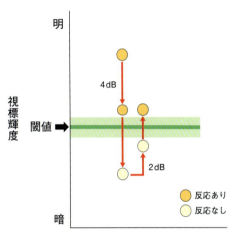

図22　ハンフリー視野計の上下法（4/2 double bracketing strategy）

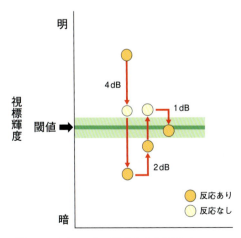

図23　オクトパス視野計の上下法（normal strategy：4-2-1方式）

る．網膜神経節細胞の受容野は中心から周辺に向かうにつれ大きくなるため，視標の面積は中心では小さく，周辺では大きくする必要があるが，測定中に視標の面積を変更することは検査の実際にそぐわないため，ゴールドマン視野計の視標面積Ⅱ，Ⅲ（1～4mm²）が標準となっている．

　視標を認識する明るさは視標の呈示時間に関係する．ある限界時間内では輝度を時間的に積分したものが明るさとなる．輝度（L）の刺激を時間（T）だけ呈示すると，ある限界時間内ではL×Tにより明るさが規定され，輝度は半分でも呈示時間が2倍なら同じ明るさに見え

る．この現象は時間的加重効果・時間的寄せ集め現象（temporal summation）とよばれる．この関係は「Bloch の法則」（**図20**）ともよばれ，光覚閾を Lt とすると，呈示時間が 100 msec 以下では光を感じる最小の輝度 Lt は呈示時間 T に反比例し，「Lt×T＝一定」の関係が成立するが，100 msec 以上では T に関係なく「Lt＝一定」になる．すなわち，視標の呈示時間が 100 msec 以上では感度閾値は呈示時間に関係なく一定になる．一方，視標の呈示時間が長くなりすぎると眼球の saccadic な動きが生じることから，静的自動視野計の視標呈示時間は 100～200 msec が選択される．

静的視野検査における感度閾値測定は知覚確率曲線（**図21**）の知覚確率が 50% になる輝度を決定する．そのために正常網膜感度閾値曲線を用いた bracketing 法（上下法）がおもに用いられている．ハンフリー視野計の全点閾値では視標輝度 25 dB より，4 dB ずつ視標輝度を下げ，見えなくなったところで反転して，今度は 2 dB ずつ視標輝度を上げ，最後に応答があった測定輝度を閾値として採用しており，4/2 double bracketing strategy とされる（**図22**）．オクトパス視野計の normal strategy では年齢別正常感度より 4 dB 明るい輝度から閾値測定が始まる．4 dB ずつ視標輝度を変化させ，応答に変化があれば逆方向に 2 dB ずつ視標輝度を変化させ，最後に応答の変化があったところで測定を終了し，最後に応答があった値から 1 dB 戻った値を閾値として採用している．これを 4-2-1 方式とよんでいる（**図23**）．

現在，自動視野計には統計学的手法を取り入れたさまざまな検査プログラムが導入され，検査時間も大幅に短縮されており，静的視野検査は著しい進化を続けている．

文　献

1) Harms H, Aulhorn E : Vergleichende Untersuchungen über der Wert der quantitativen für die Erkennung beinnende Geichtsfeldstörungen beim Glaukom. *Doc Ophthalmologica* **13**：303-332, 1959

2) Harrington DO : The visual fields. A textbook and atlas of clinical perimetry, p99-106, The C.V. Mosby, St. Louis, 1956

3) Aulhorn E, Harms H : Early visual field defects in glaucoma, Glaucoma Tutzing Symposium, S. Karger, Basel, 1967

4) 湖崎　弘，井上康子：視野による慢性緑内障の病期分類．日眼会誌 **76**：1258-1267, 1972

5) Anderson DR : Perimetry with and without automation. 2nd edition, p416-425, The C.V. Mosby, St Louis, 1987

6) 田崎京二，大山　正，樋渡涓二：視覚情報処理．朝倉書店，1979

（山崎　芳夫）

2 ハンフリー視野計

A. ハンフリー視野計の仕様と互換性とデータ保存

1984年のハンフリー（Humphrey）視野計世界1号機の発売から，ハンフリー視野計の進化とコンピュータ技術の発展に伴いモデルチェンジがされてきているが，データの互換性は担保されている（**表1**）．初代ハンフリー視野計HFA Iはゴールドマン（Goldmann）視野計をモデルにした半球型であったが，第2世代HFA IIでドームを非球面にすることでコンパクトになった．最新のHFA III（**図1**）は，ドームはHFA IIと同じで，本体のさらなるコンパクト化を図ったことだが，より小さく，より軽量になっている．

データの互換性については，HFA IからHFA IIに変わったときに，他施設共同研究で確認されている．しかし，モデルの変遷で，データの保存媒体は変化してきている．

初期のモデルのHFA II（通称Non i）から使用していた3.5インチフロッピーディスクは，HFA IIiの最終モデル（USBモデル）では外付けフロッピーディスク読み取り装置を付けなければ使えなくなり，現在まだ臨床に広く使用されているHFA IIiフロッピーモデルは2018年にメンテナンス終了予定である．また，現行のHFA IIIはUSBモデルのみであるが，使用可能なUSBのフォーマット（NTSE）は，HFA IIiのUSBのフォーマット（FAT32）とは異なるため，HFA IIIのUSB（NTSF）ポートでHFA IIiのUSBのデータを読み込むことはできない．

このようにコンピュータシステムの発展とともにハンフリー視野計も変化していることで，

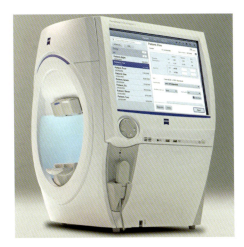

図1　HFA III

一見不便になったようにみえることもある．買い替えなどで，1台の視野計のみを使用する場合は，次の機種へのデータ転送さえできればよい．HFA I，HFA II，HFA IIiまでは，RS-232Cを使った視野計同士のデータ転送も可能だった．しかし，複数の視野計を同じ場所で使う環境では，今，これらのモデルの違う視野計のデータを一元管理するには，ネットワークによる方法が主となっている．複数のハンフリー視野計を使う環境では，専用ネットワークソフト（HFA-NET pro®）により，個別の患者ごとにサーバー内で一元管理・同期が可能になった（**図2**）．Zeissの機器専用の管理ソフトFORUM™を使用すれば，データの双方向管理と他の機種による検査データとの総合診断も可能である（**図3**）．

これらのZeissが作ったオリジナルソフトとは別に，Beeline社のBeeFiles®などの電子カルテへ視野計の検査結果を転送するソフトがあるが，これらはハンフリー視野計オリジナル管

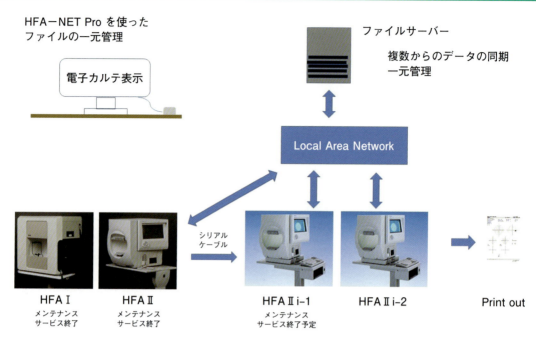

図2　HFA-NET Pro を使ったファイルの一元管理

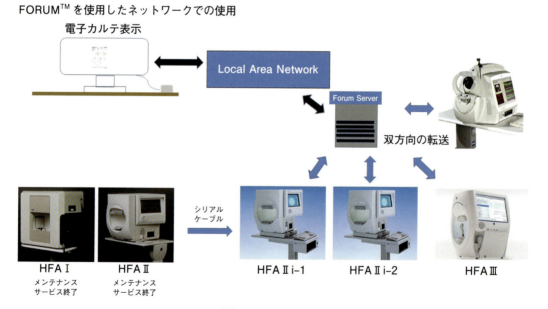

図3　FORUM™ を使ったネットワークでの使用

理ソフトがまだない頃に，臨床研究の場からの要求で開発されたものである．おもに各視野計のプリンターポートからのデータやネットワークを介した PDF を読み込み，検査結果を数値化するこれらのソフトにより，別の PC や電子カルテでの視野検査データの取り扱いが容易となった．得られた数値データを使用者のオリジナルのソフトで解析することもでき，臨床の

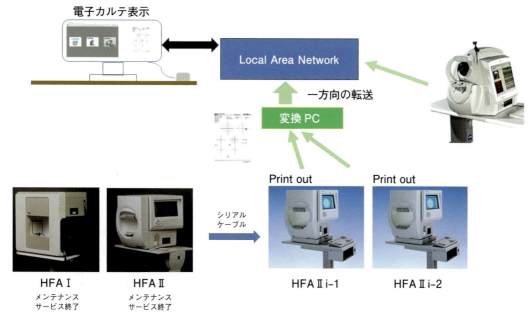

図4 BeeFiles™ などの転送ソフトを使用したネットワークでの使用

場,研究の場に,非常に有用なソフトである.しかし,気をつけなければならないのは,これらの転送ソフトでは,ハンフリー視野計の生データの保管はできないことである(**図4**).双方向性を確保し,オリジナルデータがバージョンアップした場合の再読み込みによる診断は,視野計オリジナルデータの使用が必要であり,緑内障などの長期経過観察を必要とする疾患の管理には,転送ソフトによる数値化とは別にハンフリー視野計オリジナル管理ソフトによる解析を可能にするために,検査結果のバックアップが重要である.臨床で得られた検査結果は,必ず生データの形で保存することが非常に大切である.

B. ハンフリー視野計測定プログラムと測定戦略

ハンフリー視野計で計測可能な検査は,静的量的視野検査と動的量的視野検査であるが,臨床でおもに使用されているのは静的視野検査であるので,これを中心に述べる.

1. 静的視野検査

静的視野検査は視野のある一点の感度を測定して数値化する.とくに中心30°以内の視野の微細な感度変化を検出するのに適しており,網膜構造や視神経の機能の精細な変化に対応する検査に適している.ハンフリー視野計では,明度識別閾値を計測しており,**表1**で示したドーム内の背景輝度31.5 asbに,投影式の視標を示すことで感度を測定する.結果はdBで表示され,数値化が容易なので,統計計算に使いやすく,正常眼データベースとの比較,経過観察も容易となっている.視標の配置は,全視野を対象にしたものと,緑内障,神経眼科疾患,黄斑疾患を想定したものを採用している.スクリーニングテストと各検査点の感度を詳細に測定する閾値テストに大きく分けられる(**表2,3,図5**).

表1 ハンフリー視野計の仕様

モデル名 型番	HFA I 600シリーズ	HFA II/HFA IIi 700シリーズ	HFA III 800シリーズ
視標	最大輝度：10,000 asb 呈示時間：0.2秒 呈示間隔：0.5〜2.0秒（自動対応） 背景輝度：31.5 asb サイズ：ゴールドマン I〜V 色：白　赤　青　緑	最大輝度：10,000 asb 呈示時間：0.2秒，0.5秒（エスターマン） 呈示間隔：0.5〜2.0秒（自動対応） 背景輝度：31.5 asb ゴールドマン I〜V（720 は III のみ） 白　赤　青（720 は白のみ）	最大輝度：10,000 asb 呈示時間：0.2秒，0.5秒（エスターマン） 呈示間隔：0.5〜2.0秒（自動対応） 背景輝度：31.5 asb
固視	中心固視1点 傍中心固視：緯線角度　3° 4点，7° 4点	中心固視1点 傍中心固視：緯線角度　3° 4点，7° 4点	中心固視1点 傍中心固視：緯線角度　3° 4点，7° 4点
ドーム形状 入力方法	半球型　半径33 cm CRT ライトペン	非球面型 CRT タッチスクリーン キーボード（750）シリアスマウス	非球面 タッチパネル キーボード，スクリーンキーボード
オペレーティングシステム		VxWorks6.7 160 GB	Windows7 64ビット 500 GB
データ保存媒体	FD（5.25インチ，630），ハードディスク（40 MB，640），ストリーマテープ（40 MB, 640）	FD（3.5インチ，1.44MB）のみ，ハードディスク（270 MB，540 MB），USB（FAT32），ネットワーク（HFA-NetPro）	USB（NTSF），ネットワーク ローカルデータベースモード
大きさ 重量 電源電圧 最大消費電力 動作保証条件	864(H)mm×991(W)mm×483(D)mm 65 kg	590(H)mm×590 mm(W)×530(D)mm 40 kg 100 v±10%　50/60 Hz 400 VA 温度：10℃〜40℃ 相対湿度：30〜75%　結露不可 気圧：700〜1,060 hPa	580(H)mm×520 mm(W)×460(D)mm 28.7 kg 100 v　50/60 Hz 400 VA 温度：10℃〜40℃ 相対湿度：30〜90%　結露不可 気圧：700〜1,060 hPa，海抜3,000 mまで

a. スクリーニングテスト

スクリーニングテストは，簡易に全視野チェックできるものの，再現性や経過観察の視標としては使いにくいので，あまり使用頻度は多くなかったが，たとえば緑内障の視野チェックにおけるアーマリーの検査点配置は，緑内障性視野異常好発部位を効率よくチェックする配置になっている．また，スクリーニングプログラムの中のエスターマン検査は，QOLの視標として片眼100点，両眼120点を視標はゴールドマン III の 4E でチェックするものであり，スコア表示で結果を表す．エスターマン検査は，2018年7月から視覚障害判定に採用となり，従来より臨床での使用頻度が上がると考えられる．

b. 閾値テスト

閾値テストは6種類あり，左右対称のグリッド配置を用い，スクリーニングテストと同様の視標配置（**図4のNo.1〜6**）を使用する．とくに長期の視野管理の必要な緑内障診療におもに使用されるのは，中心30°内を左右対称の6°間隔のグリッド状の検査点配置で検査する中心

表2 検査の種類と測定戦略

モデル名 型番	HFA I 600 シリーズ	HFA II/HFA IIi 700 シリーズ	HFA III 800 シリーズ
検査の種類 A：静的検査 　　測定戦略 　　短縮プログラム	全点閾値 (Full Threshold) FastPac	全点閾値 (Full Threshold) FastPac SITA Standard (III) SITA Fast (III) SITA-SWAP (中心 24-2，V，750)	全点閾値 (Full Threshold) FastPac SITA Standard (III) SITA Fast (III) SITA Faster (III) SITA-SWAP (中心 24-2，V，850，860)
スクリーニングテスト 　　検査点配置	緑内障：アーマリー中心 　　　　　アーマリー全視野 　　　　　鼻側階段 中心：中心 40 点　中心 76 点 　　　中心 80 点　中心 166 　　　点 全視野：全視野 81 点　全視 　　　　野 120 点　全視野 　　　　246 点　周辺 68 点	中心：40 点　64 点，76 点， 　　　80 点，アーマリー中心 周辺：全視野 81 点，120 点， 　　　135 点　246 点 アーマリー全視野，周辺 60 点，鼻側階段，上方 36 点， 上方 64 点 エスターマン片眼，両眼 (III)	中心：40 点　64 点，76 点， 　　　80 点，アーマリー中心 周辺：全視野 81 点，120 点， 　　　135 点　246 点 アーマリー全視野，周辺 60 点，鼻側階段，上方 36 点， 上方 64 点 エスターマン片眼，両眼
テスト方法	2 段階表示　3 段階表示 欠損の定量	2 段階測定，3 段階測定， 欠損の定量 2 段階測定	2 段階測定，3 段階測定， 欠損の定量 2 段階測定
テストモード	年齢別閾値関連　単一輝度	年齢別閾値関連　単一輝度	年齢別閾値関連　単一輝度
閾値テスト	中心：中心 24-1　中心 24-2 　　　中心 30-1　中心 30-2 周辺：周辺 30/60-1 周辺 　　　30/60-2 耳側周辺 　　　鼻側階段 特別：視神経疾患 30　視神経 　　　疾患 50　黄斑部　中心 　　　10-2	中心：30-2，24-2，10-2，黄 　　　斑部 周辺：60-4，鼻側階段	中心：30-2，24-2，24-2C， 　　　10-2，黄斑部 周辺：60-4，鼻側階段
表示方法	実測閾値　欠損の深さ グレートーン	実測閾値　欠損の深さ グレートーン	実測閾値　欠損の深さ グレートーン
B：動的検査	Kinetic (640)	Kinetic (730，740，750)	Kinetic (850，860)

（ ）：視標サイズ III or V，モデル No 限定機能．

30-2 と，その中心 30-2 の視標配置から，鼻側階段チェックに重要な鼻側の点を残して最周辺部を除外した視標配置を採用した中心 24-2 である．

なお，緑内障性視野異常判定で使用される Anderson Patella 分類（**表4**）は，この中心 30-2 で視野検査をしたときの基準で，「最周辺部を除いて」という表現をしているが，これは，検査結果のばらつきの多い最周辺部を除いた基準を採用したものであり，中心 24-2 は，これをふまえてできた検査点配置である．したがって，中心 24-2 の測定結果の最周辺部を除いて判定するのは間違いである．また，6° 間隔のグリッド配置の検査点と検査点の間に入る

表3 閾値テストとスクリーニングテストの種類

閾値テスト	視野測定範囲	測定点	測定間隔	対象疾患
中心 30-2	30°	76 点	6°	緑内障 網膜疾患 神経眼科疾患 全般
中心 24-2	24°	54 点	6°	緑内障 神経眼科疾患 全般
中心 10-2	10°	68 点	2°	黄斑疾患 網膜疾患 神経眼科疾患 緑内障（とくに進行例）
周辺 60-4	30〜60°	60 点	12°	網膜疾患 緑内障
黄斑部	5°	16 点	2°	黄斑部疾患
鼻側階段	50°	14 点	鼻側階段	緑内障

テストパターン	測定範囲/検査点	適用
中心 40 点	30°/40 点	スクリーニング全般
中心 64 点	30°/64 点	全般, 緑内障, 視神経疾患
中心 76 点	30°/76 点	全般, 緑内障, 視神経疾患
中心 80 点	30°/80 点	スクリーニング全般
アーマリー中心	30°/84 点	緑内障
鼻側階段	50°/14 点	緑内障
周辺 60 点	30〜60°/60 点	全般, 視神経疾患（中心視野に加えて）, 網膜疾患, 緑内障
全視野 81 点	55°/81 点	全般, 網膜疾患, 緑内障, 視神経疾患
全視野 120 点	55°/120 点	全般, 網膜疾患, 緑内障, 視神経疾患
全視野 135 点	87°/135 点 耳側 87°	全視野のスクリーニング
全視野 246 点	60°/246 点	全視野のスクリーニング
アーマリー全視野	50°/98 点	緑内障
上方 36 点	60° 内上半視野/36 点	上方視野スクリーニング, 眼瞼下垂
上方 64 点	60° 内上半視野/64 点	上方視野スクリーニング, 眼瞼下垂
エスターマン片眼	耳側 75°〜鼻側 60°/100 点	
エスターマン両眼	耳側〜耳側 150°/120 点	視野障害等級判定など

大きさの視野異常は検出されないので注意が必要である．静的視野検査は，その検査点1点だけの感度を測定しているのであり，検査点のない場所の感度はわからないことを忘れてはならない．

緑内障の視野検査は，中心30°内の視野測定を標準としているが，中心10°以内はQOLに影響しやすく，中心10-2を使用した検査が臨床に使用される．さらに，固視点近傍という緑内障性視野異常好発部位のチェックは重要であるため，従来のこれらのプログラムに中心視野に検査点追加をした検査点配置プログラム24-2Cが2018年秋頃搭載される．

c. 閾値の測定戦略

閾値の測定戦略（ストラテジー）は，HFA I では，視標輝度を4dBずつ上げていき，見えたところで2dBずつ暗くして，閾値を確認する方法（double bracketing strategy, 全点閾値 full threshold）が使用された．しかし，検査に長時間かかり疲労によりデータの信頼性が悪くなるため，3dBずつ明るくしていき，見えたところを感度とする方法（single staircase strategy, FastPac）が考案された（**図6**）．これにより時間短縮は可能となったが，再確認ができないので結果に変動があるという欠点があった．そこでHFA II で導入されたのが，SITA（Swedish Interactive Thresholding algorithm）法であった．これまでの実測法とは異なり，full threshold を double bracketing strategy で測定しながら統計的手段の最尤法（maximum likelihood estimation）で検査点の感度を推測して閾値を決定する SITA Standard と single staircase と最尤法を用いた SITA Fast が考案された．SITA Fast は，

2 ハンフリー視野計 **129**

スクリーニング検査と閾値検査に使用

1

中心 30−2，右眼

2

中心 24−2，右眼

3

中心 10−2，右眼

4

黄斑部，右眼

5

鼻側階段，右眼

6

周辺 60−4，右眼

図5 検査点配置

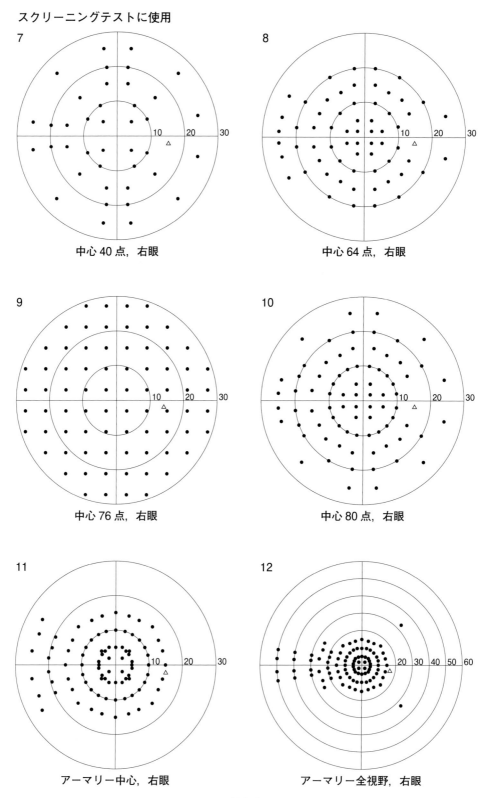

図5 検査点配置

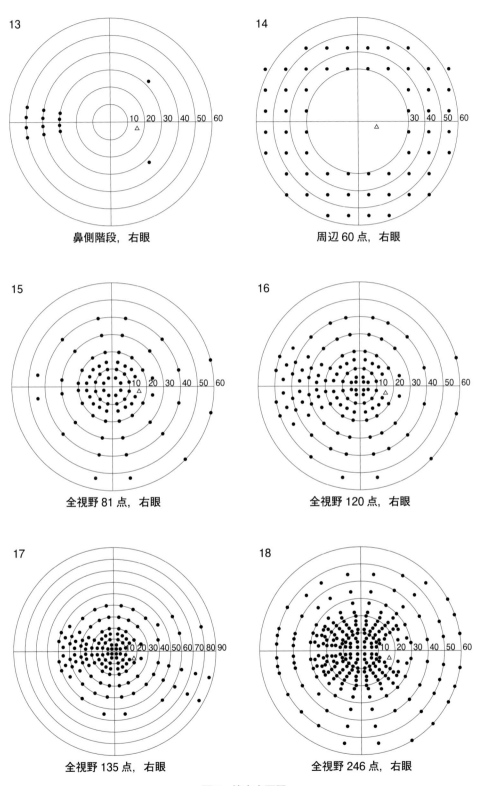

図5 検査点配置

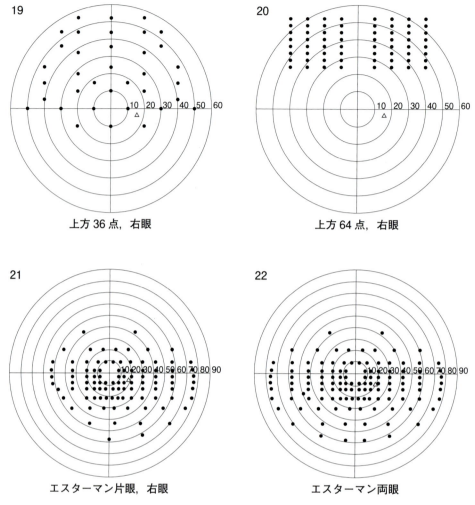

図5 検査点配置

表4 緑内障性視野異常の判定基準（Anderson Patella 分類）

> 以下の基準のいずれかを満たす場合を緑内障性視野異常ありとする
>
> - パターン偏差確率プロットで，最周辺部の検査点を除いて p<5%の点が3つ以上隣接して存在し，かつそのうち1点が p<1%
> - PSD または CPSD が p<5%
> - 緑内障半視野テストが正常範囲外

FastPac と同様に得られる結果のばらつきが大きいという特徴があるので，緑内障診療の標準は SITA standard となった．SITA standard は full threshold の，SITA Fast は FastPac™ の約 50% の検査時間で検査可能となった．HFA III に採用されたハードウエアは，さらなる検査時間の短縮プログラム開発を可能としたため，SITA Faster が 2018 年に発売された．SITA Faster についての臨床評価は今後の課題であり今後の結果の解析を待ちたい（図1）．

C. 測定結果の読み方

1. 単一視野解析

1回ごとの検査結果は，ハンフリー視野計専用の統計解析ソフト STATPAC™ により，視野計からのプリントアウトしても見ることがで

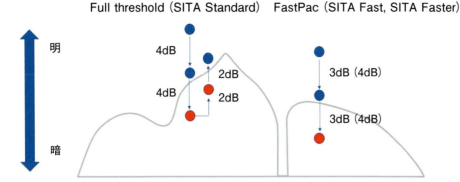

図6 Double bracketing strategy と single staircase strategy

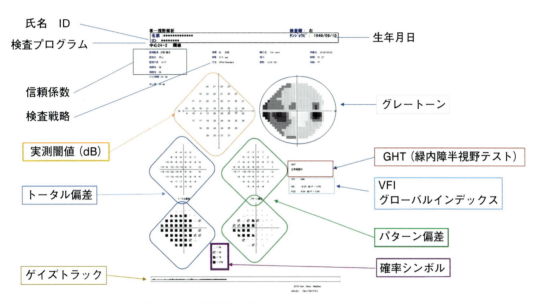

図7 単一視野解析（Single Field Analysis：SFA）

き，単一視野解析（Single Field Analysis：SFA）（**図7**）とよばれる．ネットワーク上の電子カルテにおいても，PDFなどの形でレポート化される．

自動視野計で測定された結果は，各測定点の感度を数値化し，視野計独自の正常眼データベースや疾患別データベースをもとに統計処理をした形で表示される．検査をすれば必ず結果がそうした形で得られるが，視野検査はあくまでも自覚検査であり，検査される側の状態にかかわらず，整然と表示される検査結果についての評価は慎重でなければならない．また，示されている結果は統計学的な結果や可能性であり，臨床的な診断は，視野検査結果だけではなく，眼底所見やその他の臨床データから医師が総合判断する必要があるのはいうまでもない．単一視野解析を使用するには，チェックすべき項目がある．

a．患者情報の確認

氏名，ID，生年月日などの患者情報は，視野検査による管理の一番大切なチェックポイントである．とくにIDと生年月日の間違いは，検査結果を年齢ごとの正常眼データベースで判断するため，診断の誤りにつながる．患者情報

の手入力は，間違いが起こりやすいので，入力時に細心の注意を払うことが大切で，可能なら手入力ではない方法（電子カルテ上の患者情報の読み込みやバーコードリーダーなどによる入力など）が望ましい．

表5　信頼性の指標

種類	視標の意味	正常値
固視不良	検査中の固視の安定性を見る指標 Heijl-Krakau法	20％以内
偽陽性	視標が出ていないのに見えるといった数を指標に	15％未満 （SITA） 33％未満 （Full threshold, FastPac）
偽陰性	確実に見える高輝度の指標を見せても反応がないとき	33％未満 （Full threshold, FastPac）
GazeTracking	上方への線 下方への線	固視ずれ1°単位で10°まで 瞬目・眼瞼下垂など固視追尾不可能な状態を表す
RelEye	検査中に視標が出た瞬間の眼の写真を残す 検査後にどのような状態であったかを知ることができる	

b. 検査プログラムの確認

検査プログラムで測定戦略が変わると検査結果の特性も異なってくるため，検査の精度を維持するには時系列のデータ解析には同じプログラムでの検査が望ましい．しかし，統計学的に互換性を保つことのできる解析方法を使用することで，過去のすべてのデータを使用することができれば，長期経過観察が必要な疾患の管理には非常に役に立つ．

c. 検査の信頼性の確認

検査の信頼性視標のチェックは，まずは，「固視不良」「偽陽性」「偽陰性」の三つの指標をチェックする（**表5，6**）．

●固視不良

HFA Iから変わらず採用されているのは，アイモニターと検査中にマリオット（Mariotte）盲点へのチェックを入れることで固視監視のチェックをするHeijl-Krakau法である．盲点に呈示された視標に患者が応答した場合の応答数が呈示された視標の合計数の20％を超えると××と表示される．

●偽陽性

患者の視標に対する応答が早すぎる場合，あるいは，視標呈示がないにもかかわらず応答する場合に，SITAでは確率15％以上で××と表示し，SITA以外の検査では33％以下で××の表示がつく．

●偽陰性

既に閾値が決定した点において，その輝度よ

表6　各モデルの固視監視装置

モデル名 型番	HFA I 600シリーズ	HFA II/HFA IIi 700シリーズ	HFA III 800シリーズ
固視監視	Heijl-Krakau法 アイモニター（611, 630, 640) 望遠鏡（605)	Heijl-Krakau法 アイモニター ゲイズトラック（740, 745, 750) ヘッドトラック/頂点間モニター （750)	Heijl-Krakau法 アイモニター ゲイズトラック（840, 850, 860) ヘッドトラック/頂点間モニター（850, 860) RelEYE™（850, 860) 自動矯正レンズ補正（AutoLTL　860)

（　）：モデルNo

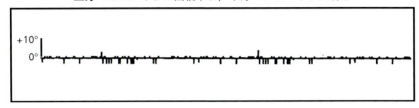
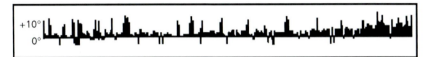

図8 Gaze Tracking法

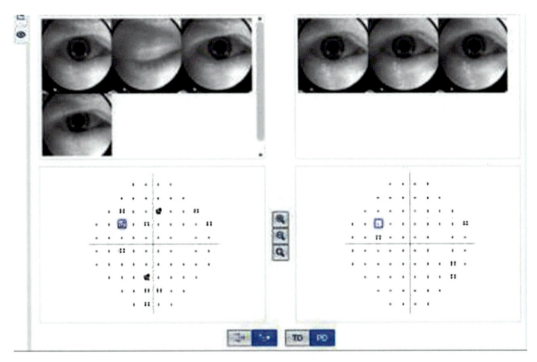

図9 RelEye法

り明るい視標を呈示しても患者の応答がない場合，エラーとしてカウントする．

　加えてHFA IIiでは，視標を呈示したときの固視状態のチェックを赤外線固視監視により行い，グラフで表すGaze Tracking法が，さらにHFA IIIでは，視標を呈示したときの眼の状態をカメラ撮影して表示するRelEYEが採用された．

● Gaze Tracking法（図8）

　患者の眼の動きを記録して，固視状態の判断とする方法である．視線グラフの上向きのマークは視標呈示時に検査眼が凝視ターゲットを見ていなかったことを表す．固視が悪い場合は，上向きのスパイクが多数記録される．1°単位の目盛りで表示され，最大10°まで追尾し，それ以上は10°とする．下向きのマークは，視標

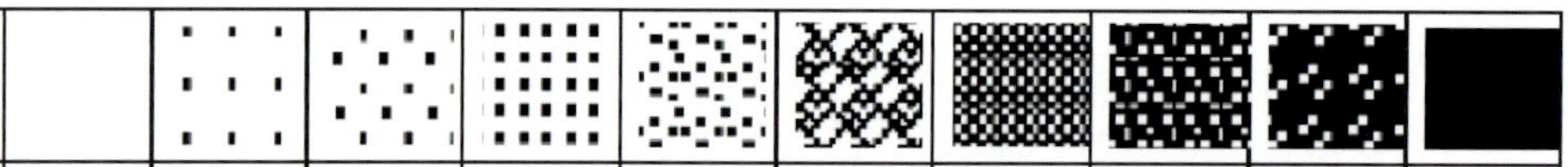

SYM		∴	∷	▦	▦	▦	▦	▦	▦	■
ASB	0.8～0.1	2.5～1	8～3.2	25～10	79～32	251～100	794～316	2,512～1,000	7,943～3,162	≥10,000
DB	41～50	36～40	31～35	26～30	21～25	16～20	11～15	6～10	1～5	≤0

図10　グレートーン

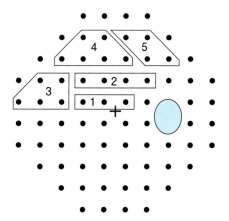

図11　緑内障半視野テストの五つの
　　　ゾーン（GHT）

呈示時に視線方向が検知できなかった，あるいは瞬きをしたことを表す．

● ReLEye 法（図9）

HFA III で可能となった機能である．視標を呈示するたびに，眼の写真をとり，どの程度固視していたかを評価可能とする機能．視野計本体で見ることができる以外に，サーバーに FORUM™ 専用ソフト Glaucoma WorkPlace 上で表示可能である．

d. 実測閾値（dB）とグレートーン

検査結果は検査点ごとの数値で表される．これを5dB刻みのグレースケール記号（図10）で表示された絵（グレートーン）がある．グレートーンの検査点と検査点の間は，予測値であり補間されただけで，ここに視野異常があるかどうかは不明であることに注意する．

e. トータル偏差

測定結果（実測閾値）と年齢別正常眼データベース（補正年齢正常値）との差を上段に数値（dB）で表し，下段に，その数値の同年齢の正常眼で出現する確率を表示する（確率シンボル表示）．

f. パターン偏差

トータル偏差から白内障などの中間透光体混濁や，瞳孔が小さい場合などの視野の全体的な感度低下した状態を補正する．トータル偏差では，わかりにくい局所的な感度低下をわかりやすくする．トータル偏差と同様に同年齢の正常眼との差（dB）と，確率シンボルで表示される．

g. 緑内障半視野テスト（Glaucoma Hemifield Test：GHT）（図11）

全点閾値またはSITA™を使用した中心30-2，中心24-2で，上下の半視野で網膜神経線維の走行から分類した五つのゾーンの感度を鏡像で比較する．緑内障性視野異常の有意性を評価し，「正常範囲」「正常範囲外」「ボーダーライン」「全体的な感度低下」「異常高感度」のいずれかのメッセージが表示される．

h. グローバルインデックス

検査点個々の数値ではなく，視野全体で計算した統計的な数値を表示する．個々の点をみるだけではわからない視野の特徴を示す．**表7**に詳細を記す．

2. 経過観察

ハンフリー視野計による検査結果は，1回ず

2　ハンフリー視野計　**137**

表7　グローバルインデックス

MD（Mean Deviation，平均偏差）

$$MD = \left[\frac{1}{m} \sum_{i=1}^{m} \frac{(x_i - z_i)}{S_{1i}^2} \right] : \left[\frac{1}{m} \sum_{i=1}^{m} \frac{1}{S_{1i}^2} \right]$$

視野全体の年齢別正常値か
らの偏位

Symbol	Meaning
S_{1i}^2	variance of the normal field measurement at location i
z_i	normal reference threshold at location i
x_i	measured threshold of test location i
m	number of tested locations (excluding the blind spot)

全視野を健常視野と比較し
て，平均上昇あるいは平均
沈下度をみる．

PSD（Pattern Standard Deviation，パターン
標準偏差）

年齢補正された正常パター
ンからのばらつきの指標
測定された視野の形状の年
齢調整健常視野からの逸脱
度

SF（short term fluctuation，短期変動）

10個の検査点の2回測定
したときの感度のばらつき
（Full Threshold, Fastpac）

$$PSD = \sqrt{ \left[\frac{1}{m} \sum_{i=1}^{m} S_{1i}^2 \right] * \left[\frac{1}{m-1} \sum_{i=1}^{m} \frac{(x_i - z_i - MD)^2}{S_{1i}^2} \right] }$$

CPSD（Corrected Pattern Standard Deviation，
修正パターン標準偏差）

PSDをSFで補正した
指数
（Full Threshold, Fastpac）

$$SF = \sqrt{ \left[\frac{1}{10} \sum_{i=1}^{10} S_{2i}^2 \right] * \left[\frac{1}{10} \sum_{i=1}^{10} \frac{(x_{i1} - z_{i2})^2}{2 \cdot S_{2j}^2} \right] }$$

VFI（Visual field Index）

パターン偏差をもとに残存
視機能率（%）で表示
中心視野に重みづけをお
き，大脳・神経節細胞の分
布などを考慮
QOVの指標とされる

$$CPSD = \begin{cases} 0 & PSD^2 \leq k * SF^2 \\ \sqrt{PSD^2 - k * SF^2} & PSD^2 > k * SF^2 \end{cases}$$

Symbol	Meaning
PSD	Pattern Standard Deviation as defined above
SF	Short-term Fluctuation as defined above for the HFA
k	=1.28 for the 30-degree field =1.14 for the 24-degree field

表8　各モデルの統計解析ソフト

モデル名 型番	HFA I 600シリーズ	HFA II/HFA IIi 700シリーズ	HFA III 800シリーズ
統計解析方法	STATPAC，STATPAC2 STATAPAC for windows GHT GPA（緑内障視野進行解析） Global Index	STATPAC，STATPAC2 STATAPAC for windows GHT GPA（緑内障視野進行解析） VFI FORUM™ Glaucoma WorkPlace	STATPAC，STATPAC2 STATAPAC for windows GHT GPA（緑内障視野進行解析） VFI FORUM™ Glaucoma WorkPlace ZEISS Retina Workplace

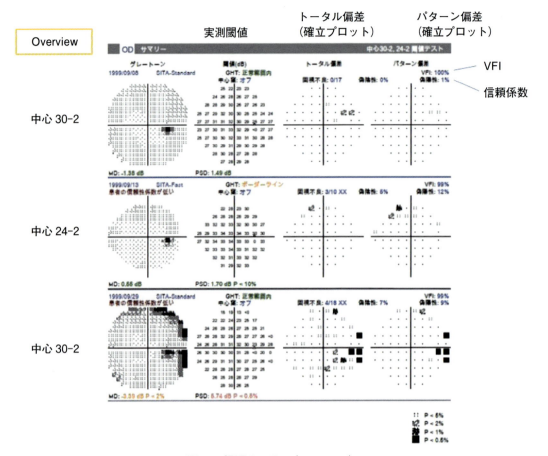

図12 視野サマリー（Overview）

つの検査の判定をするだけではなく，長期経過観察用にSTATPAC™を使用してみることができる．

ネットワークされたサーバーに一元化保存されたデータがある場合は，管理ソフトFORUM™の上で動く専用アプリケーションGlaucoma WorkPlaceによって解析し，画面上に表示しレポート機能で印刷できる（**表8**）．

a. サマリーレポート（Overview）（図12）

視野計本体からプリントアウトする場合は，1ページに最大16回までの単一視野検査結果を時系列表示する．中心30-2と中心24-2は同じレポート内で表示する．中心10-2は10-2だけで表示する．グレートーン，実測閾値，トータル偏差プロット，パターン偏差プロットを，検査日付，GHT，各種係数とともに表示する．

b. 変化解析（change analysis）

視野計本体から最大16回の検査結果を1ページに表示し，Global Indexの変化を統計的な確率表示付きで表示する．HFA IIIでは本解析は除外された．

c. 緑内障視野進行解析（Guided Progression Analysis：GPA）

以前は，Glaucoma Progression Analysisと呼んでいたが，画像解析の同様のプログラムと合わせて使用するようになって，統一して，この名称になった．

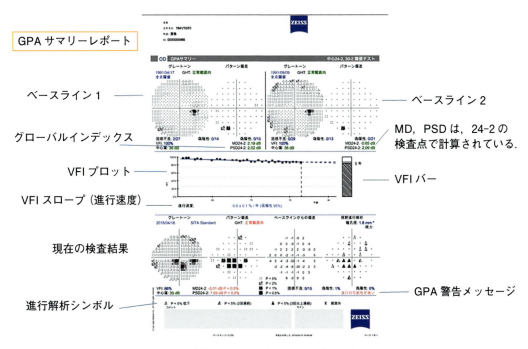

図 13　GPA サマリーレポート

● **GPA サマリーレポート（図 13）**

被験者の全視野検査結果履歴を 1 ページにまとめたレポートで，上段に 2 回のベースラインに採用した検査をグレートーン，パターン偏差プロット，グローバルインデックスで表示する．中段には，VFI プロットと VFI バーを表示する．下段には，現在の検査結果を表示する．グレートーン，パターン偏差，ベースラインからの偏差，進行解析プロット，進行の可能性のある場合と進行の場合は，GPA 警告メッセージを表示する．

● **Glaucoma WorkPlace による解析（図 14）**

Glaucoma WorkPlace では，「視野 GPA」「視野サマリー」「構造－機能 GPA」の表示が可能である．

HFAⅢ になって可能となった SITA Faster を含めて，Full Threshold，SITA Standard，SITA Fast のすべてのデータを利用して，両眼の視野回帰解析を同時に確認が可能である．

トレンド解析として，VFI（視野視標），MD（平均偏差）の回帰解析を進行率で数値化して表示する．進行予測は，現在から 5 年先までを，過去のデータから予測して表示する．Glaucoma WorkPlace では，視野計本体での解析結果と異なり，片眼はベースライン 2 回とフォローアップ 98 回分の検査結果を表示可能であり，最新から数えて 98 回より古いフォローアップ検査は表示されない．また，ベースラインを 2 カ所に設定可能（ダブルベースライン）であり，さらに臨床行為を記号などで記入する機能もあるので，長期にわたった視野検査の結果を治療の変更情報を伴い一望できるのは利点である．

進行解析にどのパラメータを表示するかは，選択可能であり，MD については，上下半視野別の上下半視野ごとの MD も選択可能であり，構造と機能の GPA で半視野ごとの対比した判定が容易になった（**図 15，16**）．

なお，平均偏差やパターン標準偏差で，中心

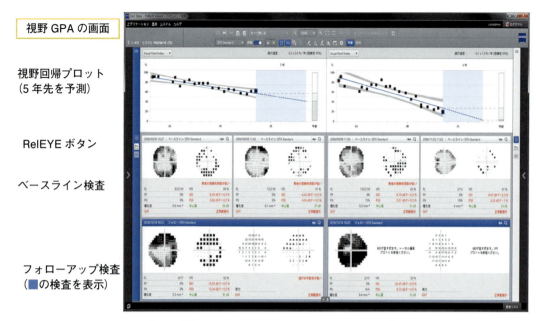

図14　視野 GPA（Glaucoma WorkPlace の画面）

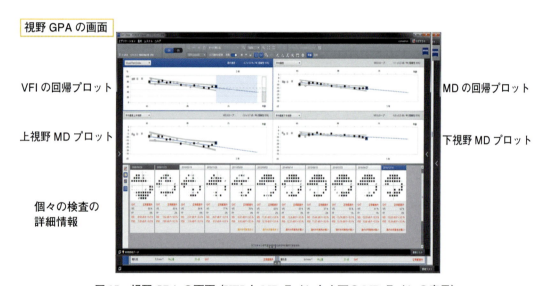

図15　視野 GPA の画面（VFI と MD ラインと上下の MD ラインの表示）

30-2 と 24-2 が混ざった検査を解析した場合，すべての検査に共通した結果で計算されるため，24-2 の検査点で MD, PSD を計算している．これを示すために，MD24-2, PSD24-2 と表示される．30-2 だけの場合は，MD30-2 と表示されている．

3. 他のソフトによる解析

BeeFiles® は，Beeline 社の視野解析ソフトであり，Zeiss オリジナルソフトにはない機能がある．

Zeiss オリジナルソフトに上下半視野 MD がない頃から，上下半視野の平均トータル偏差の

2 ハンフリー視野計　*141*

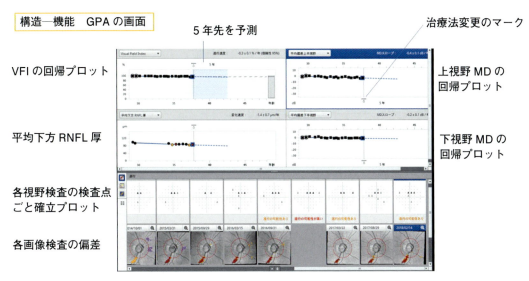

図16　構造—機能（GPA）の画面

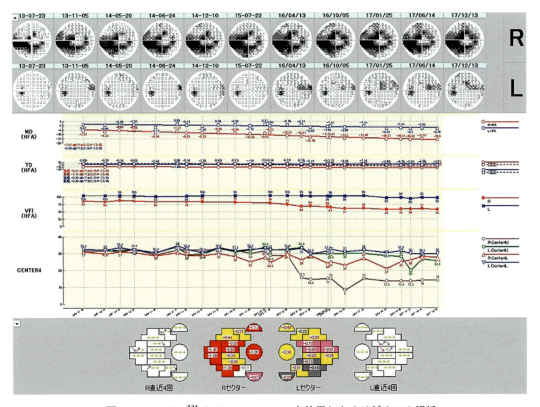

図17　BeeFiles™ の Glaucoma Pro を使用したオリジナルの解析

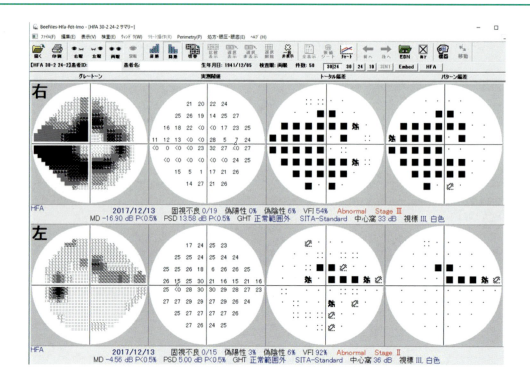

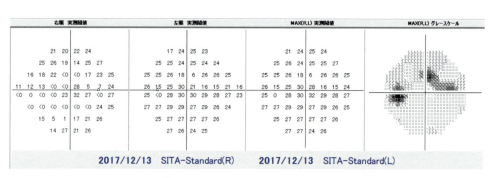

図18 BeeFiles™ の Overview から両眼重ね合わせ視野図を作成

進行解析プロットを表示している．また，視野検査ポイントを，好みのクラスターに分けて平均トータル偏差も計算可能であることから，たとえば，QOL に重要なポイントである固視点近傍の4点だけのトータル偏差を選べば，MDや VFI の回帰プロットと同時に中心視野の簡易評価が可能となる（図17）．また，両眼重ね合わせ視野の作成も，重ね合わせ方法を指定して作成が可能である（図18）など，オリジナルにはないオプションの視野解析を可能としてい

るので，オリジナルソフトによる解析とともに使用することで，臨床的には有意義であると考える．

文　献

1) Johnson CA, Cioffi GA, Stephen M et al：A multicenter comparison study of the Humphrey Field Analyzer I and the Humphrey Field Analyzer II. *Ophthalmology* **104**：1910-1917, 1997
2) Anderson DR, Patella VM：Automated Static Perimetry. 2nd edtion, p121-190, Mosby, St.

Louis, 1999

3) Lee G et al : Performance of a modified 24-2 test pattern using SITA Faster, ARVO, 2018

4) Bengtsson B, Olsson J, Heijl A et al : A new generation of algorithms for computerized threshold perimetry, SITA. *Acta Ophthalmol Scand* **75** : 368-375, 1997

5) Patella VM, Bengtsson B, Lee G et al : Clinical evaluation of a new perimetric testing algorithm, SITA Faster, ARVO, 2018

6) Artes P, Iwase A, Ohno Y et al : Properties of perimetric threshold estimates from full threshold, SITA standard, and SITA fast strategies. *Invest Ophthalmol Vis Sci* **43** : 2654-2659, 2002

7) Asman P, Heijl A : Glaucoma hemifield test. Automated visual field evaluation. *Arch Ophthalmol* **110** : 812-819, 1992

8) Bengtsson B, Heijl A : A visual filed index for calculation of glaucoma rate of progression. *Am J Ophhalmology* **145** : 343-353, 2008

9) Chauhan BC, Garway-Heath DF, Goni FJ et al : Practical recommendations for measuring rates of visual field change inglaucoma. *Br J Ophthalmol* **92** : 569-573, 200.

10) ハンフリーフィールドアナライザー HFAⅢ. 取扱説明書, 2016

11) Glaucoma WorkPlace 取扱説明書. Ver3.1, 2018

（岩瀬 愛子）

3 オクトパス視野計

A. 仕様

1. 機器の概略

オクトパス（Octopus）視野計の歴史はハンフリー（Humphrey）視野計よりも古く，世界初の自動静的視野計（standard automated perimetry：SAP）として1960年代後半に登場して以降，世界中のクリニックおよび研究施設にて使用されている．検査原理としてはハンフリー視野計と同様，一定輝度を有する背景上に被験者の応答に応じてさまざまな異なる輝度の視標を呈示し，どの程度の明るさまで見えるかを測定するものである．オクトパス視野計の大きな魅力の一つは，測定条件，測定プログラムなどの設定を検者が用途に応じ変更できる自由度の高さがあげられる．実際に後述する open perimetry interface（OPI）を利用しオクトパス視野計にて多くの視覚に関する研究が行われている．

オクトパス視野計の機種として，販売は終了しているがまだ多くの施設で使用されている投影ドームのないコンパクトな300シリーズ（**図1**），現行機種である600シリーズ（**図2a**は顎台側，**図2b**はモニター側），投影ドームを有し動的視野検査まで行える900シリーズ（**図3**）がある．オクトパス視野計では機種により通常の white-on-white 検査である SAP 検査のほかに，視標として critical flicker frequency（cff）を用いたフリッカ（flicker）視野検査，黄色背景上に青色視標を呈示し検査を行うブルーオンイエロー（blue-on-yellow）視野検査とよばれる機能選択視野検査も行うことができる（**表1**）．また，600シリーズにはリングパターンの視標を点滅（flicker）させて視野検査を行

う Pulsar とよばれる検査モードがあり，早期視野障害を検出するためのスクリーニング検査として使用できる．

2. 測定条件

SAP にて視野検査を行い，その結果を評価する際，測定条件により測定結果の数値が異なってくる．そのため機器による測定条件の違いについて把握しておくことが大切である．測定条件のおもなものとして，背景輝度，最高視標輝度，視標サイズ，視標呈示時間，測定プログラムがある．オクトパス視野計でもシリーズにより測定条件が若干異なり，ハンフリー視野計，コーワ視野計とも測定条件が異なる（**表2**）．そのため，オクトパス視野計の結果とハンフリー視野計の結果を単純に比較することはできない．オクトパス視野計ではシリーズにより背景輝度と最高視標輝度が異なるが，正常値がほぼ同じになるように最高視標輝度が設定されている．そのため，異なるシリーズの視野計で測定した結果であっても比較が可能である．

視野検査を行う場合，中心固視標を注視してもらい検査を進めていくことになるが，オクトパス視野計では標準で Cross mark の中心固視標が表示される（**図4**）．そのほかにも Central point，Ring パターンの視標を表示することができる．Ring パターンは黄斑疾患などにより視力低下が著しく中心視標の固視がむずかしいような場合に有効である．

3. 測定プログラム

オクトパス視野計では SAP 検査にて閾値（視野感度）測定を行う際，Normal（4-2-1 dB bracketing），Dynamic，Tendency oriented

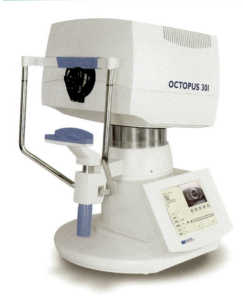

図1　オクトパス300シリーズ

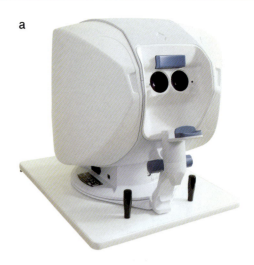

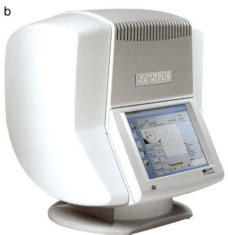

図2　オクトパス600シリーズ
a. 顎台. b. モニター画面.

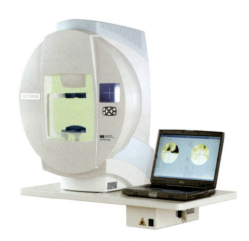

図3　オクトパス900シリーズ

表1　行える検査比較

	300シリーズ	600シリーズ	900シリーズ
SAP検査	●	●	●
Flicker検査	●		●
Blue-on-yellow検査			●
Pulsar検査		●	●
動的視野検査			●

表2 視野計別測定条件，検査プログラム

	オクトパス			ハンフリー	コーワ
	300 シリーズ	600 シリーズ	900 シリーズ	800 シリーズ	AP-7000
背景輝度	31.4 asb	31.4 asb	4 asb	31.5 asb	31.5 asb
最高視標輝度	4,800 asb	4,800 asb	1,000 asb	10,000 asb	10,000 asb
視標サイズ	ゴールドマンⅢ，Ⅴ	ゴールドマンⅢ	ゴールドマンⅠ～Ⅴ	ゴールドマンⅠ～Ⅴ	ゴールドマンⅢ，Ⅴ
視標呈示時間	100 msec	100 msec	100 msec	200 msec	200 msec
測定プログラム	TOP Dynamic Normal	TOP Dynamic Normal	TOP Dynamic Normal	SITA-FAST SITA Full threshold	Super quick Quick1, Quick2 All threshold

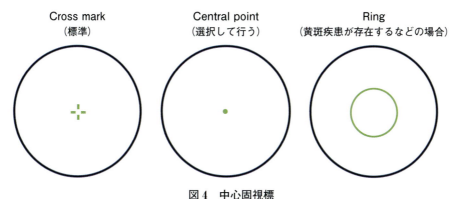

図4 中心固視標

検査中に表示される中心固視標は標準では左の Cross mark の視標が表示される．必要に応じ図中央の Central point パターンの視標にすることもできるが，このパターンでは中心閾値の測定ができない．また，黄斑疾患を有し固視がむずかしい場合は，図右のような Ring パターンの固視標を表示し検査を行うことができる．

perimetry（TOP）の三つの異なる測定プログラムがある．

Normal プログラム（図5）は 4-2 dB bracketing（bracketing は挟み込むという意味）を行い，最終閾値決定の際に 1 dB の加算もしくは減算を行うという点を除けば，ハンフリー視野計の Full threshold プログラムと同じである．

Dynamic プログラムも基本的には bracketing を行って閾値測定を行っているが，Normal プログラムと大きく異なる点は，感度の高い（正常）部位では視標輝度の変化量を 2 dB，感度の低い（異常）部位では最大で 10 dB の変化量まで大きくし測定していくことで，測定時間を短縮しながらも精度も保った検査となっていることである．これにより，Normal プログラ

ムと比べ正常例で約 30％，緑内障症例で約 40～50％検査時間が短くなっている．

TOP プログラムは，ある測定点の閾値測定を行う際に，隣接点の測定結果を利用し，閾値測定を行う．Normal，Dynamic では閾値決定にあたり，その測定点において何度か閾値測定を行うのに対し，TOP プログラムは1度の測定しか行わない．これらによりきわめて短い時間で検査を終了できることが大きな特徴である．

SAP 検査では測定プログラムにより測定時間が大きく異なり，測定結果についても若干異なってくることが知られている．それぞれのプログラムの特徴として，Normal プログラムは他のプログラムと比べ検査時間は長くなるが，

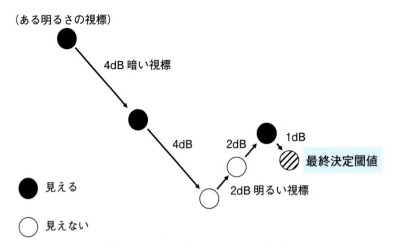

図5 Normal（4-2 dB bracketing）
Normalストラテジーは4-2 dB bracketing法を用いている．たとえば，ある明るさの視標を呈示し見えた場合（黒丸）はさらに4dBごとの暗い視標を呈示，見えない（白丸）明るさの視標まで暗くしていく，つぎに2dBごとの明るい視標を出して見えるとこまで明るくしていった後に閾値を決定する．

各測定点について詳細に閾値検査を行うことができる．DynamicプログラムはNormalプログラムよりも検査時間が短く比較的詳細な閾値検査が行える．TOPプログラムはDynamicプログラムよりもさらに検査時間が短く，緑内障眼でも3分程度で検査を終了できる．一方で，各測定点において1度の閾値測定しか行っていないため，暗点は浅く全体的に凹凸の少ない視野検査結果となりやすい．また，検査中の偽応答が検査結果に与える影響が非常に大きくなり，検査ごとの結果に大きな変動をもたらす要因となりうる．偽応答には偽陽性応答と偽陰性応答の二つがあり，偽陽性応答は視標が呈示されていないにもかかわらず応答ボタンを押す反応，偽陰性応答はかなり明るい視標（その前にはもう少し暗い視標に応答できていた部位）に対して応答ボタンを押さない応答反応のことをいう．検査中に視標を出さずに偽陽性応答を確認し，また明るい視標を出して偽陰性応答を確認するキャッチトライアルとよばれるものが測定プログラム中に組み込まれており，そのキャッチトライアルに対する応答率を算出する

ことで検査結果の信頼性を評価する．偽陽性および偽陰性応答率が15〜33％を超えると，その検査結果は信頼性の低いものである可能性が高いとされている．正常眼における片眼の検査時間は，TOPで約2〜4分，Dynamicで約6〜8分，Normalで約10〜12分程度である．

測定プログラムを選択する際には上述の特徴を考慮に入れたうえで測定方法を決定し，経過観察を行う場合はプログラムにより測定値が若干異なるため，同一プログラムで検査を行っていくことが大切である．

4．測定点配置

中心30°内を測定する測定パターンとして，ハンフリー視野計の24-2と同じ測定点を有する24-2プログラム，30-2と同じ測定点を有する32プログラム（**図6**），網膜神経節細胞の分布と緑内障性視野障害の経過をみていくことを考慮に入れ，固視点近傍に測定点を密に配置した測定パターンがある．また，10°内の測定点ターンとしてハンフリー視野計の10-2と同じ測定点を有する10-2パターン，オクトパス

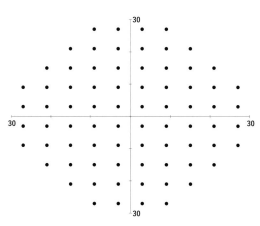

図6 32パターン
測定点配置図はハンフリー視野計の30-2と同じ測定点配置となっている.

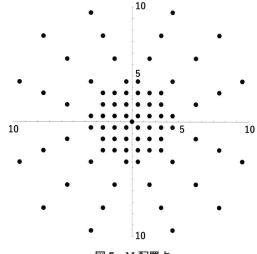

図7 M配置点
10°内を測定するMプログラムの測定点配置である. 5°内は1°間隔で測定点が配置されている.

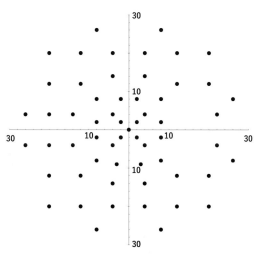

図8 G1配置点
32パターンと同様に30°内を測定するG1プログラムの測定点配置(右眼)であるが, 10°内を含め測定点配置パターンが32パターンと異なる.

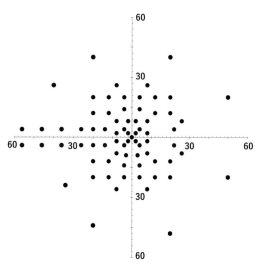

図9 G2配置点
右眼検査のG1パターンの30°外に14点の測定点を追加し約60°内の検査を行う.

視野計に特有なMパターンがある(**図7**). Mパターンは中心0～3.5°に45点, 4～9.5°に36点の合計81点の測定点で構成される. Gパターンには中心30°内に測定点を58点配置した測定パターン(**図8**:右眼)とそれに30°外に14点の測定点を追加配置した測定パターン(**図9**:右眼)がある. それぞれの測定パターンは複数のstageおよびphaseで構成されている. 各測定点を各stage(グループ)に分割し, それらのstageをphase 1で一通り検査を行い, phase 2以降で同じ測定点の再検査を行い短期変動(short term fluctuation:SF)を算出する.

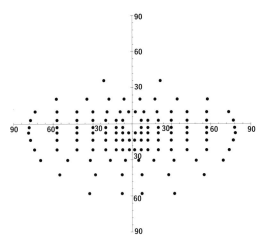

図10 両眼エスターマン
両眼エスターマンの検査測定点配置である．下方に測定点数が多いのが特徴となっている．

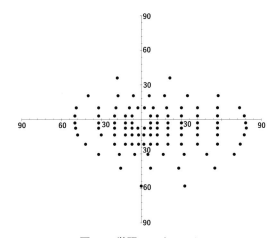

図11 単眼エスターマン
単眼（右眼）エスターマンの検査測定点配置である．

TOPプログラムでは各測定点を一度しか測定しないためSFは解析されない．

その他の測定パターンとして，視覚障害に関する身体障害者申請に必要となる自動視野計での視野評価方法の一つである両眼エスターマン検査（図10）検査と単眼エスターマン検査（図11：右眼）のパターンがある．G2およびエスターマン検査は900シリーズのみで検査できる測定パターンとなっている．

5. 固視監視法

検査中に目を動かしたり顎台から顔がずれたりすることで固視点から視線がずれると，信頼性，再現性の高い検査結果を得ることがむずかしくなる．そのため視野検査では，検査中の被検者の固視の状態を確認しながら検査を行うことが重要となる．**図12**は検査中の検査画面である．このようにオクトパス視野計ではビデオカメラにて被検者の検査中の固視状態を確認しながら検査を行うことができるようになっている（ビデオカメラ法）．

6. 動的視野検査（kinetic perimetry）

現在，SAPにて30°内の視野測定を行うことが視野検査の主流となってきているが，その一方で疾患やその病状により30°外の視野評価が必要となり，その際にゴールドマン（Goldmann）視野計に代表される動的視野検査を行う場合が多くある．しかし，その結果は検者の技量により大きく影響を受けるため，検者間や施設間の検査結果の比較がときに大きな問題となっていることに加え，ゴールドマン視野計自体の生産も中止となっており，今後ますますゴールドマン視野計での動的視野検査が行える施設が減ってくると思われる．そのような現状の中で，オクトパス視野計（900シリーズ）には半自動にて動的視野検査が行えるプログラムがあり，周辺視野の評価が必要な場合にはとても有益な検査となりうる．**図13**は動的検査中の画面である．検者は視標速度，サイズ輝度を選択し，視標呈示の始点から終点までを画面上で決定すると，視標がドーム上で設定通りに移動し，それに対する被検者の応答を固視監視しながら半自動で検査を行う．実際の検査結果は**図14**のように表示される．動的検査モードは現在のところ半自動であるが，今後は完全自動での検査を行えるプログラムの開発や，シミュレーション患者を用いた検査員の動的検査トレー

3 オクトパス視野計　*151*

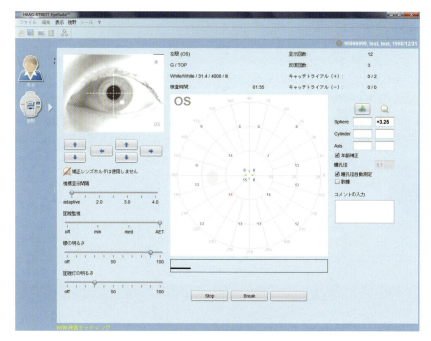

図12　静的検査中画面
自動静的視野検査中の検者側の画面である．画面の左上方にあるモニターで被検者の瞳孔の位置が確認できる．検査の進捗に伴い中央にある測定点ごとの測定値，および上方にある呈示回数，反復回数，偽陽性，偽陰性を確認するキャッチトライアル数が更新されていく．

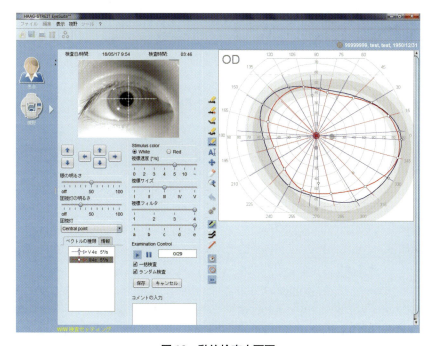

図13　動的検査中画面
動的検査における検者側の画面である．被検者の固視状態を確認しながら検査が行える．視標サイズや視標の移動速度を変えながら従来のゴールドマン視野計と同じように検査を行っていく．

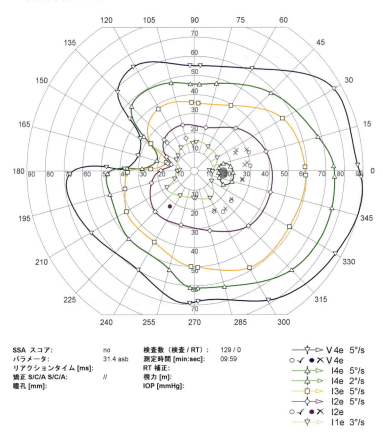

図14 Kinetic perimetry（動的視野検査）の結果
視標輝度，サイズにより異なる色でイソプターが表示される．

ニングを行うことができるプログラムの開発も行われている．

7. Pulsar 視野検査，Flicker 視野検査

Pulsar 視野検査は 600 シリーズでのみ行える検査モードとなっている．Pulsar 視野検査ではリングパターンが点滅する視標が用いられている（図15）．10 Hz の counterphase で 500 msec の間リングが点滅する．正常であれば視標の点滅が見えるが，障害が生じると点滅が認識できなくなる．この検査はおもに早期緑内障性視野障害を検出するための検査方法となっており，スクリーニング検査としての用途が主となる．

Flicker 視野検査は 900 シリーズでのみ行える検査で，size Ⅲ の視標を flickering させ cff 値を測定する．この検査も Pulsar 視野検査と同様に前視野緑内障（preperimetric glaucoma）から早期緑内障の異常検出に有用である．

Pulsar 視野検査，Flicker 視野検査は早期緑内障に対しては有用であるが，検査としての dynamic range が狭く，中期以降の緑内障症例になると異常部位の進行評価がむずかしくなる．そのため進行症例の経過をみていくうえでは SAP のほうが優れており，これらの検査はあくまでも早期緑内障の異常検出あるいは経過

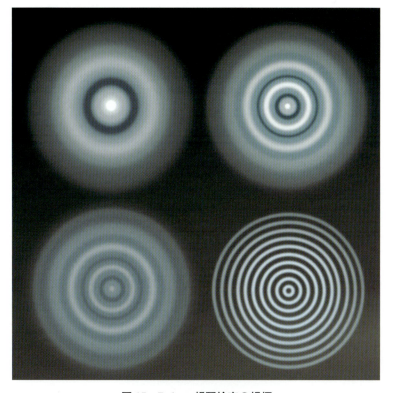

図 15 Pulsar 視野検査の視標
このようなリングパターンの視標が 500 msec の間 10 Hz の counterphase で点滅する．緑内障性機能障害が生じると視標の点滅が認識できなくなる．

確認で用いられることが好ましい．

B. 正常所見，異常所見

1. SAP 検査結果

検査結果を図 16 に示す．オクトパス視野計の結果をプリントアウトする際，Seven-in-One とよばれる七つの評価項目（図 16 の②〜⑥）を 1 枚に表示する方法でプリントアウトができる．①は被検者の名前，生年月日，ID，検査眼，日時の情報が表示される．

⑦は測定プログラム，測定点配置をはじめとする測定条件と，検査中の被検者の視標に対する反応状況に関するパラメータが表示されている．キャッチトライアルは被検者がどの程度しっかり検査を行えているかを，検査中に明らかに見える視標や見えない視標を呈示し，偽応答反応の有無を確認する方法である．ここでは＋が偽陽性で－が偽陰性反応となっている．呈示回数は検査中に視標が呈示された総数である．また，前述のようにオクトパス視野計ではビデオカメラ法で固視監視を行っており，視標呈示中に固視ずれや瞬目があれば後に再度測定を行う．反復回数はその再測定を行った回数を表示している．RF（reliability factor）はキャッチトライアル中の偽陰性，偽陽性応答を合わせたものであり，検査結果がどの程度信頼できるものかを評価する一つの指標となる．一般的には 15％以下であることがよいとされている．

⑧は検査のグローバルインデックスを表示している．MS（mean sensitivity）は視野全体における平均感度，年齢別平均視感度からどの程度の視野障害があるかを評価する指標として MD が表示されている．ここで注意が必要なのは，オクトパス視野計の MD は mean defect

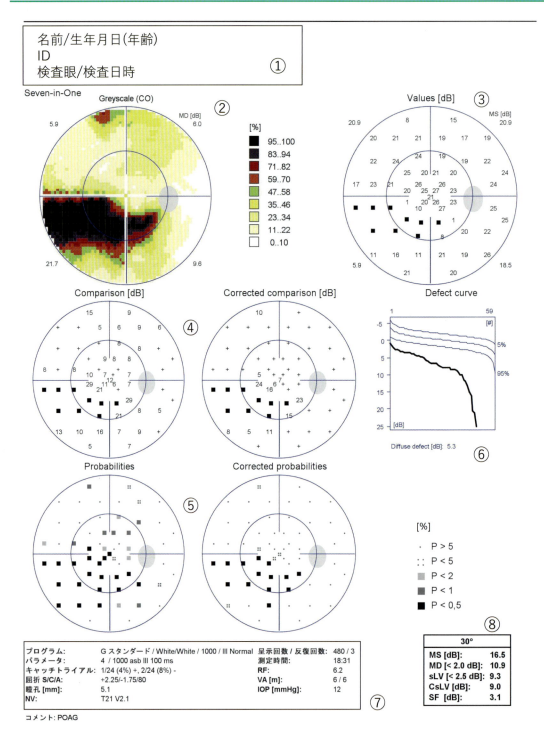

図 16　検査結果（Seven-in-One）
オクトパス視野計における自動静的視野検査の結果のプリントアウトである．Seven-in-One とよばれる結果表示となっており，図中②〜⑥の七つの評価項目が 1 枚のプリントアウトに表示されている．①に被検者の情報，⑦に検査条件，測定時間などの検査に関する情報，⑧に MD をはじめとするグローバルインデックスが表示されている．

3　オクトパス視野計　**155**

表3　グローバルインデックス計算式

Mean sensitivity (MS)	$MS = \dfrac{1}{N}\sum_{i=1}^{N} x_i$　　$x_i = (x_{i1}+x_{i2})/2$	N：全測定点数 x_i：測定点 i における平均感度，もしくは2回測定値 x_{i1}, x_{i2} の平均値
Mean defect (MD)	$MD = \dfrac{1}{N}\sum_{i=1}^{N} d_i$　　$d_i = n_i - x_i$	n_i：測定点 i における正常値 d_i：測定点 i における感度低下量
Square root of loss variance (sLV)	$sLV = \sqrt{\dfrac{1}{N-1}\sum_{i=1}^{N}(d_i - MD)^2}$	
Corrected square root of loss variance (CsLV)	$CsLV = \sqrt{sLV^2 - \dfrac{1}{2(N-1)}\sum_{i=1}^{N}(x_{i2}-x_{i1}-ME)^2}$　　$ME = \dfrac{1}{N}\sum_{i=1}^{N}(x_{i2}-x_{i1})$	ME：Mean error

の略で，ハンフリー視野計の mean deviation とは算出方法が異なる点である．数値が意味することはどちらも大きな違いはないが，オクトパス視野計の MD は視野が悪化するに伴いプラスの値が大きくなるのに対し，ハンフリー視野計の MD はマイナスの値が大きくなる．また，ハンフリー視野計の MD は正常視野の部位別分散値が考慮されている点がオクトパス視野計とは異なる．オクトパス視野計とハンフリー視野計の MD は高い相関関係にあることはわかっているが，上述のように算出方法が異なることと測定点も異なる（Gプログラムの場合）ため，数値同士の直接比較はできない．sLV（square root of loss variance）は視野全体の凹凸を示す指標となっており，局所的な強い障害があると値は大きくなっていくが，視野全域において障害が強い（障害が進行した）場合では sLV は小さくなる．ハンフリー視野計の PSD（pattern standard deviation）とほぼ同等なものである．CsLV（corrected square root of loss variance）は sLV から短期変動（SF）の影響を差し引き補正した値である．SF は正常であれば 1.5 dB 程度であるが，視野障害のある部位では結果の変動が大きくなるため SF の値は大きくなる．**表3**は代表的なグローバルインデックスの計算式である．

②はグレースケールである．オクトパス視野計ではグレースケールがカラーで表示され，横にパーセンタイル値に対するカラースケールが示されている．見方はハンフリー視野計のグレースケールと同じで，正常と異常部位がカラー別で表示されている．グレースケールは，一目で視覚的に視野全体の概要を確認するには便利であるが，あくまでも③の測定点における実測感度を元にして作成されたマップであり，測定点間においては近隣の測定点の結果にて補完され作成され，測定点間隔や測定点数に大きな影響を受ける．そのため，結果を確認する際にはグレースケールのみで評価を行うことは適当ではない．②で上下左右の4象限外に示されている数字は各象限における MD 値である．

③は各測定点における実測感度となっており，0 dB が見えなかった部位は黒塗り四角で表示されている．②同様に4象限外に数値が示されているが，ここでは各象限における平均感度が示されている．

④の Comparison は各測定点における年齢別正常値からの障害程度を示し，数値が大きいほど障害程度が強いことを意味する．30°内の視野では障害が生じていない正常の部位でも結果にある程度の変動があり，4 dB 以下の変化であれば正常範囲内と判定され＋で表示される．

5dBを超える変化は実際の数値が表示される．Corrected comparison は ⑥ にある Diffuse defect 値を Comparison の値から引いたものとなっている．これは角膜，水晶体などの中間透光体に混濁がある場合に，視野全体の感度（diffuse な感度低下）が起こりうることがあり，その成分を差し引き補正した結果を表示している．

⑤の Probabilities は Comparison の結果を基に年齢別正常値の下限5パーセンタイル値を境に正常範囲の測定点と異常点に分けられ，さらに異常点は4段階に分けられ表示されている．Corrected probabilities は Corrected comparison を基に Probabilities と同じように正常を含め5段階に分けられ表示される．これらもハンフリー視野計の Total deviation plot と Pattern deviation plot とほとんど同じ考え方の評価方法である．

⑥は Defect curve もしくは Bebie curve とよばれ，SAP のなかでオクトパス視野計が最初に導入した評価指標である．Defect curve は全測定点において測定結果を元に左（もっとも感度が高かった測定点）から右（もっとも感度が低かった測定点）に順番に並べグラフ化することで，視野障害が focal（局所的）な変化か，diffuse（全体的）な変化であるかを視覚的に表している．正常であれば5％と95％で表示されている90％信頼区間の領域内に curve が収まるようになる．Defect curve 図の下に記載されている Diffuse defect 値は Defect curve の上位（左から）20〜27％の区間（Gプログラムの場合12〜16番目の測定点）での年齢別正常値からの差を平均した値であり，検査結果の diffuse な感度低下の成分がどの程度かを示すものとなっている．**図17** は Defect curve のパターンである．①が正常，②は全体的な感度低下を示しており，角膜や水晶体の中間透光体の混濁などが原因となることがある．③は局所的な感度低下を示しており，早期緑内障のように

視野の一部に感度低下を生じている場合がこのようなパターンとなる．④は局所および全体的な感度低下を示し，緑内障が進行してくると局所性の視野異常だけでなく全体的な感度低下も生じてくる．緑内障後期の視野になってくると全体的な感度低下を生じるため Defect curve は②のパターンのようになる．

結果をプリントアウトする際は Seven-in-One 以外に，四つの結果を表示させる Four-in-One でもプリントアウトできる．**図18** は Four-in-One のプリントアウトで，ここではグレースケール，実測感度，Defect curve，Probabilities が表示されている．ここで表示できる情報は Seven-in-One で表示されている七つのうち，必要な情報を自由に四つ選んで表示させることができる．また，別のオプションとしてハンフリー視野計の結果表示様式でのプリントアウトも可能である（**図19**）．

2. EyeSuite™ software

視野検査結果を評価する際に上述の Seven-in-One プリントアウトを用いる以外に，600および900シリーズには EyeSuite™ とよばれるソフトウェアが内蔵されており，視野をいくつかの cluster に分割し評価する cluster analysis や，構造変化との対応位置を評価する polar analysis などの詳細な結果を表示することができる．また，EyeSuite™ には視野障害進行の有無について各種パラメータを用いたトレンド解析にて進行評価を行うことができる．

a. トレンド解析

トレンド解析は視野障害の進行程度を評価する際，経過中の全結果を時系列で並べ回帰直線を算出し，その傾きを進行程度の指標として用いる方法で，**図20** は EyeSuite™ でトレンド解析を行った結果の画面である．ここでは両眼の MD，sLV，DDc（Diffuse defect 値），LDc（Local defect 値）の経年変化のスロープと傾き（dB/Year）が表示されている．**図20** の右眼の

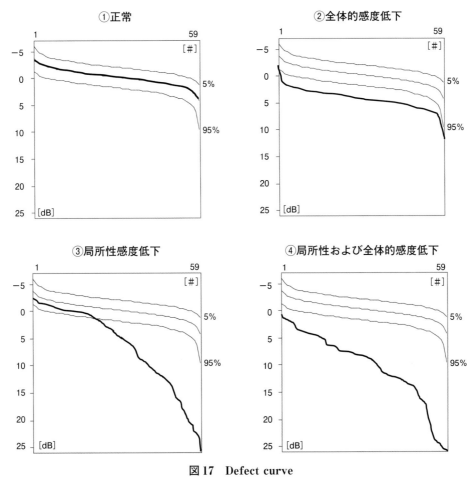

図 17　Defect curve
Defect curve は視野障害のパターンを視覚的に表示する評価方法となっている．正常であれば①のように 90%信頼区間に curve（黒線）が収まる．白内障などの中間透光体に混濁が生じてくると全体的な感度低下は②のパターンとなる．緑内障初期では一部の限局した視野障害が生じているが，そのほかの部位は正常視野であることが多く③のパターンになる．さらに緑内障性視野障害が進行すると④のパターンになる．

MD スロープの右上に下向きの赤いシンボルが表示されている．これは，この MD スロープが p<5%での異常範囲にあることを意味している．図 21 は表示されるシンボルの種類とその意味で，正常範囲内であればシンボルは何も表示されない．実際，視野検査のたびに 1 回の結果を見るだけでは前回からの変化の程度を評価することはむずかしく，トレンド解析を行うことで時系列での大きな傾向（進行程度）が認識でき，そのスロープが異常レベルなのかを評価できる．しかし，トレンド解析の欠点として

は傾向の評価ができるようになるまでに年単位の時間を要する場合が多いことと，視野全体の変化傾向を把握するのには適しているが，局所性の視野変化をとらえるのは不向きであることがあげられる．そのため，トレンド解析を用い評価する際にはこのような特徴があることを知っておく必要がある．

b．Cluster analysis
図 22 はある症例の corrected probabilities の結果である．Cluster analysis では視野を図 23 のように 10 個の cluster に分割し，各 clus-

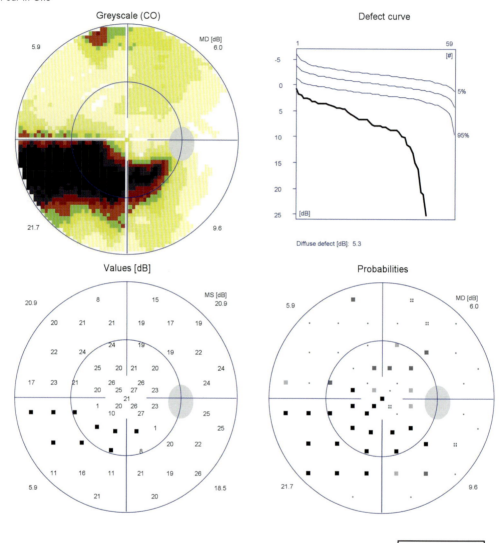

図18 Four-in-One 結果

図16は七つの評価項目を表示した Seven-in-One であったが，図18は四つの評価項目を表示した Four-in-One とよばれる結果表示である．結果表示したい四つの項目は自由に選択できる．

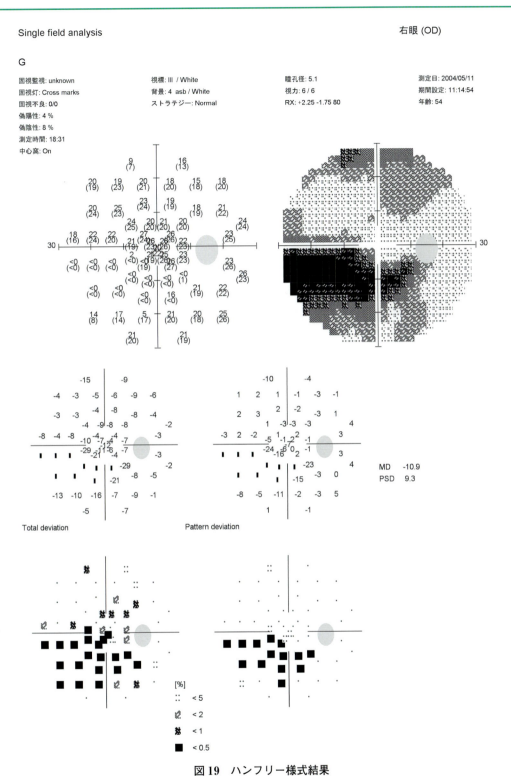

図19 ハンフリー様式結果

オクトパス視野計では，検査結果表示をハンフリー視野計の結果表示と同じようにすることもできる．

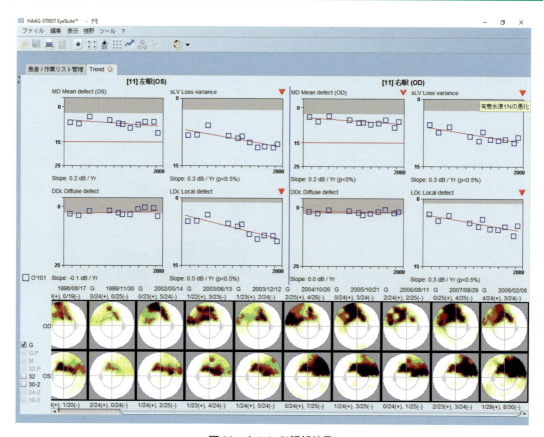

図 20　トレンド解析結果

EyeSuite™ のトレンド解析では，上段に各パラメータのスロープ，下段に視野検査結果のカラースケールが表示される．

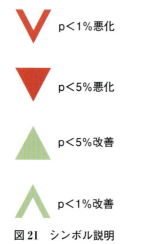

図 21　シンボル説明

トレンド解析の結果が正常範囲内を超える場合に，これらのシンボルが結果中に表示される．

ter 領域内の測定点の結果を元に cluster 単位での結果を表示する．結果は各 cluster における comparison, corrected comparison などの値で表示することが可能である．Cluster analysis で解析を行った場合，正常範囲の結果（p＞5％）であれば"＋"，p＜5％の異常レベルであれば実際の数値が表示される（ここでは左眼の下方視野 cluster の 2.9）．さらに感度低下した p＜1％の異常となると数値は太字で表示され，どの cluster の障害程度が強いのかを確認することができる．

Cluster analysis でもトレンド解析を行うことが可能で，図 24 は cluster trend の解析結果である．数値は各 cluster のスロープが表示されている．ここで表示されているシンボルは図

3 オクトパス視野計 *161*

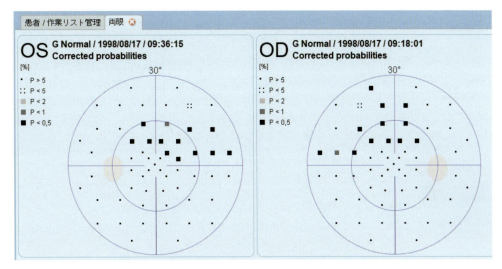

図22 Polar analysis 症例（corrected probabilities）
Corrected probabilities 結果の一例．

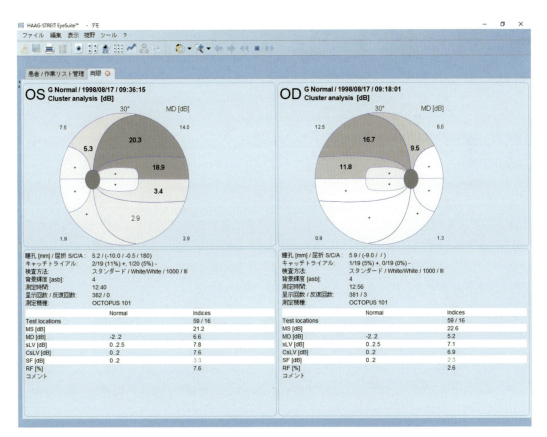

図23 図22と同一症例での cluster analysis の結果
10個の cluster に分けられ評価する．正常範囲であれば"＋"，p＜5％の異常範囲は数値，p＜1％の異常範囲は太文字の数値が表示される．

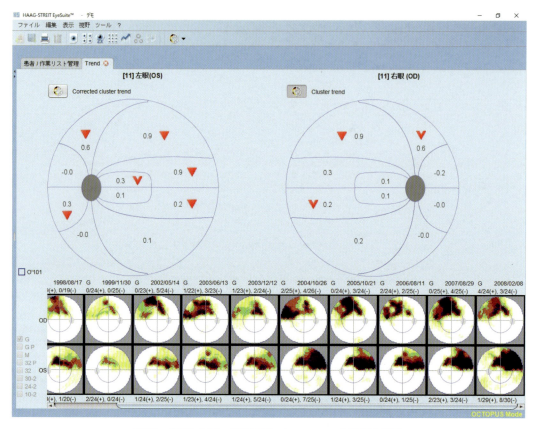

図 24　図 22 と同一症例での cluster trend 解析の結果
各クラスターでのスロープ（dB/year）を評価している．図中のシンボルは図 21 で示した通り．

21 と同じで，多くの cluster でスロープが p＜1％もしくは p＜5％の異常範囲にある（視野悪化している）ことがわかる．下段には一連の検査結果がグレースケールで表示され，cluster trend の結果を評価する際の参考になる．Cluster trend による解析は視野全体の MD などグローバルインデックスによる進行評価と比べ，より局所性変化をとらえられる可能性が高いと考えられている．実際にこの症例でみてみると，図 20 で示された左眼の視野全体の MD スロープは 0.2（dB/year）であるが，cluster trend で見てみると左眼の上方の cluster では 0.9（dB/year）と進行が早いことがわかる．

c. Polar analysis

緑内障性視野障害が生じた際，その部位と解剖学的に対応する構造変化で視神経乳頭変化も生じているはずで，その乳頭変化が生じていると思われる部位を視野結果から表示したものが polar analysis である．図 25 は図 22 の視野検査結果を polar analysis で解析したものである．中心円の中に表示されている S, T, I, N は円を視神経乳頭に見たてて上方（superior），耳側（temporal），下方（inferior），鼻側（nasal）を示したものである．図 22 の左眼では上方視野の障害が強いことがわかり，図 25 ではその視野異常に対応すると思われる耳側下方に赤い異なる線が多く表示されている．ここでは線分の長さが視野障害の大きさを示し，線分が長いほど障害程度が強いことを意味する．その程度は結果中に示されている 10 dB, 20 dB, 30 dB の各同心円で評価できる．

Polar analysis も cluster analysis と同様にト

3 オクトパス視野計　*163*

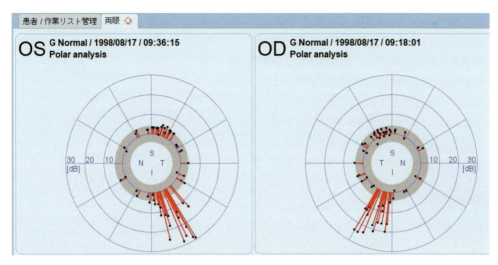

図 25　図 22 と同一症例での polar analysis の結果
中心の同心円を視神経乳頭と見立てて，視野異常の部位より解剖学的に対応する視神経乳頭部位に赤い線分で異常の程度を視覚化している．

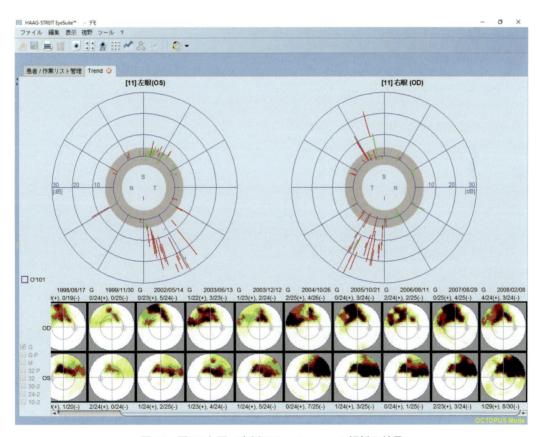

図 26　図 22 と同一症例での polar trend 解析の結果
赤い線分が悪化した部位，緑の線分が改善した部位を示している．線分が長いほど悪化率，改善率が大きいことを意味する．

レンド解析を行うことができる．**図26**に**図22**と同一症例のpolar trendの結果を示す．赤色と緑色の2色の線が表示されており，悪化を認めた部位が赤線，改善を認めた部位が緑色となり線分の長さが進行率および改善率を意味している．中心のグレーの領域は正常範囲で±4dBである．見方としては，ベースライン時と直近の検査結果の変化量を線分で示しており，線分が長いほど進行率，改善率が大きいことが視認できる．この結果と眼底所見の変化およびOCTの変化を照らし合わせ，視野と眼底との対応の確認を行うことができる．

このようにEyeSuite™は1回の検査結果について各種パラメータを変えながら結果の評価を行えるだけでなく，シリーズでの検査結果を時系列に並べ進行評価を行うことができ，治療方針を検討する際の有用な情報を提供してくれる．

3. Open Perimetry Interface（OPI）

オクトパス視野計の大きな特徴の一つに，ユーザー自身で検査条件をカスタマイズし視野検査を行えることがある．視標サイズや視標呈示時間などを変えるだけの比較的簡単なものから，測定プログラムから測定点などすべての条件を作成し検査を行えるものまで，ユーザー側に対しとても自由度の高い視野検査機器となっている．OPIはOpen perimetry initiativeという視野検査機器を研究で視覚生理に関する研究でも使用できるようにするプロジェクトの一環であり，視覚生理の研究で必要とされる特殊な視野検査のカスタマイズをする際，プログラミング言語であるR言語を用いたオープンソースを提供しサポートしている（https://people.eng.unimelb.edu.au/aturpin/opi/interface.html）．

文　献

1) Turpin A, Artes P, McKendrick AM：The Open Perimetry Interface：An enabling tool for clinical visual psychophysics. *Vision* **12**：1-5, 2012
2) Morales J, Weitzman ML, Gonzalez de la Rosa M：Comparison between tendency-oriented perimetry（TOP）and octopus threshold perimetry. *Ophthalmology* **107**：134-142, 2000
3) Zulauf M：Normal visual fields measured with Octopus Program G1. I. Different light sensitivity at individual test locations. *Grafes Arch Clin Exp Ophthalmol* **232**：509-515, 1994
4) Katz J, Sommer A：Reliability indexes of automated perimetric tests. *Arch Ophthalmol* **106**：1252-1254, 1988
5) Zeppieri M, Brusini P, Parisi L et al：Pulsar perimetry in the diagnosis of early glaucoma. *Am J Ophthalmol* **149**：102-112, 2010
6) Nomoto H, Matsumoto C, Takada S et al：Detectability of glaucomatous changes using SAP, FDT, flicker perimetry, and OCT. *J Glaucoma* **18**：165-171, 2009
7) Vonthein R, Rauscher S, Paetzold J et al：The normal age-corrected and reaction time-corrected isopter derived by semi-automated kinetic perimetry. *Ophthalmology* **114**：1065-1072, 2007
8) Bebie H, Flammer J, Bebie T：The cumulative defect curve：separation of local and diffuse components of visual field damage. *Grafes Arch Clin Exp Ophthalmol* **227**：9-12, 1989
9) Naghizadeh F, Hollo G：Detection of early glaucomatous progression with Octopus Cluster Trend analysis. *J Glaucoma* **23**：269-275, 2014
10) Hollo G, Naghizadeh F：Evaluation of octopus polar trend analysis for detection of glaucomatous progression. *Eur J Ophthalmol* **24**：862-868, 2014

（野本　裕貴）

4 ヘッドマウント型視野計アイモ

A. 仕　様

1. 機器の概略

ヘッドマウント型視野計アイモ（以下，アイモ，クリュートメディカルシステムズ）は，ハンフリー視野計やオクトパス視野計と同様に，白色背景上に白色視標を呈示するwhite-on-white perimetryで自動静的視野検査を行う機器である．アイモが他の視野計と大きく異なる点はヘッドマウント型の検査機器であることである．実際の機器は図1に示すように，本体，検査を行う際に本体を操作するタブレット，被験者用の応答ボタンからなる．ヘッドマウント型のコンセプトは，検査機器を携帯できることと暗室でなくても検査が可能なことを合わせ，視野検査をより簡便なものにすることである．実際，明室で椅子やソファーに座って，楽な姿勢で視野検査が行える．ただ，頭にかぶる状態で検査を行うため，その重さが気になる場合や，検査中に機器がずれてくる場合がある．そこで，現在は図2のように補助台を使用して据え置き型での検査も可能で，これも明室で検査が行える．

2. 光学系

アイモは内蔵された白色バックライト上に透過型 full HD 液晶素子を配置し，被験者はそこに呈示された視標をコールドミラーを介して見ることになる（図3）．視標最大輝度は10,000 asb，背景輝度は31.4 asb とハンフリー視野計と同条件であることに加え，視標サイズは一般的に自動静的視野検査で使用されているサイズⅢだけでなくサイズⅠ〜Ⅴまで自由に選択できる．また，視標呈示時間も33 msec 以上であ

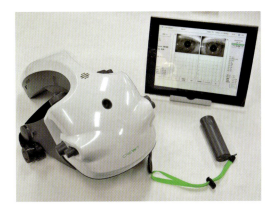

図1　ヘッドマウント型視野計アイモ
本体，操作用タブレット，応答ボタン．

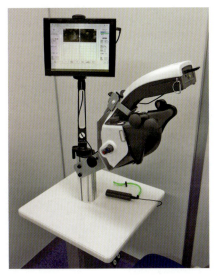

図2　据え置きスタンド
アイモ据え置き型スタンドを利用しての検査も可能である．

ればどのような長さでも設定可能である．

アイモ検査時には内蔵されている球面レンズは調節つまみで−9.0D〜＋3.0D まで調節可能で，乱視矯正レンズもマグネット式の脱着レンズにて−0.75D〜−3.0D のレンジで矯正できる（図4）．

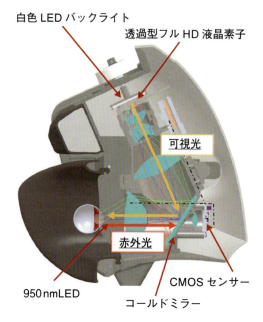

図3　アイモ光学系
白色 LED バックライト上にある透過型フル HD 液晶素子に呈示された視標はコールドミラーを介し被験者の眼に到達する（黄色矢印）．また，近赤外光に感度を有する CMOS センサーにて検査中の被験者の固視状態を確認できる（赤色矢印）．

3. アイトラッキング

視野検査中の固視状況は検査結果に大きな影響を及ぼすことが知られており，しっかり中心固視できているかを確認しながら検査を行うことが重要である．アイモでは近赤外光に感度を有する CMOS センサー（図3）にて眼球運動を撮影しており，操作タブレットの画面で両眼同時に固視状況をモニタリングできる．また，アイモにはアイトラッキング機能も搭載されており，計測された眼球の動きの位置情報より刺激視標の呈示位置の補正を行うことができる．この機能により，ヘッドマウント型であるために生じる可能性の高い，顔の傾きによる眼球の回旋運動などの測定点の位置ずれも補正できる．

4. 両眼同時検査

従来，視野検査は片眼遮蔽の状態で片眼ずつ検査を行うものであるが，アイモは左右独立する二つの光学系を有し（図4），両眼開放下で視野検査が行えるという特徴を有する．また，検

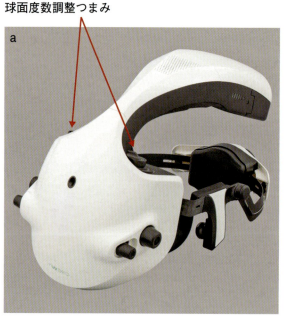
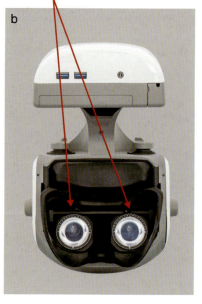

図4　左右独立した光学系
a．左右それぞれに矯正レンズが内蔵されており調整つまみで調整できる．−9.0〜＋3.0D で調節可．
b．乱視矯正レンズはマグネット式で容易な着脱・回転が可能である．−0.75〜−3.0D で調節可．

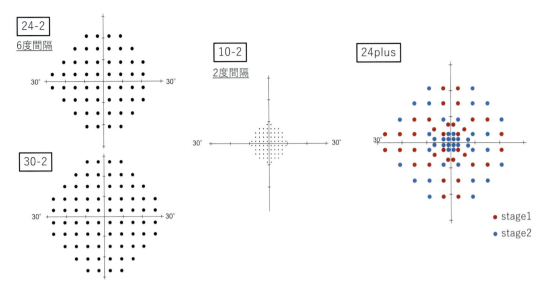

図5 検査測定点（右眼検査時）

ハンフリー視野計と同じ24-2，30-2，10-2の測定点で検査が行えることに加え，アイモ独自の24 plus測定点での検査ができる．24 plusは24-2測定点の10°内に測定点を追加し，中心視野の詳細な評価を目的とした測定点配置となっている．24 plusは赤丸で示したstage 1測定点のみのスクリーニング検査と，stage 1とstage 2を合わせた全点検査の二つのモードがある．

査を行う際，片眼のディスプレイのみに刺激視標を呈示し，従来の検査と同じように片眼ずつ検査を行う検査方法と，両眼のディスプレイにランダムに刺激視標を呈示し両眼同時に視野検査を行う検査方法（両眼ランダム）がある．両眼ランダム検査では1回の視野検査の手順で一度に両眼の視野検査が行える．その際被験者はどちらの眼に刺激が呈示されているのか認識できない．この特徴により今までは客観的な評価がむずかしかった詐病や心因性視野異常の視野評価に有用であると思われる．緑内障眼において両眼ランダムで検査を行う際の注意点は，検査前に被験者が中心にある固視標を融像できているか確認することである．

5. 測定条件および検査測定点

測定条件はハンフリー視野計と同じ視標最大輝度10,000 asb，背景輝度31.4 asb，視標サイズⅢ，視標呈示時間200 msecとなっているが，視標サイズおよび視標呈示時間は必要に応じ設定を変更できる（サイズ：Ⅰ～Ⅴ，呈示時間：33 msec～∞）．検査測定点もハンフリー視野計の10-2（測定点数68），24-2（測定点数54），30-2（測定点数76）と同じ測定点配置での検査と，24-2測定点の中心10°内に測定点を追加したアイモでの新たな測定点24 plus（図5）検査が行える．24 plusはスクリーニング検査としてstage 1：24 plus（1）（測定点数37）（図5：赤丸測定点）のみの検査，全測定点を検査するstage 1＋stage 2：24 plus（1-2）（測定点数78）（図5：赤丸＋青丸測定点）の2パターンでの検査が可能となっている．

6. 測定プログラム

閾値測定（感度測定）を行うにあたってアイモでは4-2 dB bracketing，Ambient Interactive ZEST（AIZE），AIZE-Rapidの3つの測定プログラムがある．ここでは各プログラムの詳細については割愛するが，各プログラムの違いおよび特徴として，4-2 dB bracketingは検

測定時間	ハンフリー	オクトパス	アイモ
長い	Full threshold	Normal Gl/G2	4-2dB bracketing
	SITA Standard	Dynamic	AIZE
短い	SITA Fast	TOP	AIZE-Rapid

図6　測定プログラム

アイモ，ハンフリー視野計，オクトパス視野計の測定プログラム比較で，上段のプログラムのほうが下段に比べ検査時間が長い．ハンフリー視野計の SITA standard，SITA Fast に相当するものが AIZE，AIZE-Rapid となっている．

査時間を長く要するが三つのプログラムの中ではもっとも各測定点の感度を詳細に測定し，測定ごとの変動も少ない．AIZE は心理視覚関数と各測定点での測定情報を利用し，効率的（短時間）に検査を行う．AIZE-Rapid は AIZE より短時間で検査を行うプログラムとなっている．ハンフリー視野計，オクトパス視野計でも同様にいくつかの測定プログラムがあり，アイモでの各測定プログラムとハンフリー視野計，オクトパス視野計の各プログラムとの関係は**図6**のようになっている．

　近年，視野感度が低下した部位では検査のたびに結果が大きく変動しやすく，信頼性の高い結果を得ることがむずかしくなることが指摘されている．そのためアイモでは，経過観察期間中の視野検査を行う際に，前回までの検査結果（ベースライン時の結果など）を基に，視野感度があるレベルまで低下した部位では時間をかけての閾値測定を行わず，その他の部位に時間を費やし，効率的に視野検査を行うプログラムも近日中に登場予定となっている．

B. 正常所見と異常所見

1. 検査結果

　図7 は 24-2 測定点検査の正常結果のプリントアウトである．表示項目としてはハンフリー視野計とほぼ同様デザインとなっており，向かって上段左に実測感度，右にグレースケール，中段左がトータル偏差で右がパターン偏差，下段左がトータル偏差プロットで右がパターン偏差プロットとなっており，正常範囲内，5％，2％，1％，0.5％未満の異常レベルの5段階で表示される．ハンフリー視野計と大きく異なる点はグレースケールの下に defect curve が表示されていることである．Defect curve はオクトパス視野計の cumulative defect curve（bebie curve）と同じである（オクトパス視野計の項目を参照）．グローバルインデックスとして，視野全体の平均感度である mean sensitivity（MS），年代別正常データからの感度差の平均である平均偏差（mean deviation：MD），正常者の視野の形状パターンからの逸脱度を示す pattern standard deviation（PSD），視野の部位（とくに中心領域に比重を大きくする）に重みつけを変え視野全体を評価する visual field index（VFI）が表示される．また，結果プリントアウト最下段は検査中の固視（ゲイズ）の状況を表示している．**図8** は 24 plus（1-2）の正常例の結果である．24-2 の結果表示と同じで，異なるのは 24 plus（1-2）の測定点配置の結果が表示されている点である．**図9** は緑内障症例での 24 plus（1-2）の結果である．

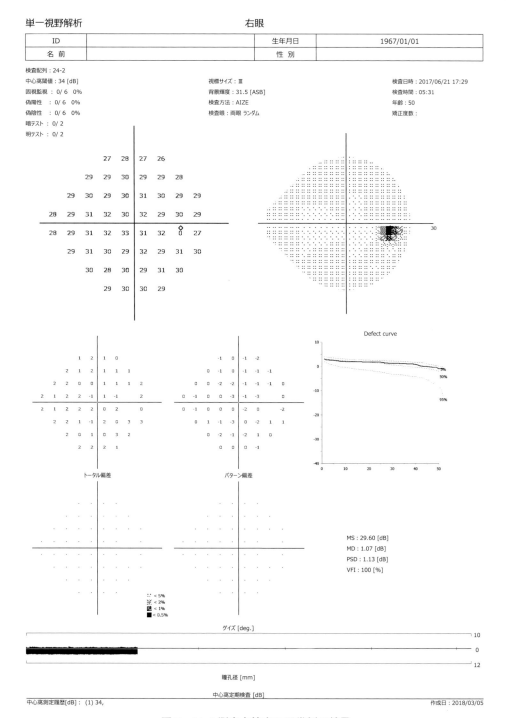

図7 24-2測定点検査の正常例の結果

結果の表示様式は，ハンフリー視野計の結果表示様式とほぼ同様となっている．上段左の図より測定実測値，グレースケール，中段左からトータル偏差，パターン偏差，defect curve（defect curve の詳細はオクトパス視野計を参照）となっている．下段左からトータル偏差およびパターン偏差の確率応答プロットが表示され，その横に MS（mean sensitivity），MD（mean defect），PSD（pattern standard deviation），VFI（visual field index）などの global index の結果が表示されている．結果の最下段は検査中の固視状態を記録したゲイズの結果が表示されている．

170

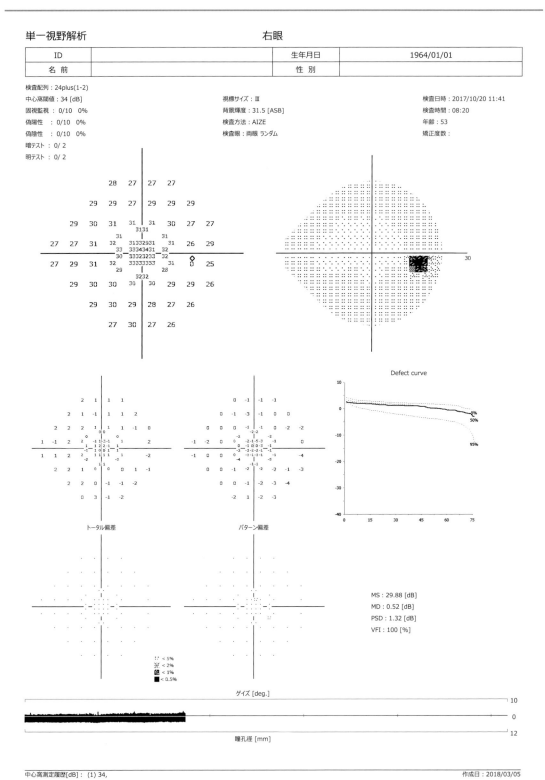

図 8　24 plus（1-2）測定点検査の正常例の結果

24-2 の結果表示と基本的にはまったく同じである．10°内に追加された測定点の結果も同時に表示され，すべての測定点で計算された MS, MD, PSD, VFI が算出される．

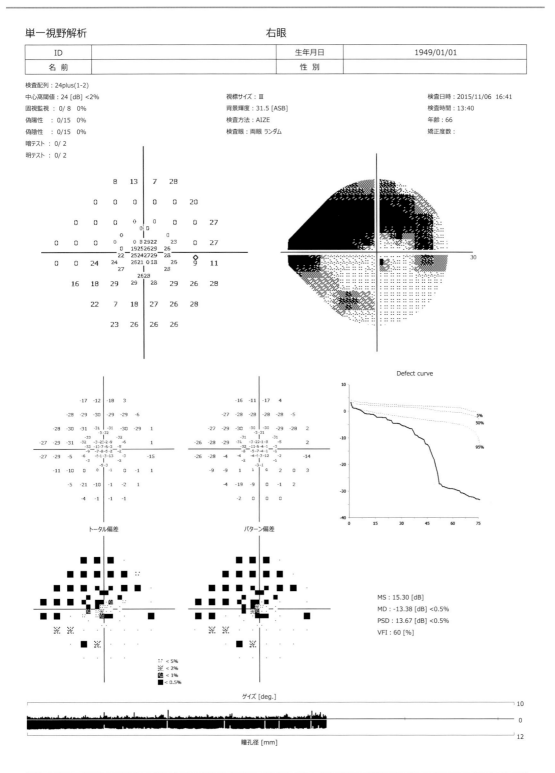

図9 緑内障症例での 24 plus (1-2) の結果
中心視野領域まで障害が及んできている症例において，24-2 検査よりも詳細な視野評価が可能である．

図7〜9は上述の両眼ランダム検査でプログラム AIZE にて検査を行っている．そのため，結果項目の検査時間は両眼検査を行うのに要した時間を表示している（片眼検査を行った際の時間表示は片眼の検査に要した時間）．

経過確認を行う際，ビーライン社製の BeeFiles ではアイモの検査結果を時系列で解析できるようになっており，加えて過去のハンフリー視野計での検査結果も時系列に加え解析することが可能となっている．

文　献

1) Matsumoto C, Yamao S, Nomoto H et al：Visual Field Testing with Head-Mounted Perimeter 'imo'. *PLoS One* **26**：e0161974, 2016

2) Yamao S, Matsumoto C, Nomoto H et al：Effects of head tilt on visual field testing with a head-mounted perimeter imo. *PLoS One* **25**：e0185240, 2017

3) Goseki T, Ishikawa H, Shoji N：Bilateral concurrent eye examination with a head-mounted perimeter for diagnosing functional visual loss. *Neuroophthalmology* **20**：281-285, 2016

4) Gardiner SK, Swanson WH, Goren D et al：Assessment of the reliability of standard automated perimetry in regions of glaucomatous damage. *Ophthalmology* **121**：1359-1369, 2014

5) Gardiner SK, Swanson WH, Goren D et al：The effect of limiting the range of perimetric sensitivities on pointwise assessment of visual field progression in glaucoma. *Invest Ophthalmol Vis Sci* **57**：288-294, 2016

（野本　裕貴）

第 3 章
細隙灯顕微鏡

1 緑内障に関連する代表的な細隙灯顕微鏡所見

A. 原発緑内障

1. 原発開放隅角緑内障（広義）

原発開放隅角緑内障（primary open angle glaucoma：POAG）は，緑内障性視神経乳頭変化とそれに対応した緑内障性視野障害を有し，正常開放隅角で，かつ視神経乳頭変化を惹起しうるその他の疾患がない状態と定義される．細隙灯顕微鏡所見では，角膜・虹彩は正常，前房は深く，炎症所見を認めず，水晶体の位置も正常である．

正常眼圧緑内障（normal tension glaucoma：NTG）は，眼圧が日内変動を含め常に統計学的正常範囲（21 mmHg 以下）のものをいう．

2. 原発閉塞隅角緑内障

原発閉塞隅角緑内障（primary angle closure glaucoma：PACG）は，他の要因がなく隅角の閉塞が生じ，その結果，眼圧が上昇し，緑内障性視神経症を生じる疾患と定義される．

原発閉塞隅角緑内障の病態を考えるうえでは，瞳孔ブロック（pupillary block）と称される機序の理解が大切である．瞳孔ブロックによる隅角閉塞は，瞳孔領付近での流出抵抗が大きくなり，後房圧が前房圧より上昇し，後房圧の上昇により虹彩が前方へ押し上げられ弯曲し，房水流出路である隅角が閉塞されることによって起こる（図1）.

瞳孔ブロックを起こしやすい要因としては，短眼軸（遠視眼），水晶体厚の増加（加齢に伴う水晶体膨化），水晶体の前方移動（Zinn 小帯脆弱など）など，いくつかの解剖学的な特徴があげられる．瞳孔ブロックが軽度な状態は，相対

的瞳孔ブロックとよばれ（図2），前房と後房の圧較差により虹彩が前弯しているものの，眼圧は狭隅角眼であっても隅角が開大していれば正常である．瞳孔ブロックを起こしやすい素因を有している眼が，暗室やうつむき姿勢，薬剤の使用などで瞳孔径が変化し瞳孔ブロックを誘発，そのままブロックが解除されずに広範囲の隅角閉塞が持続すると急激な眼圧上昇に至り，いわゆる急性緑内障発作をきたす．レーザー虹彩切開術により房水流出路ができると，前房と後房の圧較差がなくなるので，虹彩の前弯はなくなり平坦化する．

● van Herick 法

van Herick 法とは，スリット光により周辺前房深度を評価する方法である．基本的な手順は，患者に正面視させ，十分に細く絞ったスリット光を角膜輪部に垂直に照射し，スリット光と観察系の角度を60°として観察する（図3）．角膜の厚みと角膜内皮面から虹彩表面までの距離を比較して，角膜厚と周辺前房深度の比が同等以上であれば4度，1/2～1/4を3度，1/4を2度，1/4未満を1度，前房深度が0の状態を0度と分類し，4度であれば，隅角鏡検査ではwide openと判定される（図4）．

しかし，本法はあくまでもスクリーニング検査であり，広隅角眼や重度の狭隅角眼の判定には役立つが，2度前後の隅角の場合，隅角鏡検査での評価とは必ずしも一致しないとの意見もある．よって，閉塞隅角の確定診断には隅角鏡検査が必須である．

さらに，老人環が強く周辺部角膜の透見性が悪い場合や，角膜潰瘍後などで角膜が菲薄化している場合なども，本法による正確な評価をむずかしくする．

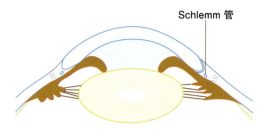

図1 瞳孔ブロック
後房圧の上昇により虹彩が前方へ押し上げられ弯曲し，隅角が閉塞している．

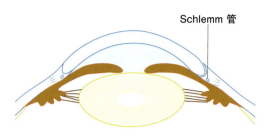

図2 相対的瞳孔ブロック
房水の瞳孔縁での流出抵抗が大きくなり，後房圧が前房圧より上昇している．後房圧の上昇により虹彩が前方へ押し上げられ弯曲し，隅角が狭小化しているが，閉塞していない．

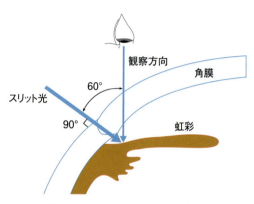

図3 van Herick 法の観察方法

a．急性緑内障発作

通常，急性緑内障発作の症状は急激で，著しい眼圧上昇をきたす．患者は眼科的な症状としては視力障害（虹輪視，霧視，視力低下），眼痛を自覚し，全身症状として頭痛，悪心・嘔吐が起こる．眼圧は通常 40〜80 mmHg まで上昇する．角膜上皮・実質ともに浮腫をきたす．発作眼では，毛様充血がみられ，瞳孔は中等度散大し，虚血による瞳孔括約筋不全麻痺のため，対光反応は完全に消失するか，微弱となる（**図5**）．前房深度は中央部・周辺部ともに浅く（**図6**），発作時には隅角は閉塞しているが，角膜浮腫により隅角鏡検査が困難であることが多い．

発作が解除されると，虹彩の虚血により生じた虹彩萎縮（**図7**）や，前嚢下水晶体混濁（Glaukomflecken）が観察される．急性緑内障発作のほとんどは片眼性であるが，5〜10% の症例では，両眼同時に発症することがある．

緑内障発作眼では，急性発作に先立って過去に軽度の「小発作」を起こしていることが多い．「小発作」時には，一過性に隅角が閉塞し眼圧が上昇したものの，光刺激や眼球への機械的刺激などにより，瞳孔が運動し隅角の完全閉塞に至らず，発作が自然解除され，一過性の眼痛や虹輪視・視力障害を生じるにとどまる．このような眼は，初期には隅角に虹彩が一時的に接触する appositional closure のみであるが，それが慢性的に持続することで，徐々に隅角の器質的癒着（周辺虹彩前癒着）の形成にいたることが想定されている．

b．プラトー虹彩形状

プラトー虹彩形状（plateau iris configuration）とは，虹彩は瞳孔縁から線維柱帯近接部位までは平坦で，そこから後方に向かい急に屈曲する解剖学的形態異常である．毛様体が前方に回旋・偏位することにより虹彩根部が前方に押し出され，隅角が閉塞するとされている（**図8**）．プラトー虹彩では中央前房深度が正常であるにもかかわらず，隅角閉塞を生じうる．

確定診断には前眼部 OCT や超音波生体顕微鏡（ultrasound biomicroscope：UBM）により特徴的な周辺部虹彩形態を描出することが有用である．

1 緑内障に関連する代表的な細隙灯顕微鏡所見　**177**

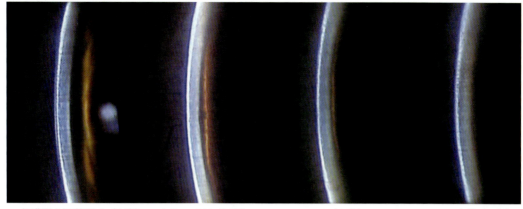

角膜厚と同等以上（4度）　　1/2～1/4（3度）　　　1/4（2度）　　　　1/4未満（1度）

図4　van Herick 分類

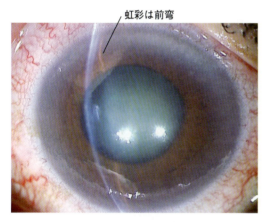

虹彩は前弯

図5　急性緑内障発作眼の前眼部所見
瞳孔は中等度散瞳．虹彩は前弯．著しい角膜浮腫に毛様充血がみられる．

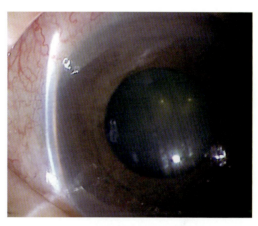

図6　発作眼の周辺部前房深度
周辺部は角膜と虹彩が接触している．

B. 続発緑内障

　続発緑内障は他の要因により眼圧上昇が生じた緑内障と定義される．続発緑内障を正確に診断するためには，スリット光により虹彩を照射し，その反射光で角膜を観察する反帰光線法や，眼底からの反射光で観察する徹照法が有用な場合がある（図9，10）．
　ぶどう膜炎に関連した緑内障では，隅角線維柱帯への炎症細胞や炎症産物蓄積による房水の通過障害，炎症による線維柱帯機能の低下，血液房水関門破綻による房水産生の増加が，眼圧

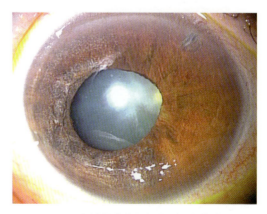

図7　急性緑内障発作後の虹彩萎縮
発作から3カ月後．瞳孔は中等度散瞳したままで，虹彩には萎縮がみられる．1時の部位にYAGレーザーによるレーザー虹彩切開を施行．

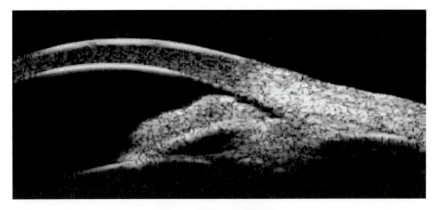

図8　プラトー虹彩形状
UBMでは，虹彩は瞳孔縁から線維柱帯近接部位までは平坦で，そこから後方に向かい急に屈曲している．

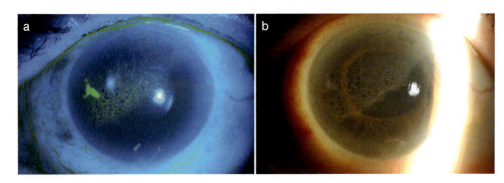

図9　単純ヘルペスウイルス虹彩毛様体炎
樹枝状潰瘍がフルオレセインに染まり（a），反帰光線法では上皮下浮腫が認めれる（b）．
（山口大学　寺西慎一郎先生のご厚意による）

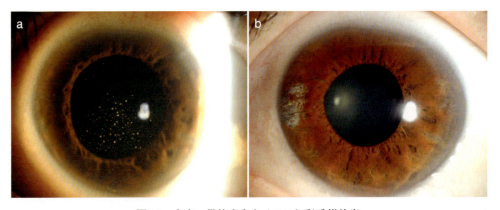

図10　水痘・帯状疱疹ウイルス虹彩毛様体炎
反帰光線法にて色素を伴う角膜後面沈着物がみられる（a）．1.5カ月後には虹彩萎縮を認めた（b）．
（山口大学　寺西慎一郎先生のご厚意による）

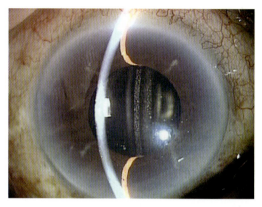

図11　iris bombé
瞳孔領全周にわたり虹彩後癒着が起こり虹彩が膨隆，瞳孔ブロックによる続発閉塞隅角緑内障が生じている．

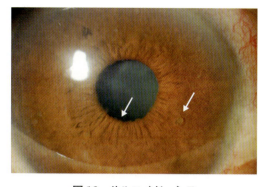

図12　サルコイドーシス
虹彩面上，瞳孔領に肉芽腫性の結節（矢印ほか）がみられる．
（山口大学　寺西慎一郎先生のご厚意による）

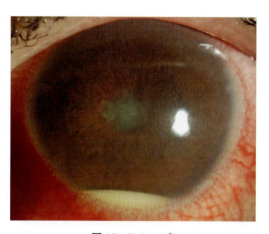

図13　Behçet病
前房下方に白い界面形成（前房蓄膿）がみられる．
（山口大学　寺西慎一郎先生のご厚意による）

上昇の機序として考えられる．
　角膜後面沈着物（keratic precipitates：KP）は，炎症によって角膜後面に付着した細胞の集積物であり，疾患によって特徴的なKPが観察される．サルコイドーシスなどの肉芽腫性ぶどう膜炎では比較的大きく集簇する豚脂様KPが，Behçet病などの非肉芽腫性ぶどう膜炎では微細なKPがみられる．注意点として，KPはすべて炎症性疾患によるとは限らず，まれに眼内悪性リンパ腫などの腫瘍性疾患によるものもある．
　炎症による虹彩後癒着が瞳孔全周に起こると，瞳孔ブロックの増強によりiris bombéを生じ，眼圧が上昇する（図11）．

1. Posner-Schlossman症候群

　軽度の前眼部炎症を伴い，片眼性の急激な眼圧上昇をきたす疾患で，発作は同一眼に繰り返す．眼圧は通常40〜60mmHgまで上昇し，わずかな前房内細胞や微細な白色のKPなどを認める．炎症があるが虹彩後癒着はきたさず，隅角の色素は健眼に比べて少ないことが多く，周辺虹彩前癒着も認めない．

2. サルコイドーシス

　全身の臓器に肉芽腫を生じる原因不明の疾患である．眼合併症の所見としては，前眼部には豚脂様KP，虹彩面上・隅角には黄白色半透明の結節，さらに虹彩癒着などがみられる（図12）．隅角結節は一見わかりにくい場合があるため注意が必要である．また，形成された隅角結節は癒着を形成しやすく，後にテント状・台形の周辺虹彩前癒着を生じる．

3. Behçet病

　眼症状に加え，再発性口内アフタ，皮膚症状，外陰部潰瘍を4主症状とする炎症性疾患で

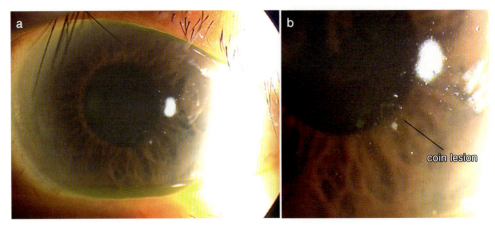

図14 サイトメガロウイルス角膜内皮炎
白色の角膜後面沈着物が小円形に集簇した coin lesion がみられる．
（愛媛大学 溝上志朗先生のご厚意による）

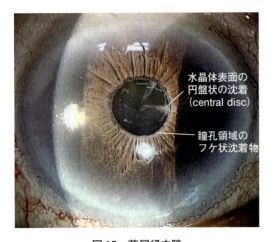

図15 落屑緑内障
瞳孔領にフケ状の白色沈着物を認め，水晶体表面にも円盤状に白色物質が沈着している（central disc）．

ある．非肉芽腫性の虹彩毛様体炎を繰り返し，ときにニボーを伴う特徴的な前房蓄膿を生じる（図13）．眼底には血管炎により広範に網脈絡膜萎縮が生じ，後極の血管閉塞で視機能が低下しやすい．

4．Vogt-小柳-原田病

眼・耳・皮膚・髄膜などに影響を及ぼす全身疾患で，メラノサイトに対する自己免疫疾患である．眼科的には肉芽腫性前部ぶどう膜炎，視神経乳頭浮腫，多発する滲出性網膜剝離を伴う急性脈絡網膜炎を示す．緑内障を発症した症例の56％は開放隅角であるが，44％は閉塞隅角であったと報告されている．閉塞隅角は毛様体突起の浮腫と関連するといわれているが，ときに急性緑内障発作と誤認されるため注意を要する．

5．Fuchs 虹彩異色性虹彩毛様体炎

片眼性の非肉芽腫性ぶどう膜炎であり，白内障の合併が特徴である．日本人では虹彩異色は顕著ではなく，患眼はびまん性の虹彩実質萎縮をきたすので，虹彩の色調が薄くなり，虹彩紋理の粗造な感じが目立つようになる．慢性の経過をとり，しばしば緑内障を併発する．

6．サイトメガロウイルスによる続発緑内障

サイトメガロウイルス（cytomegalovirus：CMV）角膜内皮炎や虹彩炎では，眼圧上昇を伴うことも多く，原因不明の続発緑内障と診断されたり，Posner-Schlossman 症候群との鑑別に苦慮することも少なくない．通常，片眼性で，慢性の経過をたどり，眼圧上昇・前眼部炎症の再発を繰り返す．典型的には，サイトメガ

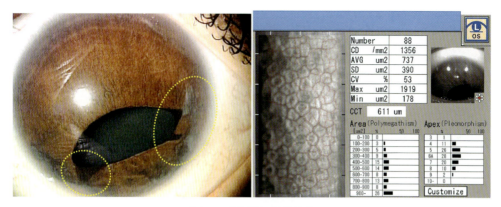

図16 進行性虹彩萎縮症
瞳孔偏位と虹彩萎縮に加え，ぶどう膜外反と周辺虹彩前癒着（点線）がみられる．角膜内皮細胞は減少している．

ロウイルス角膜内皮炎で認める白色豚脂様KPが小円形に配列したcoin lesionとよばれるKPの集簇がみられる（図14）．診断上，もっとも重要とされているのは角膜内皮細胞密度が減少することである．確定診断には前房水ポリメラーゼ連鎖反応（polymerase chain reaction：PCR）検査により，CMV-DNAが陽性であることを確認する．

7. 落屑緑内障

眼組織が線維性細胞外物質（落屑物質）を産生し，水晶体・瞳孔縁・隅角・Zinn小帯・角膜内皮などに進行性に沈着することを特徴とする疾患である．落屑物質を有する患者では，3〜15％が緑内障に移行するとされる．水晶体前面への白色落屑物質の沈着はもっとも特徴的な所見であり，水晶体表面中央の瞳孔縁に沿った円盤状沈着（central disc）と，周辺部での膜状沈着（peripheral band）からなる（図15）．まず無散瞳で瞳孔縁を確認するが，散瞳して初めて水晶体前面の落屑物質に気づくこともある．また，散瞳不良な症例が多く，落屑物質沈着によるZinn小帯脆弱とあいまって白内障手術がむずかしいことがある．角膜内皮細胞が全般的に減少している症例も多いので，手術に際しては注意が必要である．

8. 虹彩角膜内皮症候群（iridocorneal endothelial syndrome：ICE症候群）

通常，若年から中年期に発症し，片眼性の疾患である．虹彩と角膜内皮細胞が障害され，隅角部では虹彩前癒着を形成し，眼圧が上昇する．虹彩の萎縮と虹彩孔を形成する進行性虹彩萎縮症，虹彩結節を伴うCogan-Reese症候群，角膜内皮細胞の障害が強いChandler症候群の3病型に分類される．3病型ともに周辺虹彩前癒着（peripheral anterior synechia：PAS）は共通して認められ，進行性虹彩萎縮症とCogan-Reese症候群ではSchwalbe線も越えて前方に付着する丈の高い周辺虹彩前癒着がみられるのが特徴である．いずれの疾患も角膜内皮障害により軽度の眼圧上昇でも角膜浮腫をきたしやすい．

a. 進行性虹彩萎縮症
虹彩萎縮，瞳孔偏位や虹彩の孔形成などの虹彩の変化が強く認められる（図16）．

b. Cogan-Reese症候群
色素を伴った有茎・きのこ状の虹彩結節が，虹彩面上に多数認められる（図17）．

c. Chandler症候群
本症の瞳孔偏位はわずかであり，虹彩の萎縮も軽度，そのわりに内皮障害が著しく，眼圧が正常もしくはごくわずかに上昇しているだけで

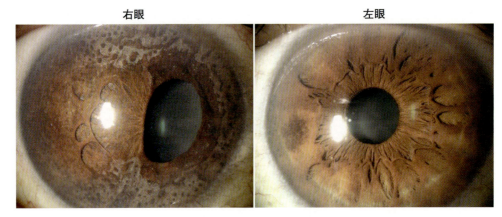

図17 Cogan-Reese 症候群
右眼の虹彩にはきのこ状虹彩結節が多数みられ，虹彩萎縮・瞳孔偏位を伴う．
（愛媛大学 溝上志朗先生のご厚意による）

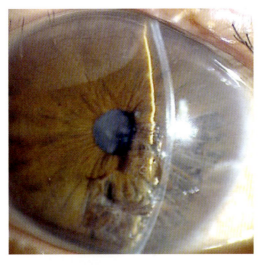

図18 虹彩分離症による続発閉塞隅角緑内障
虹彩実質の分離と浅前房を認める．
（愛媛大学 溝上志朗先生のご厚意による）

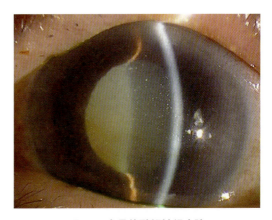

図19 水晶体融解性緑内障
角膜上皮浮腫と前房内の浮遊物を認める．
（愛媛大学 溝上志朗先生のご厚意による）

も，角膜浮腫を生じることがある．

9. 虹彩分離症

虹彩実質が分離して線維状になった前葉が，前房内に葉状もしくは索状に浮遊している状態である（**図18**）．高齢者に多く，虹彩実質の分離は下方にみられることが多い．原因としては老人性虹彩萎縮，虹彩血管硬化などがいわれている．本症の約半数に閉塞隅角または開放隅角緑内障を合併する．

10. 水晶体に起因した緑内障

水晶体融解性緑内障は，自然破囊や外傷により，水晶体物質が前房内に遊出し発症する開放隅角緑内障である．成熟あるいは過熟白内障を有する高齢者や，穿孔性眼外傷の患者にみられ，片眼性である．強い前房内炎症を認め，シュウ酸カルシウム結晶やコレステロール結晶が浮遊していることもあり，診断の一助となる（**図19**）．水晶体摘出で速やかに眼圧は下降する．

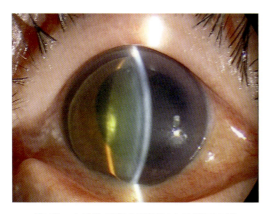

図20　水晶体の完全脱臼による眼圧上昇
水晶体が前房内に脱臼している．
（愛媛大学 溝上志朗先生のご厚意による）

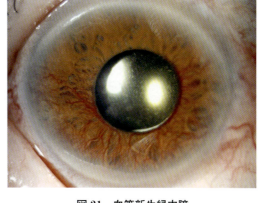

図21　血管新生緑内障
瞳孔領と虹彩面状に隆々とした新生血管を認める．

　白内障の進行に伴う水晶体膨化緑内障は，水晶体膨化により相対的瞳孔ブロックを引き起こすのみならず，機械的に虹彩を前方移動させ隅角を狭くする機序も関与した続発閉塞隅角緑内障である．前房深度，白内障進行度などに左右差があれば診断は容易であるが，他眼の前房が浅いことも多く，原発閉塞隅角緑内障との鑑別が困難なことも多い．
　また，まれに完全に脱臼した水晶体により眼圧が上昇することもある（図20）．

11. 血管新生緑内障

　血管新生緑内障は，眼内の虚血病変に続き，虹彩・隅角に生じた線維血管膜が原因となって生じる緑内障である．眼圧は40～60 mmHgまで上昇し，細隙灯顕微鏡所見では虹彩新生血管，隅角新生血管，前房出血，角膜上皮浮腫，毛様充血，フレアなどがみられる（図21）．虹彩ルベオーシスは網膜循環不全がおもな原因であり，疾患としては糖尿病網膜症（とくに増殖型），網膜中心静脈閉塞症，内頸動脈閉塞症，眼虚血症候群などの虚血性疾患が多いが，慢性的なぶどう膜炎，陳旧性網膜剥離，未熟児網膜症や眼内炎などでもみられることがある．
　初期の前緑内障期では，新生血管は瞳孔縁にみられるのみで，隅角は開放，眼圧も上昇していない．次の開放隅角緑内障期になると，新生血管が虹彩面上を隅角方向に伸展し，線維血管膜で隅角が覆われ，房水の流出障害が起こり眼圧は上昇しはじめるが，なお隅角は開放している．そして閉塞隅角緑内障期に至ると線維血管膜が収縮し周辺虹彩前癒着を生じるとともに，虹彩新生血管も太く著明になり，瞳孔縁のぶどう膜外反や，コントロール困難な眼圧上昇をきたす．虚血病変を併発している症例では虹彩ルベオーシスが発生しやすいので，虹彩と隅角，眼底の詳細な観察が必要となる．とくに初期の瞳孔縁の微細な新生血管は散瞳すると見逃されやすいので，まずは無散瞳かつ高倍率で観察することが大切である．

12. 色素性緑内障

　色素性緑内障は色素散乱症候群（pigment dispersion syndrome）ともよばれ，色素散布に関連した続発緑内障であり，近視，若年者に多く認められる．虹彩から散布された色素は，さまざまな前眼部組織に沈着するが，線維柱帯への集積は線維柱帯の機能障害をきたし，眼圧上昇を引き起こす．
　色素顆粒の散布は，後方に膨隆した虹彩

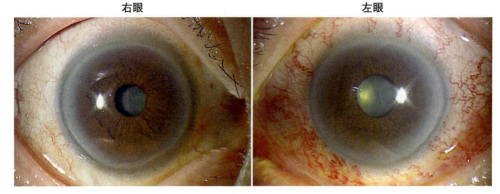

図22 内頸動脈海綿静脈洞瘻
左眼の上強膜血管の拡張蛇行，結膜充血・浮腫を認める．
（愛媛大学 溝上志朗先生のご厚意による）

(concave iris configuration) がZinn小帯と接触し，虹彩が機械的に摩擦されることにより生じる．この機序はreverse pupillary blockとして知られ，前房圧が後房圧を上回ることにより生じるが，正常眼においても瞬目や調節時にみられるといわれている．

虹彩からの色素散布により，隅角には非常に濃い色素沈着が線維柱帯全周にわたってみられる．

13. ステロイド緑内障

副腎皮質ステロイドの投与により高眼圧が誘発される．臨床所見は原発開放隅角緑内障と酷似しているので，診断にはステロイド使用歴を確認することが重要である．ステロイドの中止により大多数は眼圧が正常化するが，長期使用により房水流出路に不可逆的な変化が生じている場合には眼圧が下降しないこともある．

14. 上強膜静脈圧の上昇による緑内障

上強膜静脈圧が上昇すると，線維柱帯以降の房水流出が障害されるために眼圧が上昇する．頸動脈海綿静脈洞瘻，Sturge-Weber症候群，甲状腺眼症などに続発し，上強膜静脈の拡張蛇行が著しく，結膜浮腫や眼球突出，眼窩部雑音などを認める（図22）．

15. 悪性緑内障

悪性緑内障は，緑内障手術・白内障手術などの内眼手術を契機に，高眼圧を伴って極端な浅前房・前房消失をきたす緑内障である．以前は病態の把握が困難で，縮瞳薬や虹彩切開術などの通常の閉塞隅角緑内障に対する治療に反応しないため「悪性」と名付けられた．その後，悪性緑内障が毛様体と水晶体・前部硝子体の間のブロックにより起こるという病態生理に基づき，毛様体ブロック緑内障 (ciliary block glaucoma) とよばれるようになった．

眼内レンズ挿入眼なのに浅前房であったり，濾過手術後に低眼圧ではないのに浅前房だったりなど，不自然な浅前房をきたしているときには毛様体ブロックの可能性を考える（図23）．UBM検査では毛様体の前方回旋と硝子体による圧排像を認める．

治療はまずアトロピン点眼で毛様筋を弛緩させて後方へ戻し，ブロックの解除を試みるが，解除しない場合は，YAGレーザー前部硝子体破壊術や，前部硝子体切除術を行う．

C. 小児緑内障

小児緑内障は原発小児緑内障と続発小児緑内障に大別される．

原発小児緑内障とは，いわゆる従来の発達緑

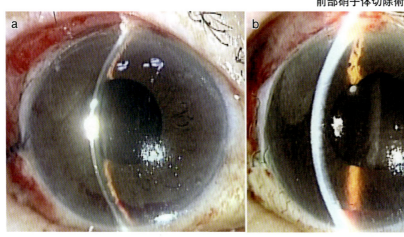

図23　血管新生緑内障に対する線維柱帯切除術後の悪性緑内障
a．眼圧は45mmHgであるが前房はきわめて浅い．b．前部硝子体切除術後に前房は深くなり眼圧も8mmHgと下降した．硝子体腔から前房までの交通を確実にし，再発を防ぐために，前部硝子体切除のみならず周辺部の前後嚢・虹彩切除も行っている．

内障であるが，発症時期によってさらに原発先天緑内障と若年開放隅角緑内障に分けられる．それぞれ，従来のガイドラインの早発型発達緑内障，遅発型発達緑内障に相当する．原発先天緑内障については，発症頻度は日本人では10万人に1人であり，生後1年以内の発症が約80%と報告されている．

続発小児緑内障は，①先天眼形成異常に関連した緑内障，②先天全身疾患に関連した緑内障，③後天要因による緑内障，④白内障術後の緑内障，に分けられる．③の後天要因の代表例はぶどう膜炎，外傷，ステロイド，腫瘍，未熟児網膜症である．また，④については，小児では白内障術後に20%以上で認められており，注意が必要である．

1. 原発先天緑内障

眼圧上昇の原因は線維柱帯の形成異常に限定される．4歳未満に発症し，この時期の強角膜は伸展性に富むため，高眼圧により角膜径が増大し，いわゆる牛眼となる．通常，新生児では角膜径はおおよそ9.5〜10.5mmで，生後1年で10.0〜11.5mmであるので，新生児で11mm以上，1歳未満で12mm以上であれば，原発先天緑内障の可能性がある．本症は流涙や羞明を主訴に受診することが多い．細隙灯顕微鏡所見では，高眼圧により角膜全体が均一に混濁していることが多いが（図24），混濁は眼底透見不能なほど濃いものから，ごく淡い混濁まで，程度はさまざまである．高眼圧により角膜が伸展した際に，Descemet膜破裂（Haab's striae）を生じる（図25）．Haab's striaeが視軸にかかって存在する場合，視力障害が残る可能性がある．一方，Descemet膜破裂は，鉗子分娩による障害でも生じるので病歴を確認することが必要である．

2. 若年開放隅角緑内障

原発先天緑内障と同様に，異常は線維柱帯に限局するものの，程度はより軽度であるため発症が遅れ，原発開放隅角緑内障に似た臨床症状を呈する病型である．4歳以降に発症するが，この時期には強角膜はすでに十分な強度を有しているので角膜径の拡大は起こらない．特徴的

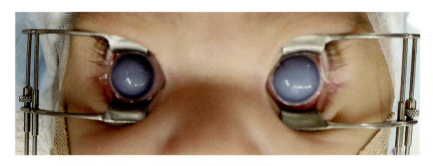

図 24　原発先天緑内障
高眼圧（右眼：38，左眼：32 mmHg）により角膜は混濁し，角膜径も拡大し，いわゆる牛眼（buphthalmos）を呈している．
（島根大学　谷戸正樹先生のご厚意による）

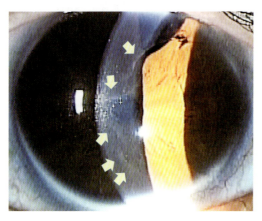

図 25　Haab's striae
視軸にかかる Descemet 膜破裂による混濁（⇨）を認める．

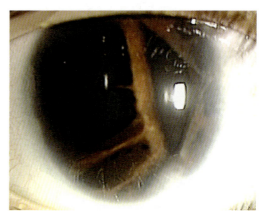

図 26　Axenfeld-Rieger 症候群
瞳孔偏位，虹彩欠損がみられる．
（広島大学　木内良明先生のご厚意による）

な角膜所見はないが，小児でびまん性の角膜混濁をみたら，若年開放隅角緑内障を疑い眼圧を測定する．

3. Axenfeld-Rieger 症候群

Axenfeld-Rieger 症候群は臨床的に①Axenfeld 異常，②Rieger 異常，③Rieger 症候群の三つに分類される．Axenfeld 異常は後部胎生環として知られる Schwalbe 線の肥厚・突出に，周辺虹彩組織が索状に付着しているのが特徴である．後部胎生環は，細隙灯顕微鏡では角膜輪部に沿って平行に，灰白色の弧状の細い混濁としてみられる．虹彩の異常は目立たない．Rieger 奇形では瞳孔偏位，偽多瞳孔などの多彩な虹彩変化を示す（図 26）．眼以外に，歯・顎・他の全身的な異常を伴う場合を Rieger 症候群とよぶ．

Axenfeld-Rieger 症候群では約 50％に緑内障を発症する．

4. Peters 異常

Peters 奇形は角膜中央部の混濁とその部分の虹彩前癒着を特徴とする先天的な疾患で，約 80％は両眼性である（図 27）．Peters 異常の約 50％に他の眼科的異常がみられ，60％で全身的異常を合併する．全身的疾患としては，先天性心疾患や発育遅延，聾，口唇口蓋裂などを認めることがある．

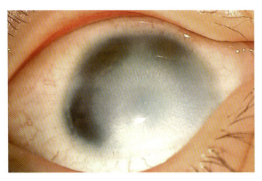

図27 Peters異常
角膜中央部の混濁と，角膜後面への虹彩癒着を認める．
（広島大学 木内良明先生のご厚意による）

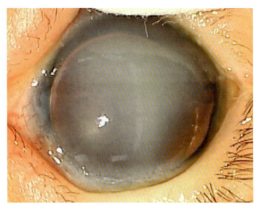

図28 無虹彩症
虹彩が欠損し，水晶体赤道部まで観察できる．
（広島大学 木内良明先生のご厚意による）

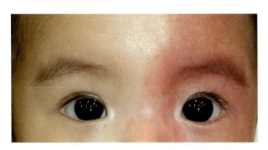

図29 Sturge-Weber症候群
左の三叉神経支配領域の顔面血管腫に加えて，左眼の続発緑内障により角膜径が増大している．
（広島大学 木内良明先生のご厚意による）

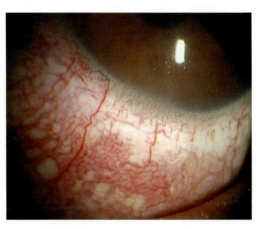

図30 Sturge-Weber症候群
下方結膜に血管腫を認める．
（福井県済生会病院 新田耕治先生のご厚意による）

5. 無虹彩症

無虹彩症（aniridia）は両眼の虹彩根部を痕跡的に残すのみで，ほとんどの虹彩が欠損している先天異常である（図28）．白内障・黄斑低形成・眼振などをしばしば合併し，緑内障は，長期の経過観察では半数以上に認めると推定されている．

6. Sturge-Weber症候群

Sturge-Weber症候群は母斑症のひとつで，生下時より認められる三叉神経支配領域の顔面血管腫に加えて，上強膜・脈絡膜の血管腫，強膜メラノーシスなどを認める（図29，30）．Sturge-Weber症候群の約半数に緑内障を合併し，通常，血管腫と同側に発症する．

D. 緑内障の管理

1. 角膜の観察

緑内障の点眼治療は長期にわたるうえ，多剤併用することも珍しくない．緑内障点眼薬治療中に角膜の上皮障害をみたら，薬剤毒性をまず疑う必要がある．

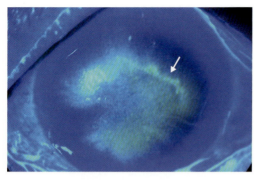

図 31　薬剤毒性による epithelial crack line
偽樹枝状のフルオレセイン染色を認めるが terminal bulb はなく, 角膜ヘルペスと鑑別される.
（愛媛大学 溝上志朗先生のご厚意による）

　角膜上皮障害が点状表層角膜症として観察されるより前に, 緑内障点眼薬の主剤や防腐剤は上皮の microvilli やムチン産生に障害をもたらすため, フルオレセイン染色した際の breakup time が短縮し, 涙液の不安定化をもたらす. 点状表層角膜症がみられる場合, 結膜にも注意する. ドライアイの場合は, 瞼裂部の結膜上皮障害を伴っているが, 薬剤性の場合は角膜の障害が主体で, 結膜の障害は軽度であることが鑑別となる. Epithelial crack line を生じた場合は, ヘルペス角膜炎との鑑別が問題となるが, 薬剤毒性では terminal bulb が存在しないこと

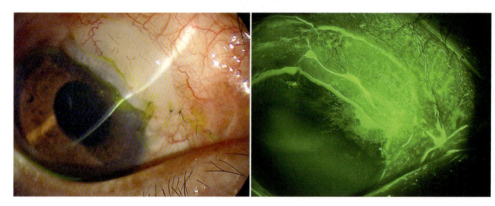

図 32　dellen
濾過胞による異所性メニスカスにより角膜潰瘍（dellen）を形成している.
（愛媛大学 溝上志朗先生のご厚意による）

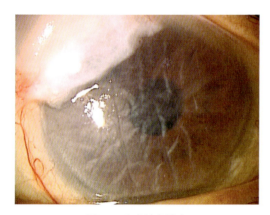

図 33　水疱性角膜症
線維柱帯切除術後 5 年で水疱性角膜症を発症した.

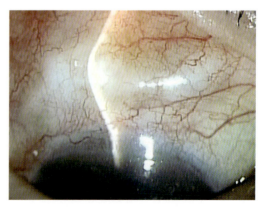

図 34　Encapsulated bleb
濾過胞の隆起はあるが, 中が厚い組織で裏打ちされており, 眼圧は高い.

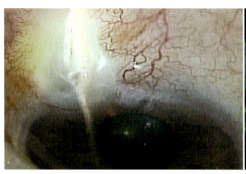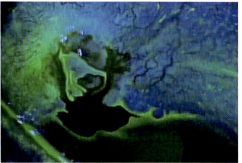

図35　限局した無血管濾過胞とleak
フルオレセインを濾過胞に塗布すると瞬時に房水が漏れだしてくる（Seidel試験陽性）．

がポイントとなる（図31）．

濾過胞は上眼瞼に被覆されていれば角膜上皮障害を起こすことはないが，濾過胞の存在による異所性メニスカスにより涙液の異常分布が瞼裂部まで拡大するとdellenなどの角膜障害を起こすことがある（図32）．

レーザー虹彩切開術（laser iridotomy：LI）後や濾過手術後に，水疱性角膜症をきたすことがあるため注意が必要である（図33）．

2. 結膜の観察

緑内障点眼薬の副作用として，結膜充血や濾胞性結膜炎がある．点眼による薬剤アレルギーはどの点眼薬でも起こりうる．

濾過胞を観察する際には，濾過胞の形状と，濾過胞からのleakまたはoozingの有無を確認する．有血管で厚く，明瞭な境界のない濾過胞は結膜上皮が健常で感染のリスクは少ないが，無血管で壁が薄く，周囲癒着組織と境界明瞭な限局性の濾過胞は感染の危険がある．Encapsulated blebは濾過胞内に液腔は存在するものの周囲が厚い膜で囲まれており，眼圧は下降していない（図34）．Leakはフルオレセインを塗布すると漏出点から瞬時に漏れ出してくる（図35）．Oozingは無血管濾過胞にフルオレセインを塗布してしばらく観察していると，微小孔からフルオレセインがにじむポイントが複数出現してくる．

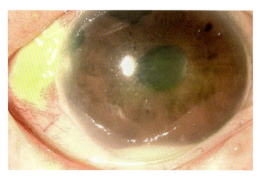

図36　濾過胞感染
濾過胞内は膿で充満し前房蓄膿がみられる．

濾過胞感染では，濾過胞周囲の充血と濾過胞内の混濁を認める（図36）．限局性の無血管濾過胞でoozingやleakを認める患者では，充血，眼脂，異物感など，感染徴候を認めた場合にはすぐに受診するよう説明しておくことが肝要である．

文献

1) 澤田　明，山本哲也：原発閉塞隅角緑内障．緑内障（北澤克明監修，白土城照，新家　眞，山本哲也編），p213-231，医学書院，2004
2) Tornquist R：Angle-closure glaucoma in an eye with a plateau type of iris. *Acta Ophthalmol (Copenh)* **36**：419-423, 1958
3) Forster DJ, Rao NA, Hill RA et al：Incidence and management of glaucoma in Vogt-Koyanagi-Harada syndrome. *Ophthalmology* **100**：613-618, 1993
4) Henry JC, Krupin T, Schmitt M et al：Long-term follow-up of pseudoexfoliation and the

development of elevated intraocular pressure. *Ophthalmology* **94**：545-552, 1987

5) Campbell DG, Schertzer RM：Pathophysiology of pigment dispersion syndrome and pigmentary glaucoma. *Curr Opin Ophthalmol* **6**：96-101, 1995

6) von Graefe A：Beitrage zur Pathologie und Therapie des Glaukoms. *Arch Fur Ophthalmol* **15**：108-252, 1869

7) Weiss DI, Shaffer RN：Ciliary block (malignant) glaucoma. *Am Acad Ophthalmol Otolaryngol* **76**：450-461, 1972

8) 滝澤麻里，白土城照，東　郁郎：先天緑内障全国

疫学調査結果 (1992 年度). あたらしい眼科 **12**：811-813, 1995

9) Lambert SR, Purohit A, Superak HM et al：Long-term risk of glaucoma after congenital cataract surgery. *Am J Ophthalmol* **156**：355-361, 2013

10) Heon E, Barsoum-Homsy M, Cevrette L et al：Peters' anomaly：The spectrum of associated ocular and systemic malformation. *Ophthalmic Paediatr Genet* **13**：137-143, 1992

（内藤　知子）

第4章
眼　　　圧

1 眼圧とその生理的変動

A. 眼圧の分布

正常眼圧値の範囲は10〜21 mmHg,平均値は15〜16 mmHgとされている.この基準は現在広く用いられている.この基準値は,Leydhecker らにより欧米人を対象としたSchiötz圧入眼圧計による眼圧値を基としている(図1).正常眼圧範囲は,母集団が正規分布を示しているとの仮定のうえで,平均値±2標準偏差を算出して定められている.しかしながら,実際のところ眼圧測定値の分布は,高い値への歪みを示しており正規分布をしていない.

岐阜県多治見市で2000〜2001年に行われた疫学調査(多治見スタディ)では,ゴールドマン(Goldmann)圧平眼圧計を用いて眼圧値を測定している(図2).平均眼圧値は右眼14.6 mmHg,左眼14.5 mmHgであった.一方,沖縄県久米島で行われた疫学調査(久米島スタディ,ゴールドマン眼圧計使用)では,平均眼圧値は15.1 mmHg(右眼)と報告されている(図3).ただし久米島スタディでの結果は,緑内障症例などが除外されている.これら二つの疫学調査の結果を基に,日本人における正常眼圧範囲を算出すると,多治見9.1〜20.0 mmHg,久米島8.9〜21.3 mmHgとなる.単純に疫学調査の結果を比較することは困難ではあるが,一般には欧米人よりも日本人の正常眼圧値は低いと考えられている.

B. 眼圧と緑内障との関連

多治見スタディ,久米島スタディのデータからは,眼圧20 mmHgを超える症例が比較的少

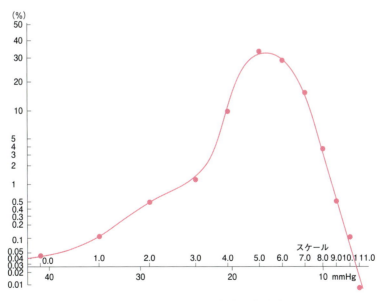

図1 眼圧のパーセント頻度分布曲線
原著のまま.横軸,左方向が眼圧高値を示している.
X軸上方は,Schiötz圧入眼圧計5.5gの錘を用いたスケール(値)を示している.
たとえば,5.0/5.5＝17.30 mmHg. (文献1より改変引用)

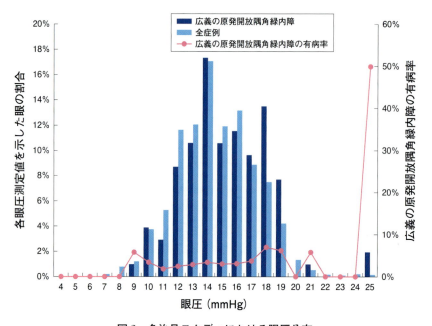

図2 多治見スタディにおける眼圧分布
線グラフは各眼圧測定値における広義の原発開放隅角緑内障の有病率を示している．
（文献2より改変引用）

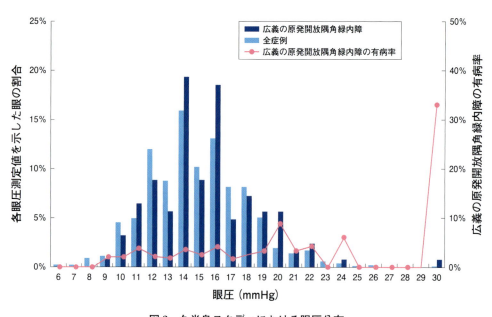

図3 久米島スタディにおける眼圧分布
線グラフは各眼圧測定値における広義の原発開放隅角緑内障の有病率を示している．
（文献3より改変引用）

ないため，高い眼圧と緑内障との関連性についてははっきりと見出せない．しかしながら，両疫学調査における多変量解析の結果からは，高い眼圧を示す症例において緑内障頻度は多い．この事実は，海外からの報告と合致するものである．また，両疫学調査からの重要なもう一つ

の情報は，眼圧がたとえ統計学的に正常範囲にあったとしても，ある割合で緑内障症例が存在することを証明したことである．

C. 眼圧に影響を及ぼす因子

眼圧はさまざまな誘因により，常に変動する（表1）．明確に長期的あるいは短期的変動を分類するのはむずかしいが，年齢など長期的変動に影響を及ぼす因子と，運動など短期的に影響を及ぼす因子とが存在している．以下に眼圧に影響を及ぼす因子について叙述するが，一定の見解が得られていない因子も多々存在することをあらかじめ断っておく．また，眼圧変動は個体差が大きく関与している．

1. 持続的に眼圧変動に影響を与える因子

a. 年齢

欧米では加齢とともに眼圧が上昇するとする報告が多くされているが，逆にアジアからの報告では加齢に伴って減少すると報告されている．50〜60歳台までは眼圧が加齢とともに上昇し，以降は減少するとする最近の報告もある．

b. 性別

男性＞女性とする報告と，女性＞男性とする報告とがあり，統一した見解はない．閉経後は女性の眼圧は上昇するとされており，血液中のテストステロンレベルと関連があるとされる．

c. 全身因子

血圧については，収縮期血圧および拡張期血圧がともに高いほど眼圧値も高くなるとする報告が多い．BMI（肥満度）も，眼圧と正の相関を示すとする報告例が多い．また，糖尿病の有無も，眼圧高値と正の関係がある．

d. 眼圧日内変動，日々変動，季節変動

眼圧は，1日のうちで変動する．一般に午前中にピークを示す症例が多いとされるが，それ以外の時間帯にピークを示すことも多い（図4，緑内障症例）．早朝から午前中にピークを示し

表1　眼圧に影響する因子

人種
年齢
性別
肥満
日内変動，日々変動，季節変動
調節
瞬目
運動
飲水
体位
嗜好品（アルコール，カフェイン，喫煙など）
薬物
　など

午後に入り低下する朝型，午後にピークを示し夕方から夜は低下する昼型，深夜にピークを示す夜型，あまり変動を示さない平坦型の4型に分類されることもある．

正常人における眼圧の日内変動幅は5mmHg以内に留まるとする報告が多い．一方，緑内障患者においては正常人より変動幅が大きい傾向にあり，かつベースラインの眼圧値が高い症例ほど変動幅が大きいとされる（図5）．眼圧が日内変動を生じる機序は正確には理解されていないが，視交叉上核の眼圧調節中枢が関与しているとされる．

また，同じ時間帯であっても日によって異なる測定値を示すこともあり（日々変動），気温の低い冬場のほうが，夏と比較し眼圧値は高い（図6，季節変動）．

2. 短期的に眼圧変動に影響を与える因子

a. 運動

一般的には運動すると眼圧下降が得られるとされているが，運動のタイプにより異なるようである（表2）．ジョギング，トレッドミル，サイクリングのような比較的軽めの運動では，短期的に眼圧低下が生じる．一方，ベンチプレスのような息を止めるタイプの運動，あるいは過度の運動では，逆に眼圧は上昇するとする論文

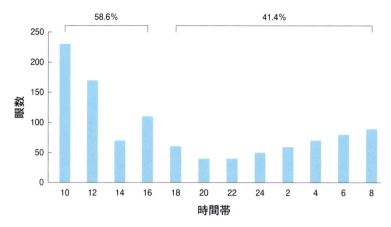

図4 正常眼圧緑内障疑い症例での日内眼圧測定検査でのピーク眼圧を示す時刻（507例524眼）
41.4%の症例の症例で，office hour（午前9時から午後5時）以外の時間帯で眼圧ピーク値を示した．

(Hasegawa K et al：Jpn J Ophthalmol 50：449-454, 2006 より引用)

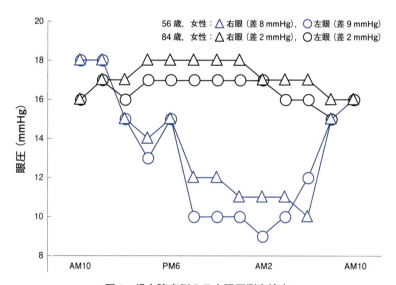

図5 緑内障症例の日内眼圧測定検査
午前10時では16〜18mmHgとほぼ同等な眼圧レベルであるが，他の時間帯（とくに夜間）では大きく眼圧測定値が異なる．

が散見される．また，スイミングでゴーグルを装着することが最近は多くなったが，ゴーグルの眼周囲組織の締め付けでも眼圧上昇を生じることも報告されている．

b．体位

座位（あるいは立位）においてもっとも低い値を示す（図7）．体位により眼圧変動が生じる機序は，上強膜静脈圧上昇と脈絡膜血流増加があいまって生じると推測されている．われわれは就寝時あるいは家庭で休息するときには，通常仰臥位あるいは側臥位をとることが多い．したがって1日のうち1/3程度は必然的に体位による眼圧変動の影響を受けている．正常人においても，座位と比較し約10mmHgの眼圧上

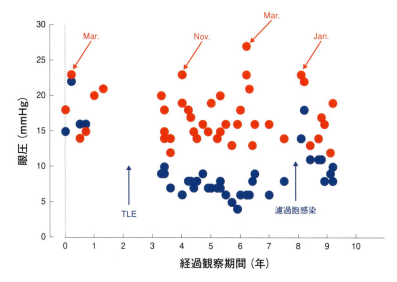

図6 季節変動を示す症例（16歳，女性）
青丸は右眼，赤丸は左眼．右眼は線維柱帯切除術（TLE）を施行している．左眼は薬物治療眼であるが，眼圧高値を示す時期は11～3月の冬季に集中している．

昇を生じる症例もある．また，就寝時の眼圧上昇を軽減するために，柔らかめでやや高めの枕の使用を推奨する報告もある．最近では体位による眼圧変動を考慮し，就寝時前では座位で，就寝時には仰臥位で測定するといった"日常生活"を考慮した眼圧測定がなされるようになってきている（**図8**）．

c. 気圧による影響

旅行などで飛行機を利用する際などには，気圧の影響を受け，眼圧は下降する．また，ゴンドラなどで高地に移動する際には，同様に眼圧の下降が生じる．しかしながら登山では運動の影響があるためか，逆に眼圧は上昇する．

d. ネクタイ

ネクタイによる過度の首の締め付けは眼圧上昇を生じるとされている．頸静脈圧上昇→上強膜静脈圧上昇→眼圧上昇といった機序が考えられている．

e. 読書などの近業（調節）

調節を介して房水流出量の増加が生じるため，一般的には眼圧は下降するとされている．車の運転も同様に眼圧下降が生じると報告され

表2 さまざまな運動後の眼圧変化

運動のタイプ	眼圧変化
ウォーキング	下降
ジョギング／ランニング	下降
サイクリング	下降
トレッドミル	下降
チェストプレス，レッグプレス	下降
ベンチプレス	上昇

ている．しかしながら，コンピュータによる作業や，緑内障患者が日常行う視野検査などでは，心理的ストレスが負荷されるため逆に上昇するとする報告もある．

f. 嗜好品など

●飲み物

近年，飲水負荷試験が緑内障における眼圧変動を調べる際に利用されることがあるように，250～1,000 ml以上の飲水は眼圧上昇を生じることがある．また，それとは別にコーヒー，紅茶などに含まれるカフェインは1～2 mmHg程度の眼圧上昇を生じるとされる．しかし，通常の量では眼圧上昇は生じない．一方，アルコー

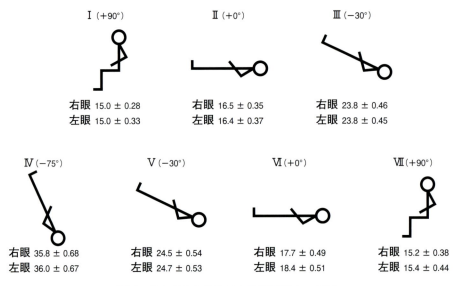

図7 さまざまな体位による眼圧値 (mmHg)
(Tarkkanen A et al：Acta Ophthalmol (Copenh) 45：569-575, 1967 より改変引用)

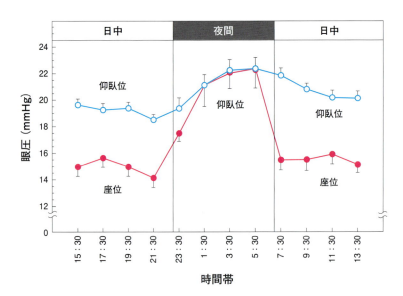

図8 生活習慣を考慮した日内眼圧測定（座位および仰臥位での眼圧測定）
(Liu JH et al：Invest Ophthalmol Vis Sci 39：2707-2712, 1998 より改変引用)

ルの摂取は眼圧の下降を生じる．

●喫煙

眼圧上昇を生じることが報告されている．喫煙による血管収縮により上強膜静脈圧が上昇し，隅角からの房水流量が減少することによる

と推定されている．

g. 薬物

副腎皮質刺激ホルモン，糖質コルチコイド，成長ホルモンの投与により眼圧上昇が生じることがある．一方で，プロゲステロン，エストロ

ゲンなどは眼圧下降を生じる.

　ケタミンやトリクロルエチレンを除いた全身麻酔薬は, 眼圧を下降させることが知られている.

文　献

1) Leydhecker W, Akiyama K, Neumann HG：Intraocular pressure in normal human eyes. *Klin Monbl Augenheilkd Augenarztl Fortbild* **133**：662-670, 1958

2) Iwase A, Suzuki Y, Araie M et al；Tajimi Study Group, Japan Glaucoma Society：The prevalence of primary open-angle glaucoma in Japanese：the Tajimi Study. *Ophthalmology* **111**：1641-1648, 2004

3) Yamamoto S, Sawaguchi S, Iwase A et al：Primary open-angle glaucoma in a population associated with high prevalence of primary angle-closure glaucoma：the Kumejima Study. *Ophthalmology* **121**：1558-1565, 2014

4) 柏木賢治：眼圧検査. 緑内障（北澤克明監, 白土城照, 新家　眞, 山本哲也編）, p93-116, 医学書院, 2004

5) Schottenstein EM：Intraocular Pressure and Tonometry. In Ritch R, Shields MB, Krupin T, eds. The glaucomas. Vol.2, 2nd ed. Mosby, p407-428, St. Louis, 1996

（澤田　明）

2 ゴールドマン圧平眼圧計

A. 眼圧測定

　眼圧とは眼内液の圧力のことであり，言うまでもなく緑内障の発症と病期の進行に直接関与する．初期は緑内障の自覚症状が乏しいこと，失われる視機能が多くは不可逆的であること，進行するほど目標眼圧達成が困難であることなどから，早期発見および早期治療が緑内障診療において重要である．正常眼圧緑内障が存在するので，眼圧値ですべて緑内障が発見できるわけではないが，続発緑内障をきたす疾患，薬剤，処置は実に多く存在することもあり，高眼圧の緑内障を検出するために，広く眼圧検査を行うことが求められている．

　したがって，すべての眼科医が眼圧検査の意義を理解し，かつ正しく眼圧を測定する必要がある．

　安全面を考えると，日常診療において眼内液の圧力を直接測定することは困難であるため，眼球壁の緊張度，平たくいえば眼の硬さを測定した値を眼圧値とし，眼内圧を推定している．このことから，臨床医は測定値と実際の眼内圧には乖離が生じる余地があることを理解し，臨床に応用されている複数の眼圧計のそれぞれの特徴を把握することで正しく眼圧値を測定し，得られた値から眼内圧を正しく推定する必要がある．

　現在までのところ，ゴールドマン（Goldmann）圧平眼圧計（以下，ゴールドマン眼圧計）はもっとも信頼度の高い眼圧計と考えられており，緑内障診療には欠かせない検査機器の一つであるため，その原理，特性，測定方法には習熟しておく必要がある．

B. 以前の眼圧計の問題点

　眼圧計は大きく分けると圧入式と圧平式に分けられる．最初の定量的眼圧計は1885年に発表されたMaklakov圧平眼圧計とされている．同じ圧平式ではあるものの，ゴールドマン眼圧計が一定面積を圧平するのに要する力から眼圧を測定するのに対し，この眼圧計は一定圧で圧平された面積から眼圧を測定する機械であった．この方法だと，圧平する面積が大きくなるほど眼内容積の変化が大きくなること，眼球硬度の影響も強く出ることもあって，あまり普及しなかった．

　その後，1905年にSchiötz圧入眼圧計が発表されたことにより，臨床の現場で初めて客観的に眼圧を定量することが可能となった．Schiötz圧入眼圧計は，その使い勝手のよさもあって広く普及したが，一定の圧力下における眼球の圧入度を計測する原理であるため，眼球の変形度が圧平式眼圧計より大きい．このことにより，Schiötz圧入眼圧計は眼球硬度の影響をより強く受けてしまう．

　1959年にGoldmannとSchmidtにより圧平式であるゴールドマン眼圧計が発表されると，眼球硬度の影響が小さいこと，細隙灯顕微鏡の観察の延長で座位で計測できることもあって，その後はこちらが主流となった．

C. 測定原理

　圧平眼圧計はImbert-Fickの法則を応用している（**図1**）．この法則は，均一で無視できるほど薄い弾力に富む乾燥した膜で包まれた完全な球体の液体が存在すると仮定したときに，圧平力 W，圧平面積 A，内圧 P の間には，

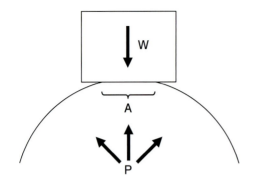

図1 圧平眼圧計に応用されている Imbert-Fick の法則
均一で無視できるほど薄い弾力に富む乾燥した膜で包まれた完全な球体の液体が存在すると仮定したときに、圧平力 W、圧平面積 A、内圧 P の間には、$W = P \times A$ の法則が成立する．

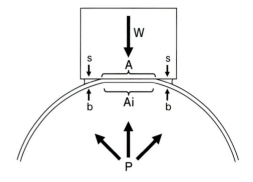

図2 実際の眼球での眼圧の測定値
実際の眼球には表面張力 s と眼球硬性 b が影響し、圧平面積は角膜内面では異なり、これを A_i とすると、圧平力 W、圧平面積 A、内圧 P との関係は、$W + s = P \times A_i + b$ となる．圧平する円の直径が 2 mm から 4 mm の間では、この表面張力 s と眼球硬性が約 0.415 g でほぼ相殺され、眼圧の測定値は Imbert-Fick の法則で近似され、求められると考えられる．

$$W = P \times A$$

という法則が成り立つことを示したものである．実際には眼球は完全な球体ではなく、角膜は厚く、涙液も存在するため、このような架空の存在とは異なるが、原理的に測定値はこの法則で近似されると考え、ゴールドマン眼圧計は圧平面積 A を一定にして圧平力 W を変化させ、内圧 P を求める．実際の眼球には表面張力 s と眼球硬性 b が影響する．また、角膜には無視できない厚みがあるため、圧平面積は角膜内面では異なり、これを A_i とすると（図2）、次の関係式が成り立つ．

$$W + s = P \times A_i + b$$

Goldmann らは、圧平する円の直径が 2〜4 mm では、この表面張力 s と眼球硬性が約 0.415 g でほぼ相殺されることを確認した．さらに、この範囲内で圧平円の直径を 3.06 mm にすると、角膜厚が 550 μm の場合に内皮側では圧平面積が 7.35 mm^2 となり、標準的な眼球形状では 1 g の荷重が 10 mmHg として換算できることを見出した．したがって、内部プリズムによって半円が 3.06 mm ずれるように設定しておけば、半円の内縁が接したときの圧平円の直径は 3.06 mm となっているはずであり、このときの圧平力を眼圧値に換算（1 g = 10 mmHg）することにした．この圧平面積では眼内容積の変化は約 0.5 μl と小さいため内圧の上昇を無視してよく、眼球硬性のバリエーションによる眼圧値への影響も少ない．また、瞼裂幅を考えたときも許容しやすい大きさと考えられる．一方で、表面張力は涙液の質によって影響を受けるが、臨床上の測定値への影響は軽微と考えられる．

D．測定機構

ゴールドマン眼圧計は、細隙灯顕微鏡の側方（図3, 4）もしくは上方（図5）に設置し、計測時には回転させて視軸に一致させて計測する．細隙灯顕微鏡の形式によって細部は異なるが、角膜を圧平する円筒形のプラスチックプリズム、プリズムを支持する円形の金属製支持枠、コイルスプリングの力を支持枠に伝えるアーム、圧平用加圧コイルスプリング内蔵の本体、コイルスプリングに直結した計測値を示すダイアルによって構成されている（図3）．プリズムは分離線をはさみ、3.06 mm 視野がずれるよう

2 ゴールドマン圧平眼圧計　*203*

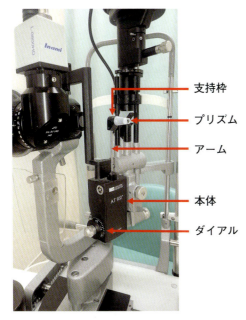

図3　Haag-Streit 社の細隙灯顕微鏡（BP900）の側方に設置されたゴールドマン眼圧計

角膜を圧平する円筒形のプラスチックプリズム，プリズムを支持する円形の金属製支持枠，コイルスプリングの力を支持枠に伝えるアーム，圧平用加圧コイルスプリング内蔵の本体，コイルスプリングに直結した計測値を示すダイアルによって構成されている．

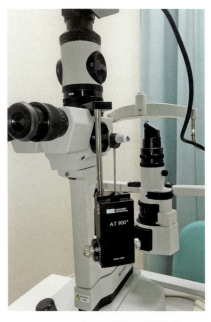

図4　Rodenstock 社の細隙灯顕微鏡（RO 5000）の側方に設置されたゴールドマン眼圧計

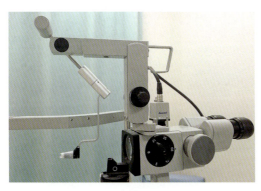

図5　Zeiss 社の細隙灯顕微鏡（SL120）の上方に設置されたゴールドマン眼圧計
下方に回転させ，計測するポジションにしている．

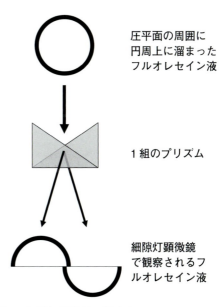

図6　細隙灯顕微鏡で観察されるフルオレイン液
圧平面の周囲に円周上に溜まったフルオレセイン液は，細隙灯顕微鏡で見ると1組のプリズムによって分離線を境に3.06mmずれて見える．この2つの半円の線の内縁が互いに一致したときに圧平面の直径は3.06mmとなる．

に1対設置されている．角膜表面のフルオレセイン液は，プリズムで角膜が圧平されると，プリズムの周囲に円周上に溜まる．細隙灯顕微鏡で見ると，この溜まったフルオレセイン液は，プリズムによってずれて見える．その結果，分

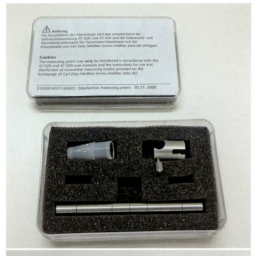

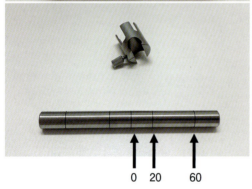

図7 付属の加圧検定器
写真は Zeiss 社製の細隙灯顕微鏡に付属していたもの．金属の棒には左右対称に目盛が刻んであり，中央の線から順に，0，20，60 mmHg の目盛となる．

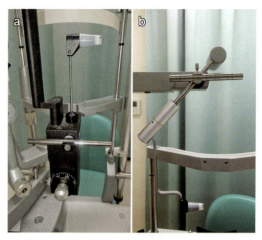

図8 加圧検定器の取り付け
Haag-Streit 社製の細隙灯顕微鏡（**a**），Zeiss 社製の細隙灯顕微鏡（**b**）に設置されている眼圧計に取り付けた様子．

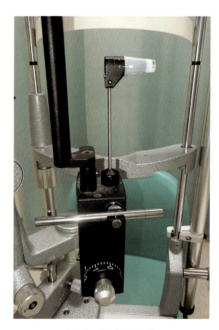

図9 目盛の設定
Haag-Streit 社製の加圧検定器を本体に取り付け，目盛を20に合わせたところ．

離線で境された半円状のフルオレセインの線として観察される（**図6**）．この二つの半円の線の内縁が互いに一致したときに直径3.06 mm の圧平面が3.06 mm ずれていることになる．すなわち圧平する力によって圧平面積がちょうど想定される3.06 mm となったことになり，眼圧値と圧平する力の換算式が成立する．

E．点　検

　月に1回程度，付属の加圧検定器（**図7**）でキャリブレーションを行う必要がある．加圧検定器の金属の棒には目盛が刻んであり，中央の線から順に0，20，60 mmHg の目盛となる．細隙灯顕微鏡の形式によって細部は異なる（図8）が，通常は本体に加圧検定器を取り付ける部分がある．眼圧を測定できるポジションに眼圧計をセットし，加圧検定器を本体に取り付ける．まず，0の目盛を取り付け部の中央に，ダイアルは0に合わせ，アームが前後に抵抗なく

振れることを確認する．次に，加圧検定器の目
盛を 20 に合わせ（図 9），ダイアルを 1 から 2
に動かしたときに，2 でアームが振れることを
確認する．実際には，ダイアルの値を上げてい
くときには 2 より少し大きい値のところでアー
ムが振れ，値を下げていくときには 2 より少し
小さい値のところでアームが振れるので，その
ちょうど中間に目盛の 2 が位置すればよい．同
様に，加圧検定器を 60 に合わせ，ダイアルが
6 の前後でアームが振れることを確認する．

F. 測定方法

①計測は暗室で行う．計測に先立って，細隙
灯顕微鏡で観察し，感染症や角膜上皮障害な
ど，測定に支障をきたす疾患や傷害がないか，
コンタクトレンズを含む異物がないか確認す
る．とくに初めての検査の場合は，検査目的，
意義，方法，危険性について十分に説明する．
安全性について問題があると考えられる所見が
あれば，他の方法による眼圧測定を検討する．

②測定する眼に点眼麻酔を行う．通常は 0.4
％オキシブプロカイン塩酸塩を用いるが，本薬
剤にアレルギーがある場合は，4％リドカイン
塩酸塩などで代用する．点眼麻酔は使用時に眼
刺激症状があることが多いので，この点につい
ても事前に説明を行う．

③眼科検査用試験紙であるフルオレセインナ
トリウムを含有した濾（ろ）紙片を滅菌生理食
塩水 1 滴で濡らし，下眼瞼結膜にそっと接触さ
せ，被検者に数回瞬目を行ってもらう．このと
き，濾紙を擦り付けるように接触させると，結
膜上皮障害をきたす．また，フルオレセイン液
の量は多すぎても少なすぎても正確に計測でき
ない．涙液量も関連し，計測に習熟するとその
適正な量がわかるが，最終的にはプリズムが眼
に接触した時点で確認する．

④眼圧計を正しい位置に設定する．本体が側
方に付設されている場合は水平方向に回し（図
10），上方に付設されている場合はアームを上

方から回転させる．水平に回すタイプは細隙灯
顕微鏡の光源を一度大きく動かす必要がある．
原則としてダイアルは 1 の目盛に合わせる．眼
圧がある程度予測でき，かつ手早く測る必要が
あるときは，予測値より少し低い値に合わせて
もよい．プリズムをプリズム支持枠に取り付
け，プリズムの目盛 0° もしくは 180° を支持枠
の白線（A と 0 がある場合は 0）に合うように
回旋させる（図 11）．ただし，3 ジオプター以
上の角膜正乱視がある場合には，乱視の弱もし
くは強主経線の角度を支持枠の水平線の白線か
ら 45° の位置（赤線もしくは A の白線；図 12）
に合わせる．これによって，強主経線と弱主経
線の中間の曲率半径で計測できる．

⑤細隙灯顕微鏡にブルーフィルターを入れ，
細隙の幅を全開にする．光束は 60° 付近から入
光させるとされているが，細隙灯顕微鏡の機種
によって若干異なり，プリズムが十分明るく，
かつ測定の支障にならない角度であればよい．
細隙灯顕微鏡を覗き，プリズムの回旋を確認す
る．プリズムは片方の接眼レンズ（左右どちら
かは細隙灯顕微鏡の機種による）からしか見え
ない．右の接眼レンズから見える場合は，これ
を左眼で見つめ，右眼は開けておくと，患者の
様子をある程度視界に入れておくことが可能で
あり，過度の近見調節も抑えやすい．

⑥細隙灯顕微鏡において被検者の顔が正しい
位置にあることを確認する．瞼裂の高さは，細
隙灯顕微鏡額にマークが付いているので，これ
に合わせる（図 13）．額が額当てから離れない
ことに留意する．頸部への圧迫があると眼圧が
上昇するため，そのような椅子の位置や高さで
ないことを確認する．衣類による頸部圧迫がな
いかも目視で確認しておく．また，できるだけ
被検者がリラックスできるように声かけをす
る．被検者には両眼を開瞼し，正面を注視する
ように指示する．細隙灯の光源を注視する被検
者がいるので，注意する．瞬目はできるだけ我
慢してもらうよう伝える．

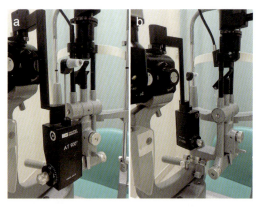

図10　Haag-Streit 眼圧計の設定
本体が側方に付設されている眼圧計（a）を水平方向に回し計測する（b）．細隙灯顕微鏡の光源は一度外側に動かす必要がある．

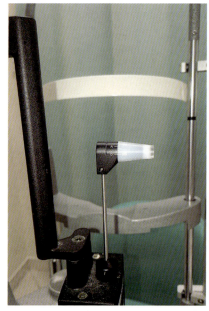

図11　プリズムの目盛の設定
眼圧測定前に，プリズムの目盛0°もしくは180°を支持枠の白線に合うように回旋させる．Aと0がある場合は0に合わせる．

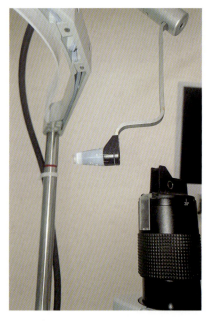

図12　3ジオプター以上の角膜正乱視に対するプリズムの目盛の設定
3ジオプター以上の角膜正乱視がある場合には，眼圧測定前に乱視の弱もしくは強主経線の角度を支持枠の水平線の白線から45°の位置に合わせる．これによって，強主経線と弱主経線の中間の曲率半径で計測できる．写真は赤線で記されているが，図11ではAの白線で記されている．

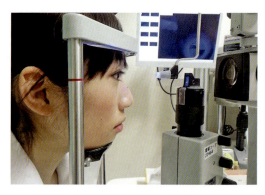

図13　被検者の顔の正しい位置の確認
眼圧測定前に細隙灯顕微鏡において被検者の顔が正しい位置にあることを確認する．写真はZeiss社製の細隙灯顕微鏡で，瞼裂の高さを合わせる赤線マークがある．

⑦細隙灯顕微鏡を操作し，プリズムを角膜表面の中央に近づける．慣れるまでは，肉眼で確認しながら角膜の中央部にプリズムを接触させるが，角膜輪部が明るく照らし出された瞬間が接触した目安となる．プリズムが角膜に近づくと，細隙灯顕微鏡には離れた円弧のペアとして角膜が見えてくる．角膜にプリズムに近づくほど円弧はそれぞれ中央に近づき，最終的に半円となる．この半円のペアが視界の中央に来るよ

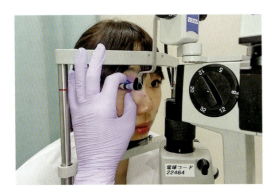

図14　眼圧測定の様子
細隙灯顕微鏡を操作し，プリズムを角膜表面の中央に近づける．睫毛や眼瞼など，他のものがプリズムに触れないように注意する．被検者本人による開瞼が不十分な場合は検者の指で開瞼する．

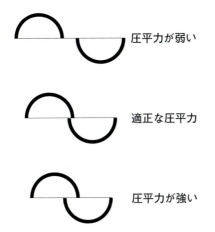

図16　圧平力の評価
細隙灯顕微鏡で見たとき，半円が近い場合は圧迫の力が強いため，ダイアルの数値を下げる方向に回し，半円が離れている場合はその逆に回す．線の内縁が上下で接したときが適正な圧迫力である．

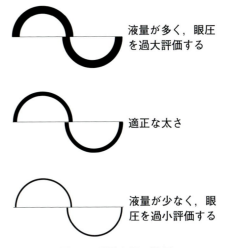

図15　圧平直径の評価
細隙灯顕微鏡で見たとき，線の太さが圧平直径の10分の1（0.2mm程度）が適正で，これより太い場合は眼表面上の液量が多く，眼圧を過大評価することになり，細い場合はその逆となる．

うに操作することが，角膜中央に近づける目安になる．プリズムが接触してから上下左右の調整を行うと角膜傷害の原因となりやすいので，この時点で合わせておく．睫毛や眼瞼など，他のものがプリズムに触れないように注意する．睫毛がプリズムと角膜の間に入った場合は，プリズムの半円に黒い線が入るため，測定中も気づくことができる．被検者本人による開瞼が不十分な場合は検者の指で開瞼する（**図14**）．そ

れがむずかしい場合は，後述のように綿棒を用いる方法や，別の医療従事者に開瞼を手伝ってもらう方法もある．

⑧プリズムを静かに角膜中央に接触させる．中央に正確に当たっていないと，一般的に眼圧は過大評価される．接触すると，黄緑色で縁取られた半円の円周が見えるようになり，見えたらそれ以上は押し込まないように注意する．通常は水平線を境にずれており，上方の右端の線の内縁と，下方の左端の線の内縁がぴったり重なるようにダイアルを操作する．このとき，線の太さが圧平直径の10分の1が適正で，これより太い場合は眼表面上の液量が多く，眼圧を過大評価することになり，細い場合はその逆となる（**図15**）．半円が近い場合は圧迫の力が強いため，ダイアルの数値を下げる方向に回し，半円が離れている場合はその逆に回す（**図16**）．涙液が多すぎる場合は，一度プリズムを被検者の眼から離し，清潔なティッシュや布で拭いた後，再度測定を試みる．個人差があり，目立つほどのものは頻繁に観察されるわけではないが，眼圧には心拍に伴う脈波（1～2

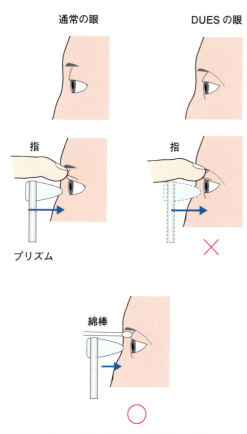

図17 綿棒を用いた眼瞼挙上方法

眼圧測定時，上眼瞼溝深化（deepening of upper eyelid sulcus：DUES）の症例では指による開瞼が困難な場合がある．挙上すべき被検者の上眼瞼が眼窩上縁よりずっと後方にあり，指の厚みが眼窩上縁とプリズムとの隙間に入らないことがおもな原因である．綿棒を用いて上眼瞼を挙上すると，プリズムに触れず，眼球への圧迫を最小限にして計測することが可能である．

mmHg）が存在し，これが測定時の半円の揺らぎとなって観察される場合には，揺らぎの中央で前述の半円の線が重なるように操作する．

⑨プリズムが眼に接触してから数秒経過した後にダイアルの値を読み，10倍した値が眼圧値（単位はミリメートル水銀柱：mmHg）となる．2回測定し，測定値の差が大きい場合（通常2mmHg以上）は3回目の測定を行い，平均値を記録する．同様にして対眼の測定も行うが，一度瞬きをさせると角膜表面の涙液量を測定前のレベルに戻すことができる．両眼の測定が終わったら，眼圧の日内変動を考慮に入れるため，測定時刻も必ず記録する．閉瞼する力が強いなどの理由で測定上の信頼性が高くない場合は，この点も記録しておく．測定後，角膜上皮に傷害がないか確認して終了する．

G. 測定手技上の注意点

①測定中に，被検者の頭が後方へ動いていくと，ダイアルをより多く回すようになり，眼圧は過大評価される．したがって，測定中は被検者の額が額当てに固定され，離れないように注意しなければならない．

②被検者の緊張により閉瞼する力が強くなると，検者が開瞼を行っても眼窩内圧が高くなり，眼圧値は高くなる．また，眼球や眼窩組織を圧迫するように開瞼した場合も同様である．さらに，被検者の緊張は交感神経の緊張を促し，眼圧そのものに影響を及ぼす可能性がある．したがって，被検者の緊張を和らげることが重要であり，また開瞼方法にも注意を払わなければならない．

③プリズムやアームに睫毛，眼瞼，検者の指などが当たると，一般的には眼圧を過大に評価するため，このようなことは避けるようにしなければならないが，上眼瞼溝の深い症例では指による開瞼が困難な場合がある（図17）．挙上すべき被検者の上眼瞼が眼窩上縁よりずっと後方にあり，指の厚みが眼窩上縁とプリズムとの隙間に入らないことがおもな原因である．このような場合には，綿棒を用いて上眼瞼を挙上すると，プリズムに触れず，眼球への圧迫を最小限にして計測することが可能である．また，瞼裂が狭い場合は開瞼器を用いることも選択肢の一つだが，開瞼器で眼窩組織を圧迫しないようにしなければならない．

④プリズムが角膜に接触してからダイアルを合わせ終わるまでを短時間（数秒以内）に行うと，眼圧を過大評価することになる．これは角膜のような弾性体においては，応力緩和（stress relaxation）とよばれる現象が存在することが原因である．応力緩和とは，物体に一定のひずみを与えてそのまま保持するとき，物体の応力が経過時間とともに次第に低下する現象である．眼圧測定の場合は，プリズムが角膜に接触した直後の角膜の応力は強いが，やがて弱くなり，一定となる（図18）．したがって，プリズムに接触した直後にダイアルを回して釣り合わせると，応力緩和の途中で不安定であるし，本来のImbert-Fickの法則に基づいた眼圧測定原理にも合わず，正確な計測ができない．一方で，眼圧測定が長時間（1分以上）にわたると，今度は角膜の流動変形（creep）や，眼球マッサージ効果が生じ，眼圧を過小評価することになる．したがって，プリズムが角膜に接触して数秒後にダイアルを合わせ，釣り合ったら手早く眼圧値を読み取る必要がある．必要以上にプリズムを角膜に押しつけ込むことも結果に影響を与える．

H. 測定値に影響を与える因子

①圧迫する力1gが10mmHgに相当するように計算されているが，角膜形状や性状が平均的なものより大きく異なっていると，測定の信頼性は低くなる．角膜曲率半径が増すと，眼圧は過大評価されるが，3ジオプターにつき1mmHgとされている．通常のプリズムの回旋では，正乱視で過小に，倒乱視では過大に眼圧が評価されるが，4ジオプターにつき1mmHg程度である．前述の通り，3ジオプター以上の角膜乱視がある場合には，乱視の弱主経線の角度を支持枠の赤線に合わせる．瘢痕などが存在して平滑な形状が失われている場合には計測の指標となる半円も歪み，正確に計測することができない．

②Schiötz眼圧計と比較するとかなり影響が少ないものの，角膜硬度の影響もあり，硬い角膜，厚い角膜では眼圧は過大評価される．角膜の厚みに関しては圧平円の直径が測定原理の想

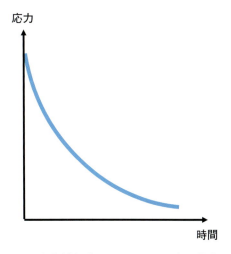

図18　応力緩和（stress relaxation）の模式図
物体に一定のひずみを与えてそのまま保持するとき，物体の応力が経過時間とともに次第に低下する現象である．

定と変わってしまうことも原因であり，70μmにつき約5mmHgの影響があるとする報告もある．ただし，角膜浮腫眼では角膜が厚いが柔らかいため，一般的には過小評価される．また，眼球壁の硬度は年齢とともに低下する傾向にある．

③屈折矯正手術後は角膜の厚みとともに角膜形状や角膜剛性も変化しており，術式ごとに形状変化の特徴が異なるため，換算式も術式ごとに存在し，単純に中央部の角膜厚のみを参考に換算することは困難である．たとえばRK（radial keratotomy）では角膜の厚さはほとんど変化しないが，曲率が平坦化する影響から3ジオプターの矯正につき1mmHgの眼圧下降が報告されている．レーザー屈折矯正角膜切除術（photorefractive keratectomy：PRK）では角膜の菲薄化，角膜曲率の変化，角膜剛性の変化が影響し，眼圧の過小評価（mmHg）は1.6＋0.4×矯正度数（ジオプター）で計算される．レーザー角膜内切削形成術（laser *in situ* keratomileusis：LASIK）では同様に，1.6＋0.4×矯正度数（ジオプター）で計算される．ただしこれは近視矯正の場合である．LASIKによる

遠視矯正では角膜中心厚はほとんど変化しないが，眼圧測定値は低くなる．これは周辺角膜の厚みが薄くなることで，角膜剛性が低下することが原因と考えられている．これらの計算式では矯正量がわかっている必要があり，それを本人が把握しておらず，手術した医療機関からの情報も得られない場合には計算できない．また，角膜の変形には個人差があり，さらには高次収差を矯正するウェーブフロント LASIK では削り方もオーダーメイドであるため，術式に応じた換算式を用いたとしても，結局のところは正確な眼圧値を知るのは困難であるといえる．

④全層角膜移植眼では角膜弾性の変化，角膜曲率の変化，不正乱視の存在に加え，ゴールドマン眼圧計の圧平面積の大きさではフルオレセインが均等にならないことから，正確に計測することはしばしば困難である．

⑤涙液量が多すぎると，眼圧は過大評価される．そのため，観察時の半円の線の太さを参考にする．フルオレセイン液を入れる量を調整し，入れた後に涙液量を調整する必要がある．普段から理想的な涙液とフルオレセインの量を意識しながら計測を行うと習熟が早い．また，長時間の観察は涙液の蒸発を招き，眼圧測定値に影響を与える．

⑥前房深度が眼圧の測定値に及ぼす影響は少ないが，極端な浅前房眼では測定精度が低下する．

I. 感染対策

涙液には病原体となる微生物（アデノウイルス，肝炎ウイルス，エイズウイルスなど）が含まれている可能性があり，直接角膜に接触して眼圧を測定する場合には院内感染を防ぐための対応が必要である．被検者から被検者への感染のみならず，検者を含めた医療従事者への感染も同時に注意する．検者はディスポーザブルの手袋を使用するか，計測前後に手指の消毒を行

う．圧平プリズムは仕様のたびに 0.05％クロルヘキシジン液，70％エタノール，3％過酸化水素水などで清拭することで一般的には対応可能だが，すべての病原体に対応できるわけではない．可能であれば 20％グルタールアルデヒドに 2 時間浸潤する．いずれの薬剤も角膜傷害をきたしうるため，測定時にはプリズムの圧平面に薬剤が残存していない状態で使用する．

ディスポーザブルの圧平プリズムも市販されており，感染予防に有効であるが，コストは割高となる．ディスポーザブルの圧平プリズムにはトノセーフ（図 19，Haag-Streit 社）とトノジェット（図 20，Luneau 社）がある．トノセーフはプリズム 20 個とホルダー 1 個が 1 パックになっており，プリズムをホルダーにセットして，支持枠に取り付ける．プリズムの部分のみを症例ごとに取り替える．トノジェットは一体型のプリズムで，個別包装であり，直接支持枠に取り付ける．形状を比較すると，トノセーフには突起が付いている点が付属のプリズムと異なる．トノジェットは付属のプリズムと類似した形状をしている（図 21）．ディスポーザブルの圧平プリズムには角度の目盛がないため，乱視の強い症例では上述の方法で正確に合わせて対応することがむずかしい．計測に当たっては，トノセーフは突起の分だけ狭瞼裂眼でやや測定しづらい印象がある．また，トノセーフは分離線を水平にしたときに上半と下半のバックグランドの反射が同一ではなく，やや見づらい．

いずれも通常の症例では問題なく測定でき，付属のプリズムを用いた場合の眼圧値との相関も高い．慣れると，従来品のプリズムを毎回清拭して使うのと比較して，手間も気にならない．両者とも眼圧測定値の信頼性は劣らないとされているが，高眼圧帯で正確ではないという報告もある．トノジェットは付属のプリズムと比較して疎水性であることが影響しているとの指摘もある．

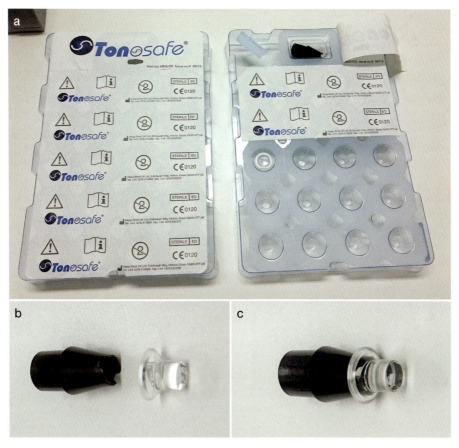

図19 ディスポーザブルの圧平プリズム，トノセーフ
プリズム20個とホルダー1個が1つのパック（**a**）になっており，プリズムをホルダーにセットして（**b**, **c**），支持枠に取り付ける（Haag-Streit社）．

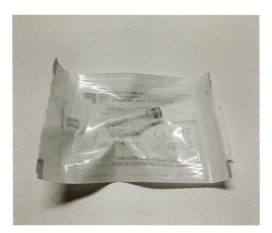

図20 ディスポーザブルの圧平プリズム，トノジェット
一体型のプリズムで，個別包装であり，直接支持枠に取り付ける（Luneau社）．

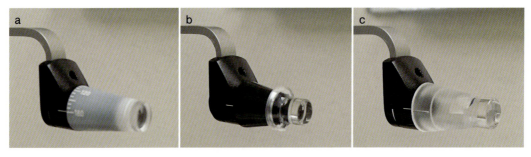

図 21 付属の圧平プリズム（**a**）と，ディスポーザブルの圧平プリズムの形状比較

トノセーフ（**b**）には突起が付いている点が付属のプリズムと異なる．トノジェット（**c**）は付属のプリズムと類似した形状をしている．ディスポーザブルの圧平プリズムには角度の目盛がないため，乱視の強い症例では正確に合わせて対応することがむずかしい．

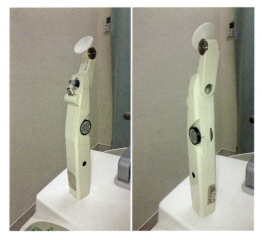

図 22 ゴールドマン眼圧計の原理を応用した携帯用の眼圧計
Perkins 眼圧計（Clement Clarke 社）．

J．Perkins 眼圧計

ゴールドマン眼圧計は信頼度が高いが，細隙灯顕微鏡に設置してあることや機構上の問題から，被検者の姿勢が座位に限られることや，携帯できないことが欠点である．これを補うために，ゴールドマン眼圧計の原理を応用したPerkins 眼圧計が開発された（**図 22**，Clement Clarke 社）．

仰臥位でも測定できるようにカウンターバランスが内蔵されているが，座位でも問題なく計測できる．携帯性を高めるために測定機構は簡略化されており，高さは 30 cm 弱，ゴールドマン眼圧計の約半分の重さで軽量である．ビューイングレンズは 12 倍で，電源は電池を用いている．計測用のダイアルを回すと電源が入り，測定方法はゴールドマン眼圧計に準じる．ブルーフィルターは着脱式（**図 23**）で，フルオレセインは使用したほうが観察が容易だが，使用しなくても計測が可能である．光の強さが不足する場合は倒像鏡にブルーフィルターを入れて補助者に照らしてもらい，補助光源としてもよい．最新型では LED が採用され，光量増加と節電に貢献している．長さが調節可能な額当てが付属しており（**図 24**），適切に活用すれば過度な眼球圧迫を避けながら機械を傾けることができる．以上のことから，座位が取れない被検者，鎮静が必要な被検者や，全身麻酔下での測定には非常に有用であり，比較的普及している眼圧計といえる．専用のボックスが付属しており（**図 25**），点眼麻酔瓶やフルオレセインを一緒にベッドサイドへ持っていくのに便利である．また，前述のディスポーザブルのプリズムに交換することも可能である．

注意点として，測定機器の自由度が高い分，プリズムが角膜の中央に垂直に接するように操作するためには，ゴールドマン眼圧計よりも習熟が必要である．また，測定可能範囲が 50 mmHg までと，ゴールドマン眼圧計の 80

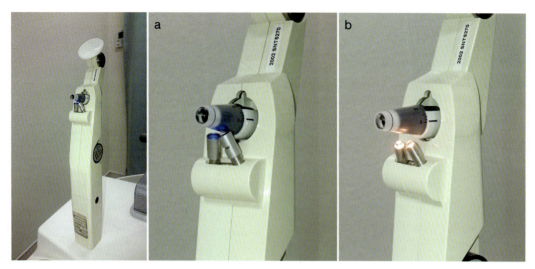

図23　Perkins眼圧計のブルーフィルターを装着したところ（a）とはずしたところ（b）

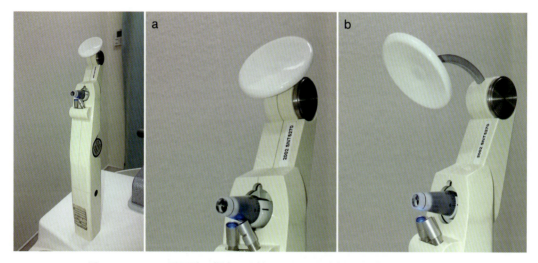

図24　Perkins眼圧計の額当てを縮めたところ（a）と伸ばしたところ（b）

mmHgまでと比較して狭い．さらに，ゴールドマン眼圧計の測定値と本眼圧計の測定値との相関は高いが，測定機構が簡略化された結果，信頼性はゴールドマン眼圧計よりやや劣り，1mmHg程度の誤差があると考えられている．

ケタミン，トリクロロエチレン以外の麻酔（ハロセン麻酔など）では眼圧が下降するなど，鎮静薬や麻酔薬の影響も考慮に入れる必要がある．一方で，仰臥位の眼圧は座位の眼圧より平均0.3～6mmHg程度高くなることも知ってお

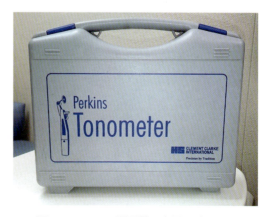

図25　Perkins眼圧計の専用のボックス

くべきである.

K. 小児の眼圧測定

　小児の眼圧測定にあたっては，大人以上に測定に対する恐怖心を取り除く工夫が必要である．音の出るおもちゃや，キャラクターのイラストなどを必要に応じて補助者に提示してもらう．協力が十分に得られる場合でも，瞼裂の小ささからプリズムが眼瞼や睫毛に接触しないよう，大人の被検者以上の注意が必要である．眼球運動が十分に停止できない場合は，測定を繰り返すことで，半円の線の内縁が接する眼圧値を探す．点眼麻酔の刺激や，角膜にプリズムが近づいてくる恐怖心から，小児では検査に協力が得られない場合が少なくない．とくに3歳以下では協力はほぼ得られないといってよい．このような場合，泣いて強く閉瞼し，眼圧の正確な測定は困難である．したがって，鎮静下や全身麻酔下での測定が必要となり，前述のPerkins眼圧計を用いる．鎮静下で測定する場合も点眼麻酔が必要だが，刺激症状のために覚醒することがある．これで覚醒しなければ，多くの場合はそのまま計測できるが，覚醒した場合はしばらく時間をおいて，再度測定を試みる．開瞼の際には上眼瞼と比較すると下眼瞼のほうが敏感とされており，できれば上眼瞼のみの牽引で測定を行う．開瞼器を用いてもよいが，刺激が強いため覚醒しやすい．また，瞼裂が狭いため，眼窩組織への圧迫がないように注意する必要がある．プリズムの圧平面積が相対的に大き過ぎる場合には，Icare眼圧計を用いた眼圧値も参考にする．

　眼圧の評価にあたっては，小児の眼球の特性も考慮しなければならない．中心角膜厚は発育にしたがって増加する．眼圧の測定値も上昇する傾向にあるという報告もあるが，年齢とは相関しないとする報告もある．しかしながら，乳幼児では眼球硬性も低いことから，小児の眼圧測定値の正常値は成人より低い範囲にあると考えて方針を立てることになる．いずれにせよ，鎮静薬や麻酔薬の影響，体位の影響も考慮に入れる必要があり，年齢ごとの眼圧の正常範囲を設定するのは容易ではない．測定した眼圧が適正かどうかは，角膜所見，視神経乳頭所見なども含めて総合的に判断すべきである．

文　献

1) Goldmann H, Schmidt T：über Applanations-Tonometrie. *Ophthalmologica* **134**：221-242, 1957
2) Ehlers N, Bramsen T, Sperling S：Applanation tonometry and central corneal thickness. *Acta Ophthalmol* **53**：34-43, 1975
3) Faucher A, Grégoire J, Blondeau P：Accuracy of Goldmann tonometry after refractive surgery. *J Cataract Refract Surg* **23**：832-838, 1997
4) Chatterjee A, Shah S, Bessant DA et al：Reduction in intraocular pressure after excimer laser photorefractive keratectomy. Correlation with pretreatment myopia. *Ophthalmology* **104**：355-359, 1997
5) 有本あこ，清水公也，庄司信行ほか：Laser in situ keratomileusis 後の眼圧過小評価. 日眼会誌 **105**：771-775, 2001
6) 平井宏二：使い捨てプリズムの必要性と一致性. 臨床眼科 **63**：20-21, 2009
7) Osborne SF, Williams R, Batterbury M et al：Does the surface property of a disposable applanation tonometer account for its underestimation of intraocular pressure when compared with the Goldmann tonometer? *Graefes Arch Clin Exp Ophthalmol* **245**：555-559, 2007
8) 山本　節，西崎雅也：乳幼児における角膜厚と眼圧について. 眼臨紀 **1**：349-351, 2008
9) Perkins ES：Hand-held applanation tonometer. *Br J Ophthalmol* **49**：591-593, 1965

（井上　俊洋）

3 icare 眼圧計

A. icare 眼圧計の概要

icare（Icare Finland 社，**図1**）は携帯式の眼圧測定器で，角膜に向けて発射されたプローブが接触，跳ね返る動きから眼圧を測定し，induction/impact tonometer あるいは rebound tonometer とよばれている．

臨床上の特徴は，無麻酔，片手持ち，使い捨てプローブのため感染伝播のリスクが低い，という点である．眼表面麻酔薬のオキシブプロカイン（ベノキシール®）は点眼時の刺激が強いため，小児ではこの段階で眼圧測定を拒否されてしまうことが多いが，icare はその点で小児の眼圧測定に重宝される．また，筆者は 2011 年に東北大震災の避難所眼科検診の経験があるが，眼科診療に十分な設備がない環境でも，icare は眼圧測定に非常に有用であった．

また，測定時間が短いため（0.1 秒未満），眼圧は正確に測定できても脈波の影響で数値がばらつくので，ゴールドマン圧平眼圧計（以下，ゴールドマン眼圧計）と同様の測定値を得るために，icare は 6 回測定の平均値を採用することを原則としている．

また，診療時間帯の座位で測定した眼圧が目標とする下降値を達成していても，仰臥位，頭低位などによって眼圧が上昇したり，夜間，早朝などの診療外時間帯に眼圧が上昇し，目標眼圧を超過していることがあり得るため，視野障害悪化進行例ではしばしば姿勢変動，日内変動も含めた測定が必要となることがある．

初代の icare（TA01）は測定原理に従い，水平に位置を保つことで測定が可能である．icare ic100（TA011）では，水平位置になったことを表示するインジケータを内蔵し，より測定精度を高めている．icarePRO（TA03）はプローブを改良し，垂直でも測定できるため仰臥位での測定が可能となり，姿勢変動に対応している．これらの 3 機種は医療従事者が患者の眼圧測定を行うが，icareHOME（TA022）は形状を工夫し，被検者本人が自分の眼圧測定を行えるため，医療従事者の負担が軽減し，日内変動測定の適応拡大が期待されている．参考までに付け加えると，獣医師用としては icare TONOVET（TV01），icare TONOLAB（TV02）の 2 機種がある．

B. 原　理

プローブ先端の直径は 1.7 mm である（**図2**）．また，プローブは単回使用であるため，患者ごとに交換する．プローブが角膜に接触した瞬間，1 回の測定に要する時間は 0.1 秒未満である（**図3**）．電源を入れると，円形のコイルに磁気が発生し，プローブは円の中心に浮いた状態になる．測定ボタンを押すことでプローブは宙に浮いたまま測定器から角膜方向へ水平に発射され，角膜に接触到達する．角膜に当たって減衰して跳ね返るときの動きの変化を，眼圧計に内蔵しているソレノイドとよばれるコイル内に生じた磁場変化から電気信号に変換して眼圧を測定する．

C. 機　種

1. icare（TA01）

サポート（額当て）を被検者の額にあて，角膜中心部から約 6 mm 離れた位置で測定する（**図4**）．**図5**に眼圧の画面を示す．仰臥位での眼圧測定は側臥位になることで可能である．この場合，眼と心臓の位置関係から上側の眼圧よ

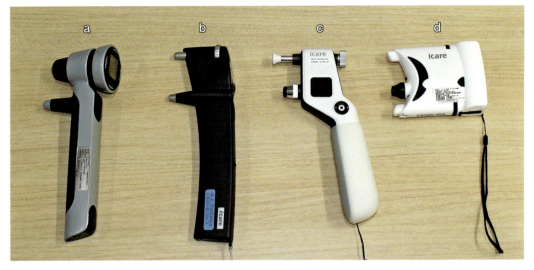

図1　icareの4機種
a. icarePRO（TA03），**b.** icare（TA01），**c.** icare ic100（TA011），**d.** icareHOME（TA022）．測定プローブはicarePROのみ異なる形状をしている．

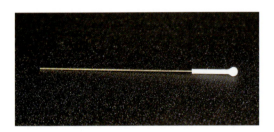

図2　プローブの先端

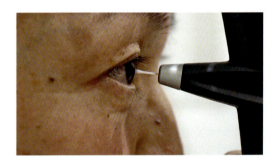

図3　プローブの動き

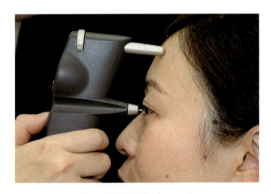

図4　眼圧測定（TA01）

りも下側の眼圧が高くなるので注意する．
　検者が機器を手に持ち，患者の眼と測定機器を水平に保ちプローブが垂直に角膜に当たるようにし，眼と角膜の距離を約6mm離してアイケアを保持する．測定ボタンを押すと，先端のプローブが前方に移動，角膜に接触して眼圧を測定する．眼圧は単回測定ごとに整数値が表示されるが，6回測定を連続して行うことで平均値が測定信頼度（**図5**）とともに整数値で示される．通常，これを測定値とする．
　仰臥位で眼圧を測定する必要がある場合は，水平に保って測定しないとプローブが抜け落ちてしまうため，患者を側臥位に寝かせて測定す

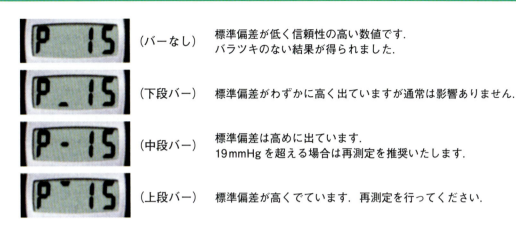

	（バーなし）	標準偏差が低く信頼性の高い数値です．バラツキのない結果が得られました．
	（下段バー）	標準偏差がわずかに高く出ていますが通常は影響ありません．
	（中段バー）	標準偏差は高めに出ています．19mmHgを超える場合は再測定を推奨いたします．
	（上段バー）	標準偏差が高くでています．再測定を行ってください．

図5　眼圧の画面
（TA01の説明書より）

る（図6）．

2. icare ic100（TA011）

icare（TA01）の改良型である．プローブの直径は1.7mmで今までの測定機器と同様に小さい先端となっている．icareの測定精度は測定位置が水平に保たれているかどうかに影響されるため，本機種では測定位置が水平であれば緑色のランプが点灯し，測定位置が水平に保たれていない場合は赤いランプが点灯し，警告する．また，測定ボタンを長押しすることで自動的に連続測定モードとなり，短時間で眼圧を6回測定し，平均値を得ることができるようになった．

3. icarePRO（TA03）

プローブの直径は1.4mmで，座位で測定以外にも，眼圧計に傾斜センサーが組み込まれているため，眼圧計を下に向けて仰臥位での眼圧を測定でき（図7），専用プローブを使用（図8）することで，眼圧計を下に向けても先端のチップが抜け落ちることなく眼圧を測定できる．

測定方法は座位か仰臥位で，プローブの端から角膜までの距離は3～7mm，プローブを器械の先端に軽く押して差し込み，装置を前後に傾けて固定を確認．角膜中央に垂直にプローブ

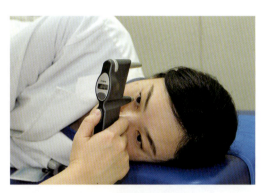

図6　仰臥位の測定
仰臥位での眼圧測定は側臥位になることで可能である．この場合，眼と心臓の位置関係から上側の眼圧よりも下側の眼圧が高くなるので注意する．

が当たるように位置を整え，正確な測定値を得るために6回測定する．6回の平均値が眼圧値としてディスプレイに表示される．なお，仰臥位での測定の場合は，角膜に対して垂直位置に保つ必要性があるため，垂直位置を示す矢印がディスプレイに表示され，垂直位置を確認したうえでの眼圧測定が必要である．

4. icareHOME（TA022）

自己測定を目的とした携帯式の眼圧計である（図9）．眼圧には日内変動があり，視野障害が悪化進行する患者のなかには夜間高眼圧例が存在するので，診断，治療上，日内変動の測定が

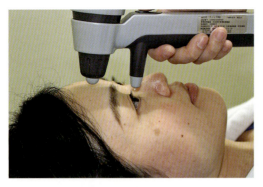

図7 仰臥位の測定
プローブを垂直にしても落ちないので，完全な仰臥位での眼圧測定が可能である．左右眼の条件の違いがないため，TA01，TA011での仰臥位での測定よりも信頼度は高くなる．

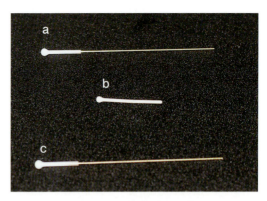

図8 TA03のプローブ
TA03のプローブ（b）はTA01（a），TA011（c）と異なり，短い形状をしている．

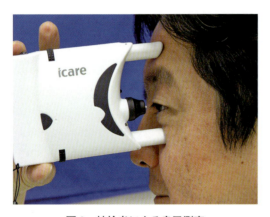

図9 被検者による自己測定

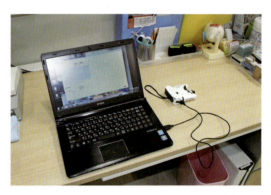

図10 icareLINKのパソコン上の画面

必要となることがある．日内変動測定の最大の問題点は眼圧を測定する医療従事者の負担である．本機種は，被検者が眼圧を自己測定することによって，自宅での通常の生活と同様の環境での眼圧測定と同時に，医療従事者の負担軽減を実現した．TA022では垂直の眼圧測定は不可能なので，仰臥位の眼圧を測定することはできない．日内変動を患者の生活環境で測定するなら，夜間就寝時の眼圧測定は姿勢変動を考慮して仰臥位での測定が望ましく，icarePROの機能を兼ね備えた新しいicareHOMEの開発が今後のグレードアップの課題であろう．

　icareHOMEの額あてと頬あてを自分の顔に合わせて調整し，機器の保持が正確にできるようにする．その後，icareHOMEを測定眼側の自分の額と頬に接触させ，測定眼の正面にまっすぐに置く．視界には，プローブの周囲に赤か緑の正円が見える．保持状態が正しい位置であれば緑色，正しくない場合は赤色が点灯し，眼圧計が正しい位置に保持されているか，測定者自身が自分で確認できるようになっている．測定方法はicare ic100と同様の測定が可能で，測定結果は本体に記憶され，測定時間と眼圧値が蓄積される．

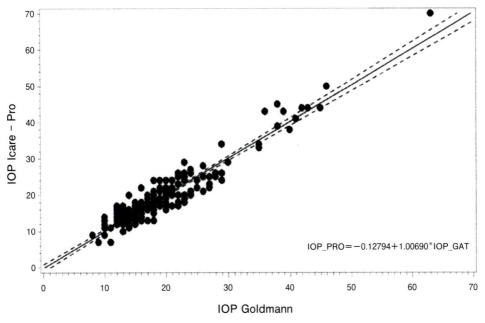

図11　ゴールドマン眼圧計との比較
（文献8より転載）

5. icareLINK

icareHOMEで測定したデータは直接患者本人は確認できない．眼圧計に測定結果がすべて保存され，測定した眼圧計を患者が眼科を受診した際に持参し，医療従事者がPCの専用ソフトウエア，icareLINKを用いて測定データを閲覧し，解析する（図10）．これは，自分で測定した眼圧値を見て故意に眼圧値を操作できないようにするための工夫である．

icareHOMEは，患者が入院しなくても自宅に貸し出すなどで診療時間帯外の眼圧を自己測定できるところに最大の特徴がある．坂本らは自己測定に慣れるまではしばらくはトレーニングが必要で，操作が十分にできない患者には使用はむずかしいが，慣れて自己測定が可能になる患者には，日常生活を変えることなく日常の眼圧を測定できる有用な眼圧測定器となりうる，と報告している．ただし，眼圧日内変動のパターンに再現性がなく，結果の評価には慎重を要するとも報告している．

icarePROも1,000件以上の測定結果を記録および保存できる．そのため，終日複数の患者の眼圧測定を行った後，一日の終わりにすべての患者の測定データをicareLINKを用いて一度に取り込んで記録を残し，データを活用することができる．

D. 眼圧の評価

初代icareの改良型であるicarePROに関しては，ゴールドマン眼圧計と比較すると高い眼圧値を示すが，icareよりもゴールドマン眼圧計に近い値がでるという報告もあれば，有意に低い眼圧値であるとする報告もある．また，座位，仰臥位両方で，トノペンXLや興和の手持ち眼圧計に比べて高い眼圧で低く評価される傾向にあるという論文もある．

「Goldman－icarePRO」の眼圧は，16 mmHg未満では＋0.4 mmHg，16 mmHg～23 mmHg間では－0.4 mmHg，23 mmHg以上では－0.3 mmHgとなり，全体では，icare眼圧＝Goldman眼圧×1.01－0.13（R^2＝0.89）となった（図11）．

無麻酔で，軽量，携帯での眼圧測定を可能とした icare は，icare ic100 で測定精度を高め，さらに icarePRO で姿勢変動，icareHOME で被検者自身による日内変動測定を可能性とした．今後は icarePRO と icareHOME の両方の機能を兼ね備え，仰臥位でも自己測定が可能な新たな機種の開発が期待される．

文　献

1) 原　岳，橋本尚子：眼圧測定機器を評価する．眼科 **60**：3-8, 2018

2) Hara T, Hara T, Tsuru T：Increase of peak IOP during sleep in reproduced diurnal changes by posture. *Arch Ophthalmol* **124**：165-168, 2006

3) Kontiola AI：A new induction-based impact method for measuring intraocular pressure. *Acta Ophthalmol Scand* **78**：142-145, 2000

4) 坂本麻里，金森章泰，盛　崇太郎ほか：Icare HOME を用いた眼圧のホームモニタリングおよび日内変動の検討．日眼会誌 **121**：366-372, 2017

5) 都村豊弘：手持ち眼圧計 Icare® PRO の座位・仰臥位における眼圧精度と有用性．あたらしい眼科 **32**：1022-1026, 2015

6) Kato Y, Nakamura S, Matsuo N et al：Agreement among Goldmann applanation tonometer, iCare, and Icare PRO rebound tonometers；non-contact tonometer；and Tonopen XL in healthy elderly subjects. *Int Ophthalmol* **38**：687-696, 2018

7) Nakamura S, Mori E, Yamamoto M et al：Intradevice and interdevice agreement between a rebound tonometer, icarePRO, and the tonopen XL and Kowa hand-held applanation tonometer when used in the sitting and supine position. *J Glaucoma* **24**：515-521, 2015

8) icarePRO ユーザーズマニュアル．https://www.icaretonometer.com/wp-content/uploads/2015/09/Icare_PRO_instruction_manual-TA03-003_JA-1-1.pdf：10

9) Takagi D, Sawada A, Yamamoto T：Evaluation of a new rebound tonometer, Icare HOME：comparison with Goldmann application tonometer. *J Glaucoma* **26**：613-618, 2017

（原　岳・橋本 尚子）

4 その他の眼圧計

A. トノペン XL

トノペン (Tono-pen) XL (Reichert 社) は先端の直径が 1.02 mm と小さく,座位でも仰臥位でも測定できる (**図1**). 圧入式と圧平式の両者のメカニズムを使用して眼圧を測定する. 非測定時には細いピストンがシリンジ先端からわずかに突出している. 先端が角膜に触れるとピストンがシリンジ内に押し込まれる. ピストンの後端には圧トランスデューサーが組み込んであり,押し込み圧を電位として感知する. ピストン先端がシリンジの面まで押し込まれた瞬間,ピストンに加わる圧力がわずかに減少する. さらに押し込むとピストンに加わる圧力が再び増加する. 接触時の圧力の落ち込みと基準圧の差を眼圧値に変換する. これがトノペン XL の測定原理である (**図2**).

トノペン XL の測定値はゴールドマン (Goldmann) 圧平眼圧計 (以下,ゴールドマン眼圧計) の測定値とよく相関することが知られている. 毎回キャリブレーションする必要はないが,電池交換時や予想外の測定値が出たときにキャリブレーションすることが推奨されている. 使用日の朝一番にキャリブレーションを行うべきという意見もある. 先端に使い捨てのラ

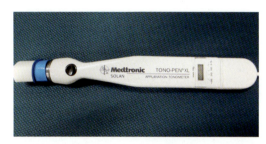

図1 トノペン XL
オキュフィルムの装着途中である.

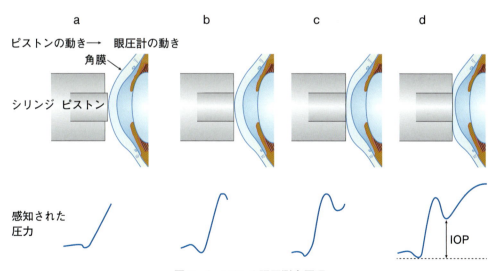

図2 トノペンの眼圧測定原理
a. ピストンが角膜に接触すると,測定値は上昇する. b. ピストンの先端部と角膜の接触部に一致する. c. さらに押し込むと圧力がシリンジに分散するために検出される圧は下がる. d. さらに押し込むと感知される圧は上昇し始める.

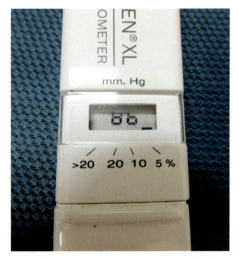

図3 トノペンXLの眼圧表示部
眼圧は86mmHgである．表示の誤差率は5%未満で信頼性が高い．

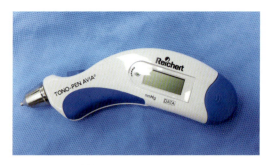

図4 トノペンAVIA

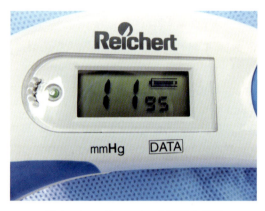

図6 トノペンAVIAの眼圧表示部
眼圧は11mmHgで信頼性が高い．

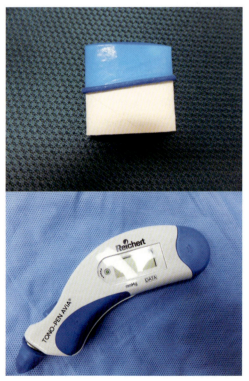

図5 オキュフィルムとオキュフィルムを装着したトノペンAVIA

バーキャップ（オキュフィルム）を装着して測定する．オキュフィルムは滅菌が可能なため，滅菌オキュフィルムを使用することで，手術中に眼圧測定を行うことができる．点眼麻酔を行った後に4回連続して測定すると平均眼圧値が示される．誤差率（信頼度）も同時に示されて5%以下と表示されたものを眼圧値として採用する（**図3**）．死体眼による検討では実際の眼圧値とよく相関する．角膜周辺部で測定しても，中央部での測定値に近い値が得られる．眼圧が高いときはゴールドマン眼圧計と比べて低く表示され，眼圧が低いときは高い数字が表示される．トノペンXLの測定値も中心角膜厚の影響を受ける．

　トノペンXLはトノペンAVIAという機種に改良され発売されている（**図4, 5**）．トノペンAVIAはトノペンXLと同程度の信頼性，

正確性があるとされている．また，日常的なキャリブレーションが不要である．10回の測定値の平均と信頼性の指標が表示される（**図6**）．10回測定されないと眼圧値が表示されないので，小児のように完全な条件でかならずしも測定できないときは不便である．トノペンXLよりバッテリーが長持ちする．

B. 非接触眼圧計 （noncontact tonometer）

非接触型眼圧計は圧平式眼圧計の一つである．眼球の斜め前方から赤外光が角膜表面に照射されている（**図7**）．角膜表面は球面であるために通常の状態ではその反射光は広く拡散する．正面から空気を噴射すると空気圧で角膜表面は後方に向かって変形し，あるタイミングで角膜表面は平坦になる．角膜表面が平坦になると，角膜に向かって照射されていた赤外光はそのまま強く反射する．赤外光照射装置の対側に光感知装置が配置されており，反射された強い光刺激を感知する（**図8**）．ある一定の時刻からこの光反射のピークが得られるまでの時間は眼圧値と強く相関するので，この時間から眼圧値を推測する．測定値は臨床的な基準眼圧計とされるゴールドマン眼圧計の測定値とよく一致する．非接触眼圧計による眼圧測定は30ミリ秒以内に終了する．眼圧は脈拍の影響を受けて変動しているので測定時間が短いと測定値も脈拍の影響を受けて大きく変動する．そのために少なくとも3回測定して，その平均値を臨床に用いる必要がある．また，測定値は中心角膜厚の影響を受けやすい．つまり，中心角膜厚が厚いと高く眼圧が表示され，薄いと低く表示される．そこで中心角膜厚も同時に測定して中心角膜厚で測定値を補正する機種も登場している．ただし，眼圧値に影響する因子は中心角膜厚だけでなく，眼球の剛性の多くの因子が関与することがわかっている．中心角膜厚だけで補正した眼圧値がかならずしも正確な眼圧値というわ

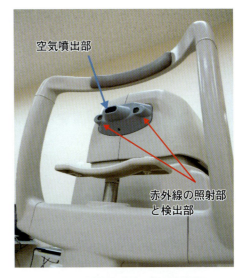

図7 非接触眼圧計の眼圧測定部

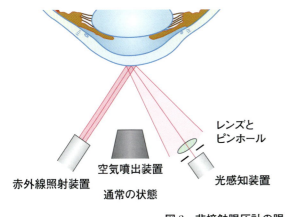
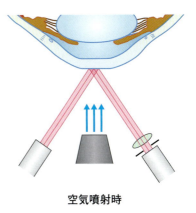

図8 非接触眼圧計の眼圧測定原理

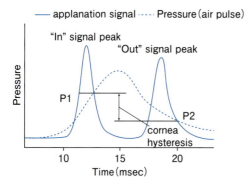

図9 空気噴流圧と反射赤外光の変化および corneal hysteresis（CH）

表1 ORAで求めることができるパラメータの算出方法

$CH = a[P1-P2]$
$CRF = a[P1-0:7P2]+d$
$IOPg = a[(P1+P2)/2]+c$
$IOPcc = b[P2-0:43P1]+e$
a, b, c, dは定数である.

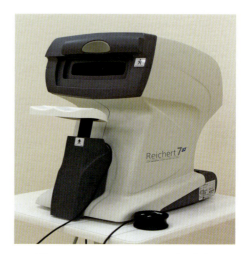

図10 Reichert 7CR 眼圧計の全景

けではない．眼圧が高いときは精度が低下することから，ゴールドマン眼圧計で眼圧を測定して確認することが求められている．

C. Ocular Response Analyzer（ORA）

非接触型の眼圧計では空気噴流を受けてひとたび扁平になった角膜頂点は，空気噴流が止まっても形態の変化がしばらく続く．角膜先端部は陥凹し，その後，元の形状に戻ろうとする．角膜の先端は角膜形状が復帰するときにもう一度扁平な状態になる．光感知装置はそのときにもう一度強い光シグナルを受け取ることになる．通常の非接触眼圧計は光シグナルの最初のピークに至る時間だけを利用して眼圧値を推定するが，Ocular Response Analyzer（ORA，Reichert社）は両方のピークが得られるときの空気噴流圧から眼圧値を計算する．初回の強い光反射が得られるときの空気噴流圧をP1，2回目の光反射を受けるときの空気圧をP2としたときに，P1とP2の差を corneal hysteresis（CH）とよぶ．CHは角膜の剛性のパラメータとして研究に用いられている（図9）．P1とP2は眼圧ではなく，空気噴流圧であることを忘れてはいけない．

もう一つ corneal resistance factor（CRF）とよばれるパラメータがあり，中心角膜厚とよく相関するとみなされている．得られる眼圧値も2種類あり，一つはIOPgとよばれて，ゴールドマン眼圧計と測定値がよく一致する．もう一つは中心角膜厚の影響を除外した corneal-compensated IOP（IOPcc）である．CHだけでなくCRF，IOPgやIOPccもP1とP2を使って計算される（表1）．IOPgとIOPccだけが表示されてCHやCRFを求めることができないReichert 7CRという機種もある（図10）．

円錐角膜，屈折矯正手術前後，翼状片，緑内障などの疾患とCHの関係を調べた報告は多数ある．円錐角膜や緑内障ではCHが低くなる．CHが低いと緑内障性視野障害や網膜神経線維層欠損が進行しやすいことが報告されている．しかし，CHは角膜の硬さを示すパラメータではない．年齢とともに角膜の剛性は高くなるがCHは低くなる．眼圧が高くなると角膜は硬くなるがCHは低くなる．したがってCHを角膜

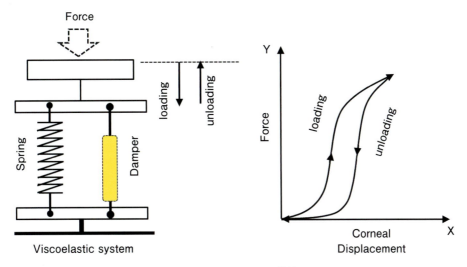

図11 ヒステリシス曲線
非接触型眼圧計で眼圧を測定するときの角膜の動きは，ばねとダンパーの組み合わせで表現できる．角膜に力を加えられる（loading）と変形し，力を緩める（unloading）と元に戻ろうとする．変形するときと元に戻るときの動きは同じではない．Loading 時と unloading の時の曲線に囲まれた面積は熱に変換される． (Ishii K et al：*Clin Exp Ophthalmol* 41：6-11, 2013 より引用)

の硬さを示すパラメータとして考えることには無理がある．ORAでは眼圧値によって加える空気噴流圧を変える．このこともCHの解釈をむずかしくする．

　ヒステリシスとはある系の状態が現在加えている力だけでなく，過去に加えられた力に依存する状態と定義づけられている．ばねとダンパーで構成される自動車のサスペンションのようなものと考えるとよい．力を加えてサスペンションを収縮させた状態から力を緩めると，サスペンションが元の形状に戻ろうとする．加える力が同じでも，変形させるときと戻るときとではサスペンションの長さは異なる．力を加えたときと緩めるときの長さの変化を結んだ曲線をヒステリシス曲線とよぶ（**図11**）．ヒステリシス曲線に囲まれた面積は熱として失われるエネルギーに比例する．非接触眼圧計で眼圧を測定するときの角膜の動きもばねとダンパーを組み合わせて表現できる．CHはこのヒステリシス曲線のうち2点間の差を示すだけであり，真の角膜のヒステレシスとは異なる．

D. Corvis ST

1. Corvis ST の測定原理

　Corvis ST も（Oculus 社）非接触眼圧計であるが，空気噴射で変形した角膜の先端が平坦になったことを高速シャインプルーフ（Scheimpflug）カメラで判定して眼圧値を推定する．高速シャインプルーフカメラは1秒間に4,330フレームの映像を撮影することができる（**図12**）．31ミリ秒だけ画像を取り込み，実際には140枚の画像を取得している．通常のカメラでは角膜先端が平坦になるところまでは撮影できても，角膜先端がさらに陥凹した映像をとらえることがむずかしい．それに対してシャインプルーフカメラでは，その特性を生かして角膜頂点が陥凹したときの映像もとらえることができる．その映像から単に眼圧を測定するだけでなく，角膜曲率半径や角膜厚，および角膜の挙動を示すパラメータが得られる（**図13**）．また，そのパラメータを使って角膜剛性の影響を少なくした補正眼圧値が得られる．このパラメータ

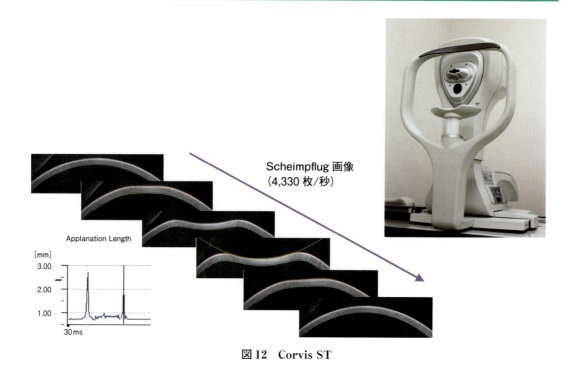

図12　Corvis ST

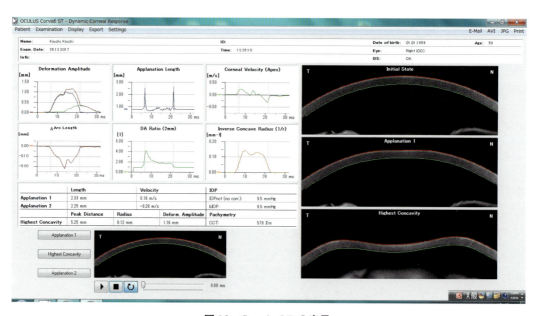

図13　Corvis ST の表示

の種類はどんどん増えており，2017年11月末の時点で38のパラメータが得られる．Corvis ST のパラメータ取得は四つのステージで行われる（**図14**）．まず，測定前の画像から角膜厚を求める（**図15**）．空気噴流を受けて角膜が最初に平坦になるとき（Applanation 1, **図16**）のパラメータを獲得する．ついで角膜が最大変位するときのパラメータ（Highest Concavity,

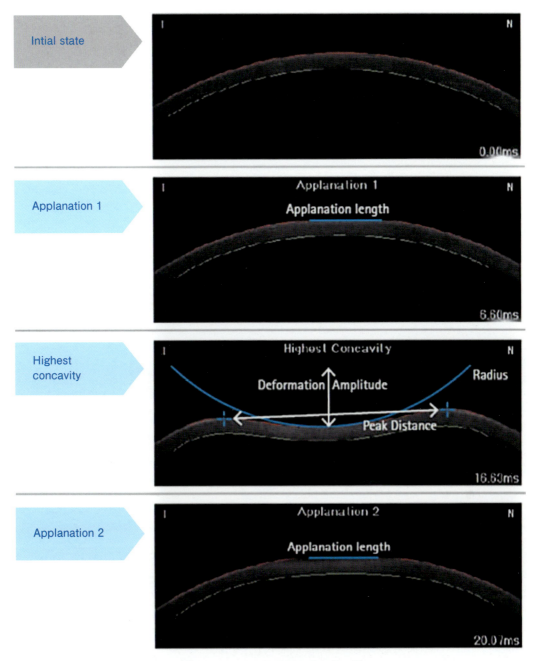

図14 Corvis ST の四つのステージ

図17) および空気噴流が止まって角膜の形状が元の位置，形に戻ろうとして再び角膜の先端が平坦になるときのパラメータ（Applanation 2, 図18）を取得する．その他，眼球全体が後方に変位する量，円錐角膜の確率を示すパラメータなども取得できる（図19）．すべてのパラメータが緑内障の発症や進行にもつ意味が理解されているわけではない．現時点では12個の眼球剛性パラメータしか得られていないときのデータを使った論文がほとんどである．角膜が

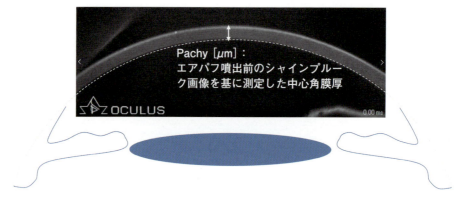

図 15　Corvis ST の Initial stage

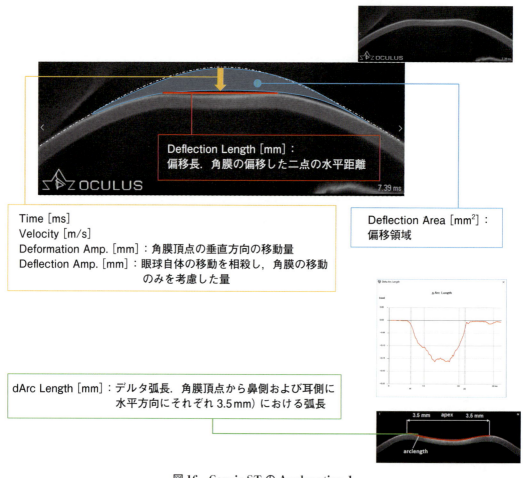

図 16　Corvis ST の Applanation 1

陥凹しやすい眼球では緑内障性の視野障害の進行が速いという結果が相次いで報告されている．また，Corvis ST のパラメータは中心角膜厚よりも眼圧測定値に影響力をもつ．緑内障患者と健常人は Corvis ST のパラメータに差があると考える報告も多く，研究が進められてい

4 その他の眼圧計　229

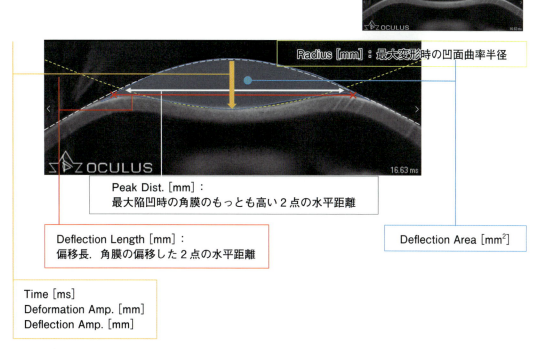

図17　Corvis ST の Highest Concavity

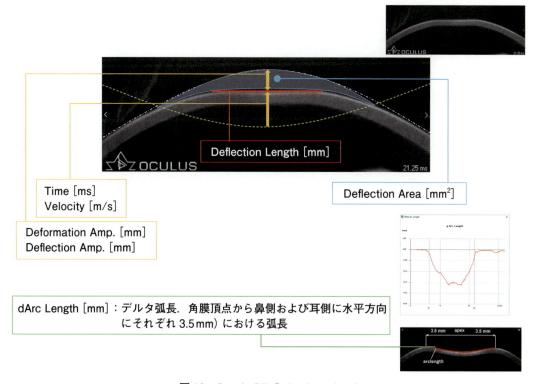

図18　Corvis ST の Applanation 2

PachySlope [μm]
ARTh：角膜最薄部の厚みと角膜厚推移指標の比．1以上の値：周辺に向けて角膜厚が厚くなる速度が正常眼よりも速い／1未満の値：周辺に向けて角膜厚が厚くなる速度が正常眼よりも遅い
SP A1：剛性パラメータ
CBI：角膜拡張症を検出するスクリーニングパラメータ．＜0.25でリスクが低く，0.25〜0.5で中程度，＞0.5で高い．

DA Ratio Max（2 mm/1 mm）
角膜頂点の Deformation Amplitude と角膜頂点から2 mm 地点における Deformation Amplitude の比．
角膜が柔らかい場合は中心部のみで変形が起こり，角膜が硬い場合は全体的に変形する．DA ratio は柔らかい角膜では硬い角膜に比べて大きくなり，硬い角膜では柔らかい角膜に比べて小さくなる．

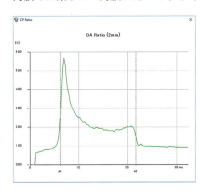

Def. Amp. Max [mm]
Deflection Amp. Max [mm]
Deflection Amp. Max [ms]
dArcLengthMax [mm]
Max InverseRadius [mm^{-1}]

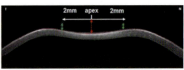

Integrated Radius [mm^{-1}]
陥凹半径の逆数からなる曲線下の面積．柔らかい角膜では曲率半径が小さくなるため，硬い角膜に比べこの値は大きくなる．

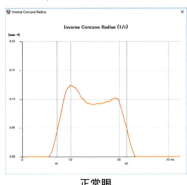
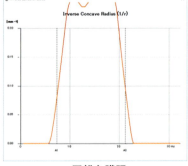

　　　　　正常眼　　　　　　　　　　　円錐角膜眼

Whole Eye Movement Max [mm]/[ms]
角膜周辺部（角膜頂点から水平方向にそれぞれ4 mm 離れた地点）から算出された眼球の移動を表す．

図19　Corvis のその他のパラメータ

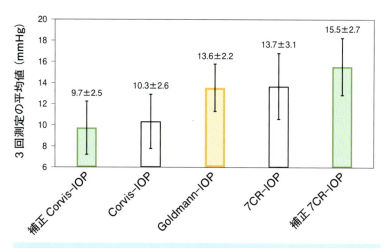

図20 各種眼圧値の比較
(Nakao Y et al：*PLoS One* 17：12, e0170206, 2017 より引用)

る．また，人種によって角膜剛性のパラメータに差があるという報告もある．

2. 剛性パラメータで修正された眼圧測定値

バージョンアップ前のCorvis STでは，得られる眼圧値は通常の眼圧測定値（CST-IOP）と角膜と年齢で補正したCST-IOPpachyの二つであった．Reichert社のORAで得られる眼圧測定値のうち，IOPgはもともとゴールドマン眼圧計と同じ数値を得る目的で設計されていることもあり，両者はよく一致し，角膜厚の影響を少なくするように設計されたIOPccはゴールドマン眼圧計と比べて2mmHgほど高く出ることが報告されている．IOPccは角膜厚の影響を受けにくいことも確認されているが，測定値のバラツキが大きいという欠点がある．一方，Corvis STではゴールドマン眼圧計を基準としたとき，CST-IOPは高く出るという報告と低く出るという報告があり，一致した見解が得られていない．ORAで測定されたIOPccとCorvis STで測定されたCST-IOPpachyは角膜剛性で補正された眼圧測定値といえるが，報告によっては測定値の差は有意に大きい（図20）．結局，どの値が真の値に近いかわからない．Corvis STのもっとも新しいバージョンでは年齢，角膜厚および角膜の生体力学特性を補正した眼圧値としてBiomechanic IOP（bIOP）が示されるが，その信頼性，正確性に対する評価はまだ固まっていない．

E. Dynamic Contour Tonometer（DCT）

装置の外見はゴールドマン眼圧計とよく似ており，細隙灯顕微鏡に搭載して眼圧を測定する（図21）．センサーチップにディスポキャップをかぶせて測定する（図22）．一般に圧平式であれ，圧入式であれ角膜に外力を加えて角膜の変形する程度から眼圧値を推測する．そのため得られる測定値は角膜の粘弾性，剛性の影響を受ける．DCTでは半径10.5mmの凹面形状のチップの中心に，圧センサーが内蔵されている（図23）．凹面形状のチップの内面の曲率半径は角膜の曲率半径より大きいので，チップ中央部の直径約7mmの部分が角膜に接触する．角膜の弯曲に合わせた凹型のセンサーチップを採

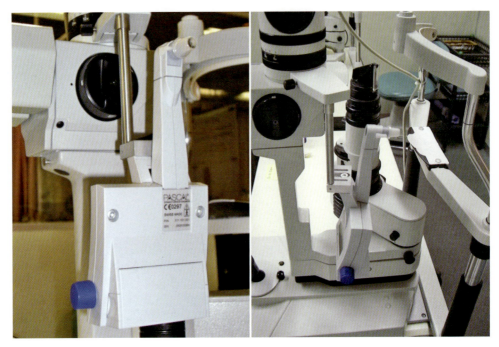

図21 Dynamic Contour Tonometer (DCT)

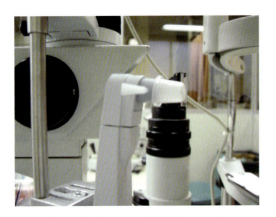

図22 先端キャップを装着したDCT

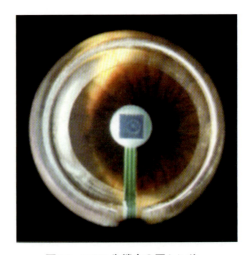

図23 DCT先端内の圧センサー

用することで，圧平時の角膜のひずみ・変形を最小限にしている．チップを角膜中央部に押し当てて，角膜表面から得られる圧力（眼外圧）を測定すると角膜の変形がほとんどないので，角膜後面の圧力（眼内圧）と眼外圧は等しくなるという仮説に基づいている．その圧力を直径1.2 mmのセンサーで感知する．また，チップの周辺部と角膜の隙間が小さいために涙液による表面張力は大きくなる．この表面張力も眼球剛性の影響を打ち消す役割を果たしている（図24）．圧センサーが5〜8拍分の心拍によって生じる眼圧脈波をとらえた後に眼圧値を表示する．眼圧測定が終了すると液晶画面に眼圧値と脈波が表示される．同時に測定値の信頼性を示すquality scoreが5段階で示される．Score 1, 2を測定値として採用すべきと推奨され，

Score 4, 5のときは再測定することが望まれる．角膜の変形がなく，涙の影響もないために理論上は理想的な眼圧計といえる．屈折矯正手術前後で測定値に差がないと報告されている．白内障手術時に圧トランスデューサーを眼内に挿入して圧変化を起こし，DCTの測定値と比較すると，15〜20mmHgの眼圧値のときは真の眼圧値とDCTの値はよく一致したと報告されている．死体眼を用いた研究でも真の眼圧とDCTの測定誤差はほとんどないとされている．しかし，臨床研究ではDCTの測定値はゴールドマン眼圧計による測定値より1〜3.4mmHg高くなると報告されている．一方，チップの先端が大きく，瞼裂の狭い日本人では正しく測定することがむずかしいという欠点がある．わが国では発売が中止されている．

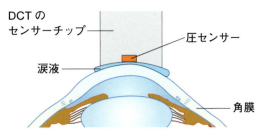

図24　DCTの眼圧測定原理

文　献

1) Cynthia JR：Concepts and misconceptions in corneal biomechanics. *J Cataract Refract Surg* **40**：862-869, 2014
2) Nakao Y, Kiuchi Y, Okimoto S：A comparison of the corrected intraocular pressure obtained by the Corvis ST and Reichert 7CR tonometers in glaucoma patients. *PLoS One* **12**：e0170206, 2017
3) Matsuura M, Hirasawa K, Murata H et al：The usefulness of Corvis ST tonometry and the ocular response analyzer to assess the progression of glaucoma. *Scientific Reports* **7**：40798, 2017
4) Matsuura M, Hirasawa K, Murata H et al：Using Corvis ST tonometry to assess glaucoma progression. *PLoS One* **12**：e0176380, 2017
5) Tonnu PA, Ho T, Sharma K et al：A comparison of four methods of tonometry：method agreement and interobserver variability. *Br J Ophthalmol* **89**：847-850. 2005
6) Kotecha A, White ET, Shewry JM et al：The relative effects of corneal thickness and age on Goldmann applanation tonometry and dynamic contour tonometry. *Br J Ophthalmol* **89**：1572-1575, 2005
7) Kanngiesser HE, Kniestedt C, Robert YC：Dynamic contour tonometry：presentation of a new tonometer. *J Glaucoma* **14**：344-350. 2005
8) Kotecha A, Lim KS, Hirn C et al：Tonometry and intraocular pressure fluctuation. In, Glaucoma Medical Diagnosis & Therapy（edited by Shaarawy TM, Sherwood MB, Hitchings RA et al）. p98-108, Elsevier, London, 2015

〈木内　良明〉

第5章
隅　　　角

1 隅角の構造

A. 隅角の構造

隅角は角膜と虹彩根部が交わるところをいう．そこには線維柱帯（trabecular meshwork）がある．線維柱帯は隅角に存在する網目状の組織で，シュレム（Schlemm）管への主要房水流出路である．線維柱帯は前部線維柱帯と後部線維柱帯に分けられる．前部線維柱帯はシュワルベ（Schwalbe）線からシュレム管の前端までをいい，シュレム管の前端から隅角底までは後部線維柱帯である．前部線維柱帯は房水流出路としての重要性は少ない．後部線維柱帯は経シュレム管房水流出路としても経ぶどう膜強膜房水流出路としても重要な部位である（図1）．

B. 線維柱帯の解剖

線維柱帯は前房側から順に，ぶどう膜網（uveal meshwork），角強膜網（corneoscleral meshwork），傍シュレム管結合組織（juxtacanalicular connective tissue）の3部に分けられる．線維柱帯の網目はぶどう膜網では比較的粗いが，角強膜網では線維柱帯細胞は突起を有し，近くの細胞と互いに接触し，シュレム管に近づくにつれて細かくなっている（図2）．とくに，傍シュレム管結合組織では線維柱帯間隙が狭くなり，はっきりしない．線維柱帯における主要な房水流出抵抗はこの傍シュレム管結合組織にあると考えられている．

組織学的には，線維柱帯はコラーゲン，弾性線維，および基質からなる紐状または層板状の線維性結合組織と，その表面に存在する線維柱帯細胞からなる．線維柱帯細胞にはさまざまな機能があることが知られている．線溶活性酵素を産生する血管内皮細胞としての機能，異物を貪食する食細胞としての機能，グリコスアミノグリカンやコラーゲンなどを産生する結合組織

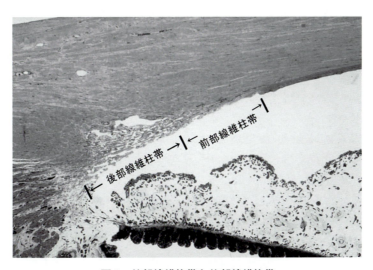

図1 前部線維柱帯と後部線維柱帯
シュワルベ線からシュレム管の前端までを前部線維柱帯，シュレム管の前端から隅角底までを後部線維柱帯とよぶ．

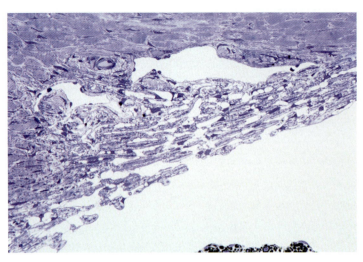

図2　線維柱帯の光学顕微鏡写真
正常な線維柱帯はぶどう膜網，角強膜網，傍シュレム管結合組織の3部に分けられる．原発開放隅角緑内障では明瞭な変化はみられないが，線維柱帯細胞の数が減少し，細胞外マトリックスが増え，線維柱間隙は狭くなっている．原発小児緑内障では傍シュレム管結合組織様の構造を示すコンパクトな組織がシュレム管下に存在している．

細胞としての機能を兼ね備えている．線維柱帯の網目の間隙は線維柱間隙（intertrabecular space）といい，房水はここを通過する．

シュレム管内壁にはシュレム管内皮細胞があり，巨大空胞が形成される．巨大空胞は前房側とシュレム管腔内の圧力差によって，内皮細胞の胞体がシュレム管腔側へ膨隆したものである．巨大空胞の内圧がある一定の高さに達するとシュレム管側へ膨隆した内皮細胞の胞体に細胞を貫通する細孔が形成され，そこから巨大空胞内の房水がシュレム管腔へ流出する．巨大空胞は前房側とシュレム管腔との間の弁のような働きをするものと考えられている（**図3**）．

シュレム管に入った房水は25～35本ある集合管に集められる．集合管は耳側より鼻側に多い．シュレム管と集合管の間には抵抗となるバルブ機能はない．集合管は直径が20～90μmあるが，静脈叢に入る前には細くなる．集合管から深部強膜静脈叢，強膜内静脈叢，上強膜静脈叢に入る．房水静脈は別にシュレム管から直接あるいは深部強膜静脈叢から間接的に上強膜静脈叢に連絡する（**図4**）．

C．経ぶどう膜強膜流出路

毛様体の前端および虹彩の表面には限界膜が存在しないので，前房水は毛様体および虹彩実質の中に容易に入りうる．毛様体実質に入った房水はぶどう膜に沿って眼球の後方へ向かい，強膜を経由して眼外に流出する．これが経ぶどう膜強膜流出路である．まず房水は前房隅角から毛様体前端部の細胞間隙に入る．毛様体実質の毛様体筋束間結合組織を通って眼球の後方へ向かい，上脈絡膜の結合組織に達する．強膜を貫いている渦静脈，毛様神経および毛様動脈周囲は比較的疎な結合組織であるので，上脈絡膜に到達した房水は強膜内の血管や神経周囲の結合組織を経由して，上強膜へ出る（**図5**）．

D．隅角鏡所見

隅角鏡検査では，線維柱帯は角膜周辺と虹彩根部が接する部位に認められる．角膜のデスメ（Descemet）膜の最終端部に相当する部位に淡

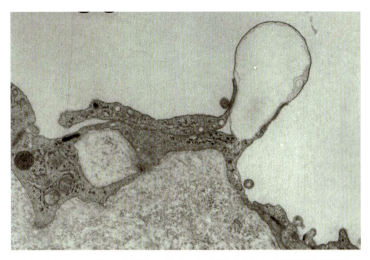

図3 シュレム管内皮細胞に形成された巨大空胞の電子顕微鏡写真
巨大空胞の内圧がある一定の高さに達すると,シュレム管側へ膨隆した内皮細胞の胞体に細胞を貫通する細孔が形成され,そこから巨大空胞内の房水がシュレム管腔へ流出すると考えられている.

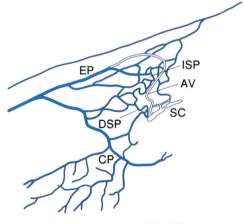

図4 シュレム管から上強膜静脈叢までの経路
房水はシュレム管(SC)から深部強膜静脈叢(DSP)に入り,強膜内(ISP)および上強膜静脈叢(EP)と連絡する.房水静脈(AV)はシュレム管あるいは深部強膜静脈叢から上強膜静脈叢に直接入る.SC:Schlemm's canal, DSP:deep scleral plexus, ISP:intrascleral plexus, EP:episcleral plexus, AV:aqueous vein, CP:ciliary plexus(毛様体静脈叢).

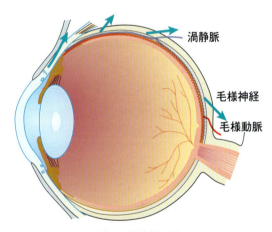

図5 房水流出路
シュレム管に入った房水は,集合管から角膜輪部の後方に存在する上強膜静脈に入り血管系に還流される.ぶどう膜強膜房水流出路の入り口である毛様体筋の間隙から後方に流れる房水は,強膜を通過する神経や血管の周囲の結合組織の疎な部位から,眼外に組織液の形で出ていく.

い線状の色素沈着を伴ったシュワルベ線がみられる.線維柱帯はシュワルベ線から虹彩根部の深い陥凹部までに網目状の組織として存在する.線維柱帯はほぼ透明であるので,線維柱帯を通してその奥にある組織が透見され,隅角陥凹には毛様体の先端部である毛様体帯が黒く帯状にみられる.シュレム管は線維柱帯のほぼ中央部の強膜側に存在する.隅角鏡検査で,逆流

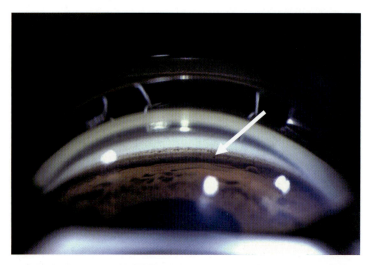

図 6　正常よりも比較的色素が多くみられる落屑症候群の隅角写真
シュワルベ線は角膜内皮細胞の終わる部位．房水とともに流れてきた色素が線維柱帯細胞に貪食された部位が色素帯であるので，色素帯（矢印）のところにシュレム管がある．色素帯のすぐ後方に強膜岬がある．毛様体筋が隅角に見えるところが毛様体帯である．

現象によって上強膜静脈の血液が逆流してくると，シュレム管の位置がよくわかる．シュレム管と毛様体帯との境界部には強膜岬が細い白色の帯としてみられる（**図6**）．

E. 線維柱帯の機能

線維柱帯には適当な房水流出抵抗が存在して，眼圧を正常に保つ役割を果たす．経シュレム管房水流出路の流出抵抗の大部分は，前房とシュレム管内壁との間に存在する．線維柱帯のぶどう膜網，角強膜網では，房水は線維柱間隙を通るので，ほとんど抵抗を受けずに流れる．眼圧が8mmHg（上強膜静脈圧）以上あると眼圧に比例して直線的にシュレム管への房水流入が増加する．正常眼圧内での房水流出量は 0.34 μl/min/mmHg である．経ぶどう膜強膜房水流出路からの房水流出は圧非依存性とされる．したがって，眼圧が上昇しても経ぶどう膜強膜房水流出路からの房水流出量には変化はない．

F. 前房隅角の発達

前房隅角組織の発達は三つの要素からなる．つまり，隅角の開大，線維柱帯の発達，シュレム管の発達である．前房隅角の開大は，隅角陥凹（隅角の周辺端）が外後方に位置を変えることで進行する．シュレム管との相対的な位置関係において，隅角陥凹は胎生6カ月でシュレム管の内前方に位置するが，胎生8カ月ではシュレム管の中央に位置するようになる．出生時には，隅角陥凹はシュレム管のほぼ後方端に位置する．隅角の発達は4歳頃までに完了し，隅角陥凹はシュレム管のやや外後方に位置する．隅角陥凹の完成に伴って，隅角陥凹と毛様体筋とが接近する．胎生8カ月ころには隅角陥凹の後方に存在していた毛様体筋は，出生時には隅角陥凹の近くに位置して，隅角陥凹を幅広く占めるようになる（**図7**）．

線維柱帯は，発達初期には短い細胞突起を有する未熟な細胞と細胞外成分が混在する構造を示している．胎生6カ月頃から線維柱層板の形

成がはじまり，それとともに線維柱間隙も発達する．線維柱層板の形成は前房側から始まり，順次シュレム管側に向かって進む．最後まで層板状構造に発達せずにシュレム管下に残った組織が傍シュレム管結合組織である．

文献

1) Luetjen-Drecoll E, Rohen JW：Morphology of aqueous outflow pathway in normal and glaucomatous eyes. Ritch R, Shields MB, T. Krupin T (eds)：The Glaucomas (2nd Ed.), p89-123, Mosby, St. Louis, 1996
2) Inomata H, Bill A, Smelser GK：Unconventional route of aqueous humor outflow in Cynomolgus monkey (Macaca irus). *Am J Ophthalmol* **73**：893-907, 1972
3) Gabelt BT, Kaufman PL：Production and flow of aqueous humor. In：Adler's Physiology of the Eye. 11th ed. p274-307, Mosby, St Louis, 2011
4) Tawara A, Inomata H：Developmental immaturity of the trabecular meshwork in congenital glaucoma. *Am J Ophthalmol* **92**：508-525, 1981ü
5) 久保田敏昭：房水流出路の解剖 病理と流出路再建術．眼科手術 **21**：147-151, 2008
6) Johnson MA, Grant WG：Pressure-dependent changes in structures of the aqueous outflow system of human and monkey eye. *Am J Ophthalmol* **75**：365-383, 1973
7) Rohen JW, Lütjen DE, Flügel C et al：Ultrastructure of the trabecular meshwork in untreated cases of primary open-angle glaucoma (POAG). *Exp Eye Res* **56**：683-692, 1993

（久保田 敏昭）

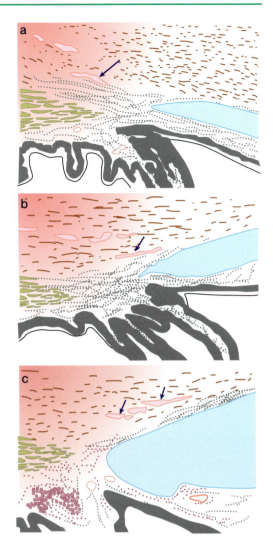

図7 前房隅角の発達
前房隅角の発達に伴って隅角陥凹（隅角の周辺端）が外後方に位置を変える．**a**．隅角陥凹は胎生6カ月でシュレム管の内前方に位置する．**b**．胎生8カ月ではシュレム管の中央に位置する．**c**．出生時には，隅角陥凹はシュレム管のほぼ後方端に位置する．隅角の発達は4歳ころまでに完了し，隅角陥凹はシュレム管のやや外後方に位置する．矢印はシュレム管．

2 隅角鏡検査

A. 隅角鏡の種類

隅角鏡検査は大きく直接検査法と間接検査法に分けられる．一般外来で行われているのは間接検査法である．通常，細隙灯顕微鏡と1〜4枚の隅角観察用のミラーを有する隅角鏡を用いて被験者は座位の状態で検査する．ミラーのある位置とは180°の方向の隅角がミラーイメージで観察される．直接検査法は通常，手術顕微鏡や手持ち細隙灯を組み合わせて用いる．隅角を直接観察するので観察部位のオリエンテーションが容易であるが，観察の精細さにおいては細隙灯顕微鏡を用いる間接法に劣る．直接法の用途は，Swan-Jacobレンズ（図1）などの手持ち隅角鏡を用いた隅角癒着解離術やtrabeculotomy *ab interno*などの手術中の使用や，乳幼児の診察時などに使用するKoeppeレンズ（図2）に限られている．

1. Goldmann一面鏡，Goldmann二面鏡

隅角観察のためのミラーが1枚のものが一面鏡，向かい合う2枚のミラーがあるのが二面鏡で，どちらも接眼部径およびミラーの大きさと角度は同じである．検査に際しては，接眼部にエチルセルロース（スコピゾル）を角膜との間に空気が入らないように滴下する．二面鏡は観察中に隅角鏡を回す手間が少ないので二面鏡を使用するほうがよいだろう（図3）．

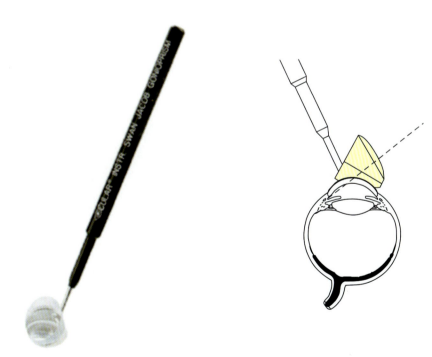

図1 Swan-Yacobレンズ
スワンヤコブオートクレーバブルゴニオプリズム（Ocular社）．隅角癒着解離術やtrabeculotomy *ab interno*などの手術中に使用する．

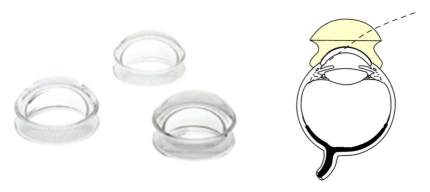

図2 Koeppe レンズ
ケッペ診断用レンズ（Ocular 社）．乳幼児の隅角観察などに仰臥位で用いる．

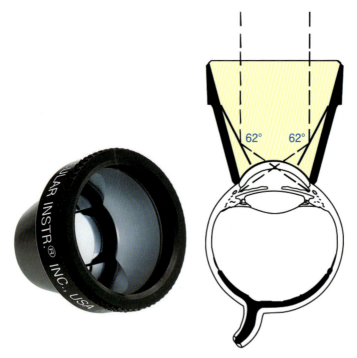

図3 Golamann 二面鏡
ツーミラーゴニオレンズ（Ocular 社）．向かい合う2枚のミラーが配されている．ミラーが1枚のものが一面鏡である．

2. Goldmann 三面鏡

　眼底赤道部，周辺部を観察する2枚のミラーと隅角観察用のミラーが組み込まれている．眼底観察と同時に隅角観察を行うときに使用する．検査にはエチルセルロースなどが必要な接触型のタイプである（図4）．

3. 四面鏡（Zeiss, Sussman）（図5）

　4方向にミラーが配置されており，隅角鏡を回転することなく隅角全周を観察できる．Sussman 四面鏡は接眼部径が小さくエチルセルロース不要であるが，角膜を圧迫せずに隅角を観察するのは注意を要する．

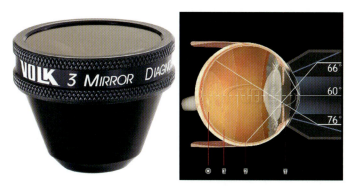

図4　Goldmann 三面鏡
3ミラーゴニオファンダス NF（Volk 社）．眼底周辺部を観察する2枚のミラーと隅角を観察する1枚のミラーがセットで組み込まれている．

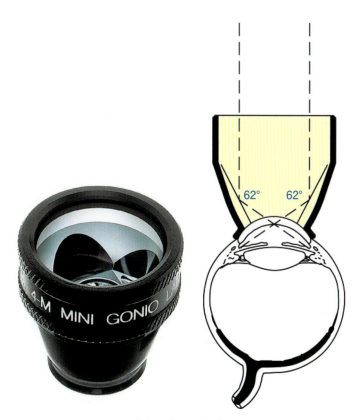

図5　ミニ4面鏡
4ミラーミニ AFN＋（Volk 社）．エチルセルロースが必要なタイプ．

4．手術用隅角鏡

Swan-Jacob レンズは手持ちの柄がある隅角鏡である．森式直立型手術用ゴニオレンズ（モリゴニオトミーレンズ，オキュラー社）は，内蔵するダブルミラーと中央部視野により視軸方向から全周の隅角を確認・操作ができるものである（**図6**）．TVGサージカルゴニオレンズ ACS（Volk 社）は minimally invasive glauco-

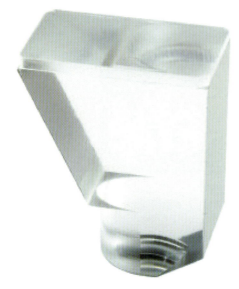

図6 森式直立型手術用ゴニオレンズ
モリゴニオトミーレンズ（オキュラー社）．

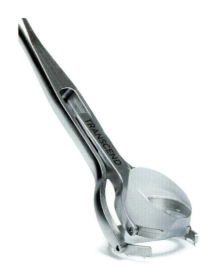

図7 TVGサージカルゴニオレンズ ACS（Volk社）

ma surgery（MIGS）に適した手術用隅角鏡として発売された．固定リングで眼球をコントロールして，隅角にステントを入れる手術に適している（図7）．これらの隅角鏡を使用する手術は隅角癒着解離術，隅角切開術，MIGSが代表的なものであるが，線維柱帯切開術時のトラベクロトームの確認にも使用できる．

B. 隅角鏡検査

1. 隅角鏡検査のポイント

隅角検査では最初に見るのは，開放隅角か閉塞隅角であるかをみる．線維柱帯の後方にある白い帯として観察されるのが強膜岬である．強膜岬が見えていれば線維柱帯は閉塞しておらず，開放隅角と考えてよい．強膜岬が見えなければ狭隅角または閉塞隅角であると判断できる．強膜岬の後ろには毛様体帯が存在する．正常開放隅角では毛様体帯が広く観察される．開放隅角にもかかわらず毛様体帯が透見できない，あるいは非常に狭い所見があれば隅角形成不全と判断する．さらに強膜岬付近に出現する隅角結節，隅角色素沈着，新生血管（ルベオーシス），周辺虹彩前癒着（peripheral anterior synechia：PAS）などがないかを注意深く観察する．

2. 隅角鏡検査の手技とコツ

まずは患者に正面視させ眼位を第一眼位とし，隅角鏡を傾けないように正位に保ちながら観察する．隅角鏡を回転させて全周を観察していく．隅角が狭く第一眼位・隅角鏡正位では隅角底まで観察できない場合は，被験者に観察しているミラーの方向に眼位を向けてもらう．軽度の狭隅角眼であればこの方法で隅角底まで観察できるので，圧迫隅角検査をしなくても閉塞隅角ではないと判断できる．別の象限に移り，同様にして全周の検査を進めていく．

3. 正常隅角鏡所見

隅角鏡検査ではシュワルベ（Schwalbe）線，線維柱帯，強膜岬，毛様体帯，隅角血管などの隅角を構成する各部位を正しく観察する必要がある．線維柱帯は角膜周辺と虹彩根部が接する部位に認められる．角膜のデスメ（Descemet）

膜の最終端部に相当する部位に淡い線状の色素沈着を伴ったシュワルベ線が前房内に突出する隆起としてみられる．線維柱帯はシュワルベ線から虹彩根部の深い陥凹部までに網目状の組織として存在する．線維柱帯はほぼ透明であるので，線維柱帯を通してその奥にある組織が透見され，隅角陥凹には毛様体の先端部である毛様体帯が灰黒色の帯状にみられる．シュレム（Schlemm）管は線維柱帯のほぼ中央部の強膜側に存在する．隅角鏡検査で，逆流現象によって上強膜静脈の血液が逆流してくると，シュレム管の位置がよくわかる．シュレム管と毛様体帯との境界部には強膜岬が細い白色の帯としてみられる．生理的にも隅角に血管（毛様血管）が観察されることがあるが，血管は同心円状または放射状の規則的な走行を示す．

4. 閉塞隅角の診断

緑内障診療ガイドラインによると隅角鏡検査を行うにあたって，隅角閉塞の正確な診断には静的隅角鏡検査と動的隅角鏡検査の両方を行うことが望ましいとされている．緑内障診療ガイドラインには以下のa～cのように記述されている．

a. 静的隅角鏡検査（static gonioscopy）

暗室下で細隙灯顕微鏡の光量を極力下げ，瞳孔領に光を入れずに，隅角鏡で眼球を圧迫しないようにして，第一眼位における自然散瞳状態での隅角開大度を評価する．非器質的隅角閉塞と器質的隅角閉塞を鑑別できない．

b. 動的隅角鏡検査（dynamic gonioscopy）

静的隅角鏡検査に引き続き施行する．細隙灯顕微鏡の光量を上げて縮瞳させ，隅角鏡または眼位を傾けて軽度の圧迫を加えることにより隅角を開大させる．器質的隅角閉塞の有無や範囲に加えて結節，新生血管の有無などを診断する．

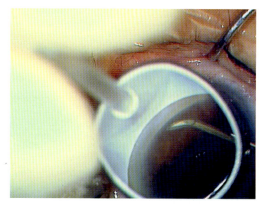

図8 隅角癒着解離術の術中写真
粘弾性物質を前房内に注入し，出血しないように虹彩前癒着をゆっくり落としていく．

c. 圧迫隅角鏡検査（indentation gonioscopy）

動的隅角鏡検査の一種で，隅角鏡によって角膜中央を圧迫して変形させることにより，房水が周辺虹彩を後方に押し下げられ，隅角底が観察しやすくなる．隅角が非常に狭いため，通常の動的隅角鏡検査によっても非器質的隅角閉塞と器質的隅角閉塞の鑑別が困難な場合に行う．

圧迫隅角鏡検査はGoldmann二面鏡で行う方法がやりやすい．被験者に観察しているミラーの方向に眼位を向けてもらうか，検者が隅角鏡を観察しているミラーと逆方向に傾けたうえで，観察しているミラーを押し込むように圧迫する．この方法により前房水が観察したい隅角側に押しやられ，隅角が開大する．

5. 隅角癒着解離術（goniosynechialysis：GSL）とその適応

対象となる症例は原発閉塞隅角緑内障で，白内障手術と同時に行う例が多い．特殊な例として，硝子体内に注入したガスの合併症として，虹彩前癒着を起こした症例に隅角癒着解離術を行うことがある．手術用隅角鏡で観察しながら，隅角癒着解離針を用いて癒着剝離を行う．虹彩からの出血を起こさないように，ゆっくり癒着剝離を進めていく（図8）．

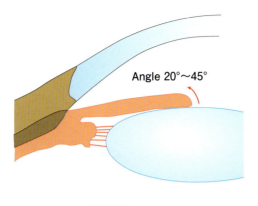
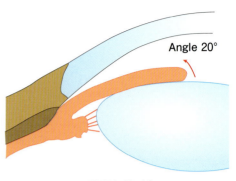
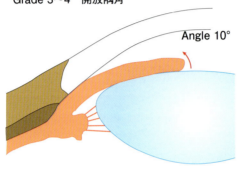
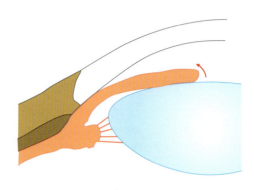

図9 Shaffer 分類
隅角底における虹彩前面と角膜後面のなす角度による分類
Grade 0：隅角閉塞が生じている（隅角の角度：0°）
Grade 1：隅角閉塞がおそらく起こる（隅角の角度：10°）
Grade 2：隅角閉塞は起こる可能性がある（隅角の角度：20°）
Grade 3〜4：隅角閉塞は起こりえない（隅角の角度：20〜45°）

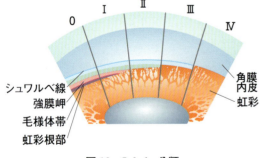

図10 Scheie 分類
隅角の見える範囲による分類
Grade 0：開放隅角で隅角のすべての部位が観察できる
Grade Ⅰ：毛様体帯の一部が観察できない
Grade Ⅱ：毛様体帯が観察できない
Grade Ⅲ：線維柱帯の後方半分が観察できない
Grade Ⅳ：隅角のすべての部位が観察できない

6．隅角開大度の分類

隅角の開大度は，隅角の広さを示すShaffer 分類（図9）と隅角の深さを示すScheie 分類（図10）が使用されてきた．

7．原発閉塞隅角症の診断

原発閉塞隅角症（primary angle closure：PAC）の国際的な診断基準としてFoster 分類がある．それによれば原発閉塞隅角症疑い（primary angle closure suspect：PACS），原発閉塞隅角症（primary angle closure：PAC），原発閉塞隅角緑内障（primary angle closure glaucoma：PACG）と分類される．PACS の診

断基準である「線維柱帯後部が見えない部位が3象限以上ある」ことは，Scheie分類ではGrade Ⅲ以上の閉塞隅角が3象限以上あることに相当する．したがって隅角鏡所見を記載するにはScheie分類で各象限の所見を記載するのがよいだろう．

Foster 分類（2002年）

Primary Angle Closure Suspect (PACS)
　原発閉塞隅角症疑い
　隅角鏡検査で線維柱帯後部が見えない部位が3象限（270°）以上ある．

Primary Angle Closure (PAC)
　原発閉塞隅角症
　隅角鏡検査で狭隅角に起因する周辺虹彩前癒着（PAS）を認める．眼圧上昇の有無は問わない．

Primary Angle Closure Glaucoma (PACG)
　原発閉塞隅角緑内障
　緑内障性視神経症を伴うPAC

8．新しい隅角検査機器：ゴニオスコープ（ニデック）（図11）

側面に16面ミラーを有している多面ミラープリズムの先端に専用の粘性ゲルを塗布して被験眼に間接的に接触させて撮影する．全周の隅角を16分割して平面像としてカラー撮影ができる機器である（**図12，13**）．機器の使用に習熟すれば，誰でも同じような全周のカラー隅角写真が撮れる利点がある．

C．緑内障の隅角所見

高眼圧や緑内障疑いの患者を診察するには細隙灯顕微鏡検査と隅角検査は必須である．まず細隙灯顕微鏡検査で角膜中央部の前房の細胞やフレアから炎症所見を把握，色素散布や角膜後面沈着物の有無を確認し，虹彩表面の脱色素，紋理，血管，萎縮の有無を観察する．瞳孔領お

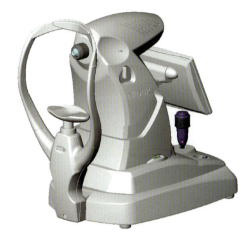

図11 ゴニオスコープ（ニデック社）

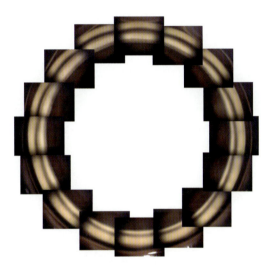

図12 全周を16分割して組み合わせたカラー隅角写真
16枚の隅角写真を組み合わせて，全周の隅角カラー隅角写真を撮影する．

よび水晶体前面での落屑物質の有無をみる．さらに角膜周辺部に移り，van Herick法で周辺前房が浅いかどうかを把握する．このように前眼部所見を十分把握して隅角所見を予想して隅角鏡検査に移る．

炎症所見があれば隅角結節と周辺虹彩前癒着を疑い，色素散布が多ければ色素帯への色素沈着を予想する．落屑物質があれば下方に強い隅角色素沈着やSampaolesi line，および隅角へ

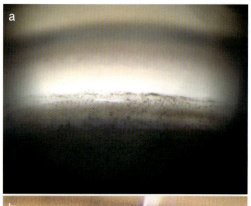
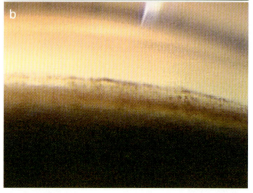

図 13　ゴニオスコープと隅角鏡を使用した細隙灯顕微鏡写真の比較
ニデック社のゴニオスコープで撮影した写真（a）と隅角鏡を使用して細隙灯顕微鏡で撮影した写真（b）．ほぼ変わらない写真が撮影できる．

の落屑物質の沈着を探す．また，片眼性の緑内障の場合は外傷による隅角解離，色素沈着の左右差，炎症による隅角所見の有無，隅角開放度の差があるかどうかを念頭に両眼隅角を比較する．両眼性の緑内障，高眼圧症でも両眼の隅角鏡検査は必須である．

1．小児緑内障

小児緑内障は原発緑内障と続発緑内障に大別され，さらに原発先天緑内障，若年開放隅角緑内障，先天眼形成異常に関連した緑内障，先天全身疾患に関連した緑内障，後天要因による続発緑内障，白内障術後の緑内障に細分類される．原発先天緑内障は3〜4歳以前に発症して角膜径の拡大を伴い，若年開放隅角緑内障はそれ以後に発症する．先天眼形成異常および先天全身疾患に関連した緑内障とは，無虹彩症，Sturge-Weber症候群，Axenfeld-Rieger症候群，Peters異常などの疾患に併発する緑内障である．治療は手術療法が基本となる．

臨床的に隅角陥凹の発育状態を観察する指標は，隅角鏡で見える毛様体帯の幅で判断される．毛様体帯が透見できない，あるいは非常に狭い所見が隅角形成不全の指標になる．隅角部を観察する機器に超音波生体顕微鏡（ultrasound biomicroscope：UBM）と前眼部OCTがある．前眼部OCTは非接触的に短時間で容易に前眼部を観察することができ，隅角の開放状態を定量的に計測することができる有用なツールである．原発小児緑内障では虹彩根部の高位付着が認められる（図14）．Axenfeld-Rieger症候群では広範囲の虹彩高位付着が描出される（図15）．

組織学的には，線維柱帯に，傍シュレム管結合組織様の構造を示すコンパクトな組織がシュレム管下に厚く存在している．コンパクトな組織は細胞突起の短い線維柱帯細胞，コラーゲンとエラスチン様線維とからなる線維成分および基底板様の形態を示す大量の無定形物質で構成されていて，層板状の構造はみられない．この組織が厚く存在していて，線維柱帯の細胞間隙を占めていることが，原発小児緑内障の眼圧上昇と関係していると考えられる．

2．後部胎生環（図16）

シュワルベ線の隆起である．シュワルベ線は白い輪として，細隙燈顕微鏡で観察できる．後部胎生環はAxenfeld異常またはAxenfeld症候群にも合併する．Axenfeld異常は後部胎生環に加えて，前部周辺虹彩実質からシュワルベ線に向かう隆起した虹彩突起がみられ，これが隅角を充たしている．

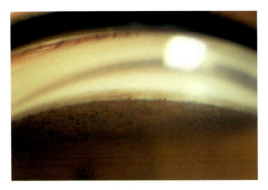

図14　若年開放隅角緑内障の隅角写真
開放隅角であるが，隅角の形成が不良（隅角形成不全）で毛様体帯がわずかしか観察されない．

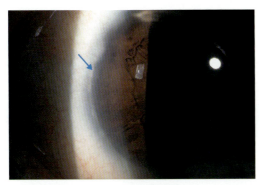

図16　後部胎生環
角膜辺縁部に異常に肥厚し，前房に突出したシュワルベ線（矢印）がみられ，後部胎生環と称される．

3．小児緑内障の隅角鏡検査の特殊性

　隅角鏡は成人であれば問題ないが，子どもや乳幼児では外来で簡単にできないこともある．乳幼児は睡眠下で検査を行う必要があることが多い．

　成人や子どもの小児緑内障は原発開放隅角緑内障と同じように検査を進める．隅角鏡検査では，前述の隅角形成不全の所見があるかどうか注意する．乳幼児の小児緑内障の例には，覚醒時に次の検査を行う．1) 角膜径の計測．正常は新生児で約10 mm，2歳で成人とほぼ同じ11～12 mmになる．2) 手持ちの細隙燈顕微鏡により，角膜浮腫・混濁，前房深度，虹彩・水晶体異常の有無を検査する．角膜は眼圧上昇の

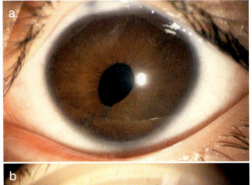
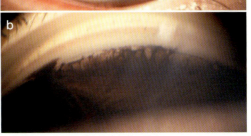

図15　Axenfeld異常の前眼部写真と隅角写真
後部胎生環に加えて，前部周辺虹彩実質からシュワルベ線に向かう隆起した虹彩突起が見られ，虹彩索状物を認める．

ため伸展し，デスメ膜断裂をきたし，線状の混濁（Haab線）が起こることがある．虹彩・水晶体に関しては，他の全身および眼異常を伴う発達緑内障にみられる無虹彩，虹彩・瞳孔異常（Peters異常，Axenfeld-Rieger症候群，後部胎生環など），白内障に注意する．

　乳幼児では眼圧測定や隅角鏡検査は覚醒下では困難で不正確なので，睡眠下や全身麻酔下での検査が必要になる．隅角鏡検査はKoeppe型隅角鏡と手持ちの細隙燈顕微鏡を使用する．虹彩付着部の状態を観察する．原発先天緑内障では重度の隅角形成不全が認められる．眼底の詳細がわからず続発緑内障を疑うときは，網膜芽細胞腫などを鑑別する必要があり，エコー，CT，MRIなどが随時必要である．

4．落屑緑内障（図17）

　落屑症候群に伴う緑内障である．隅角鏡検査では一般に開放隅角であるが，閉塞隅角を呈することもある．隅角色素沈着が高度であり，と

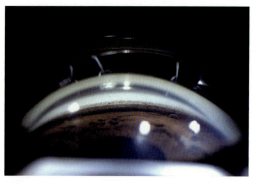

図17 落屑緑内障の隅角写真
開放隅角であるが，線維柱帯に色素沈着が多い．虹彩色素上皮細胞の変性で前房内に色素が遊出し，房水の流れで色素上皮細胞に貪食されるからである．

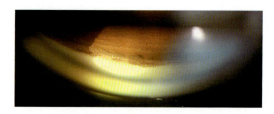

図18 色素性緑内障の隅角写真
著明な色素沈着を認める．

きにシュワルベ線を越えて色素沈着がみられるSampaolesi lineを観察する．隅角にも落屑物質がみられることがある．緑内障発症の原因は，落屑物質の線維柱間隙，傍シュレム管結合組織，シュレム管周囲への沈着に加えて，落屑物質が線維柱帯細胞で産生されること，虹彩色素上皮細胞から遊離した色素顆粒が房水の流れに従って前房隅角に到達し，線維柱帯細胞に貪食されることによる線維柱帯細胞の機能不全，傍シュレム管結合組織と線維柱層板の構造変化によると考えられる．落屑物質はチン（Zinn）小帯を断裂させるので，落屑症候群ではチン小帯が脆弱である．このため水晶体の前方移動をきたし，閉塞隅角を合併することがある．落屑物質は傍シュレム管結合組織以外にも，線維柱帯角強膜網，ぶどう膜網，シュレム管の強膜側にも沈着している．

5. 色素性緑内障（図18）

虹彩が後方に凸になっており，虹彩裏面とチン小体や毛様突起が摩擦し，色素顆粒が遊出，線維柱帯に蓄積することにより房水流出抵抗が増加し，眼圧が上昇する．続発開放隅角緑内障である．隅角の高度な色素沈着，角膜後面中央部の紡錘型の色素沈着（Kruckenberg's spindle），虹彩裏面の虹彩上皮細胞の萎縮によって生じる放射状スリット様徹照像の欠損（transillumination defect）が3徴候とされるが，transillumination defectは日本人では観察されない．若年，近視眼，男性，白色人種に多いとされ，わが国には稀な緑内障病型である．前眼部OCT検査では，後方に弯曲した虹彩形状が認められる．

6. 血管新生緑内障（図19，20）

血管新生緑内障は1期：血管新生期，2期：開放隅角緑内障期，3期：閉塞隅角緑内障期の順に進行する．1期は虹彩や前房隅角に新生血管が生じているが，眼圧上昇はない時期である．2期は隅角は開放しているが，虹彩や前房隅角に形成された新生血管のために眼圧が上昇する時期である．この時期の眼圧上昇には二つの機序が考えられる．一つは新生血管からの血液成分の透過性が高いことによるものである．もう一つは線維柱帯血管新生によるものである．線維柱間隙に新生血管が進入する．ほぼ同時に線維柱帯内皮網表面を内皮細胞が覆う．3期は周辺虹彩前癒着が起こって隅角が閉塞し，不可逆性の眼圧上昇をきたす時期である．隅角鏡検査では，1期あるいは2期では開放隅角であるが，虹彩根部から立ち上がる血管と線維柱帯の表面を網目状に広がる新生血管網が観察される．3期になると，周辺虹彩前癒着が起こり，線維柱帯は観察できなくなる．

7. 鈍的外傷による緑内障

スポーツや事故で，眼球を打撲することがあ

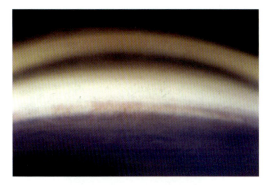

図19 血管新生緑内障開放隅角期の隅角写真
虹彩から立ち上がる新生血管が線維柱帯で網目状構造を形成している．

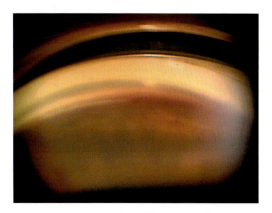

図20 血管新生緑内障開放隅角期の隅角写真
隅角出血が観察される．

る．外力の大きさ，力が加わる方向によってさまざまな眼外傷が起こる．鈍的な外力が眼球に加わると角膜，前部強膜が後方に移動して，眼球赤道部が拡大する．眼圧は高くなり，房水は隅角を強く押す力として働いて隅角部組織の毛様体，虹彩に障害を引き起こす．虹彩根部が毛様体から裂ける虹彩離断（iridodialysis），毛様体縦走筋と輪状筋の間に裂隙を生じる隅角離開（angle recession），毛様体全体が強膜岬や強膜からはがれる毛様体解離（cyclodialysis）が起こりうる．瞳孔括約筋の麻痺，断裂によって瞳孔の散大（外傷性散瞳）あるいはチン小体の断裂，外傷性白内障を伴うこともある．網膜には網膜振盪がみられることが多い．多くの場合1〜2週間で消失するが，強い網膜振盪では網膜萎縮から網膜円孔を生じて網膜剥離に至ることもある．前眼部にはおおむね眼球打撲の直後には炎症と前房出血を生じる．前房出血は虹彩離断，隅角解離，毛様体解離などのぶどう膜の障害が原因である．

8. 虹彩離断・隅角解離・毛様体解離の症状と眼所見（図21，22）

前房出血を伴うことが多く，その場合は視力低下，霧視の症状がある．多くの場合，炎症のために房水産生量が低下して眼圧が下がること

が多い．極端な低眼圧をきたすと低眼圧黄斑症による視力低下を認める．大量の前房出血や水晶体の位置異常，線維柱帯の損傷が原因で高眼圧をきたすこともある．外傷後の再出血を起こすことがあり，受傷後1週間以内に生じることが多い．再出血の頻度はおおむね10％である．外傷性低眼圧が自然に回復する直前には，一過性に著しい高眼圧になることが多い．多くの場合この高眼圧は数日で正常の眼圧に戻る．虹彩離断が起こると瞳孔の形が不整形になる．小さな虹彩離断は無症状だが，広範囲に起こると羞明や単眼複視の症状が起こる．

9. ぶどう膜炎による続発緑内障

ぶどう膜炎でしばしば続発緑内障が発症する．ぶどう膜炎はさまざまな疾患で起こるので隅角所見も一様でなく，多様な所見が観察される．ぶどう膜炎でみられる代表的な隅角の異常所見としては次のようなものがある．

a. 周辺虹彩前癒着

周辺虹彩前癒着はその外観によってテント状周辺虹彩前癒着，台形状周辺虹彩前癒着とよばれる．原発閉塞隅角症でみられる周辺虹彩前癒着は虹彩が全周にほぼ均一に癒着しているのに対して，ぶどう膜炎症例では虹彩根部が癒着する先は毛様体帯，色素帯，シュワルベ線などさ

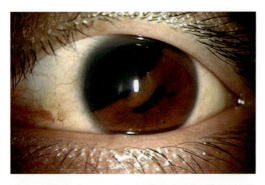

図21 野球ボールによる眼球鈍的外傷例の前眼部写真
前房出血が吸収された後，虹彩離断が広い範囲に認められた．

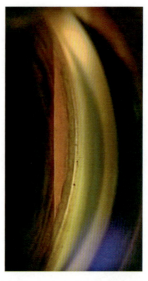

図22 野球ボールにより眼球鈍的外傷例の隅角鏡写真
初診時に外傷性散瞳，チン小帯一部断裂，前房出血，高眼圧，軽度の硝子体出血と網膜前出血がみられた．受傷2カ月後の隅角写真．隅角解離が観察される．

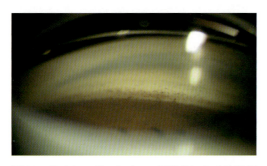

図23 サイトメガロウイルス虹彩炎による続発緑内障の隅角写真
開放隅角で，周辺虹彩前癒着，隅角結節などは観察されない．色素は線維柱帯および周囲に散在している．

まざまで不均一であるという特徴がある．

b．隅角結節

隅角結節は隅角に発生する炎症性の肉芽腫であり，灰白色小円形の外観を呈する．大きさはさまざまである．隅角結節の存在は現在炎症があることを示している．

c．隅角蓄膿

前房蓄膿はベーチェット病，急性前部ぶどう膜炎などで観察され，強い虹彩毛様体炎があることを示している．隅角部だけに前房蓄膿が観察されることがあり，隅角蓄膿（angle hypopyon）という．

d．新生血管

ぶどう膜炎では隅角に新生血管の形成を認めることがある．炎症の鎮静化に伴って，新生血管も消退することが多い．

サイトメガロウイルス虹彩炎は，虹彩炎，角膜後面沈着物のコインリージョン（coin lesion），眼圧上昇，角膜内皮障害を特徴とする疾患で緑内障やポスナー・シュロスマン（Posner-Schlossman）症候群としてみている患者のなかに含まれている可能性がある．隅角所見は開放隅角で前述の特徴的な所見は認められない．開放隅角で色素が線維柱帯および周囲に散在する所見がみられる．色素沈着が強い所見はない（図23）．

10．腫瘍による続発緑内障

悪性黒色腫などの腫瘍細胞が線維柱帯に浸潤し，あるいは拡大して，隅角を閉塞して続発緑内障を起こすことがある．非常に稀な症例であるが，その形状からring melanomaとよばれる．虹彩・毛様体の良性腫瘍であるメラノサイトーマ（図24）も拡大して続発緑内障を起こす

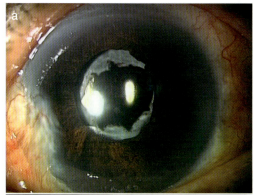
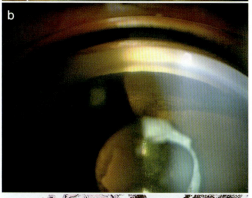
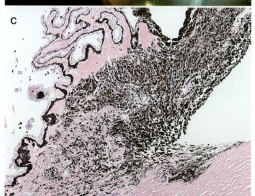

図24 虹彩メラノサイトーマの続発緑内障症例
片眼のみ虹彩と隅角の強い色素沈着を認める (a, b).
色素顆粒をもった良性の腫瘍細胞が線維柱帯, 虹彩, 毛様体に浸潤しているのがわかる (c).

ことがある. 虹彩嚢腫 (**図25**) は拡大して隅角を閉塞して続発緑内障を起こしうる.

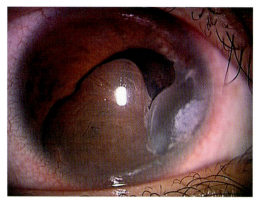

図25 先天虹彩嚢腫に伴う続発緑内障
幼少時に先天虹彩嚢腫の手術歴があり, 16歳時に嚢腫拡大によって眼圧が上昇した症例.

文　献

1) Mori K, Ikushima T, Ikeda Y et al：Double-mirror goniolense with dual viewing system for goniosurgery. *Am J Ophthalmol* **143**：154-155, 2007
2) Tawara A, Inomata H：Developmental immaturity of the trabecular meshwork in congenital glaucoma. *Am J Ophthalmol* **92**：508-525, 1981
3) Rohen JW, Lüetjen-Drecoll E, Flüegel C et al：Ultrastructure of the trabecular meshwork in untreated cases of primary open-angle glaucoma (POAG). *Exp Eye Res* **56**：683-692, 1993
4) Rohen JW, Linner E, Witmer R：Electron microscopic studies on the trabecular meshwork in two cases of corticosteroid glaucoma. *Exp Eye Res* **17**：19-31, 1973
5) Gartner S, Henkind P：Neovascularization of the iris (rubeosis iridis). *Surv Ophthalmol* **22**：291-312, 1978
6) Kubota T, Tawara A, Hata Y et al：Neovascular tissue in the intertrabecular spaces in eyes with neovascular glaucoma. *Brit J Ophthalmol* **80**：750-754, 1996
7) Demirci H, Shields CL, Shields JA et al：Ring melanoma of the anterior chamber angle：A report of fourteen cases. *Am J Ophthalmol* **132**：336-342, 2001

〈久保田 敏昭〉

3 前眼部画像解析装置

A. 前眼部 OCT

A. 前眼部画像解析の発展

緑内障診療において隅角の評価，診断は重要である．一般的な隅角診断法としては細隙灯顕微鏡と隅角鏡を用いた隅角鏡検査が基本となるが，近年，技術の進歩に伴い，前眼部画像解析が発展してきた．光干渉断層計が開発された当初，眼底，とくに網膜の解析にまず応用されたが，その後，前眼部光干渉断層計（anterior segment optical coherence tomography：AS-OCT）が開発され，前眼部断層像の解析に応用されている．

B. 前眼部 OCT の原理

OCT とは近赤外光を用いた画像技術である．光が組織を通過するとき，光は組織の各部位において反射して帰ってくるが，組織の深さによって反射する時間がずれるとともに，組織により反射，散乱の強度が異なる．この反射光の時間的遅れを検出したいのだが，光そのものを解析するのに十分な性能をもつ検出器が存在しないため，光の干渉現象を利用する．つまり，組織から帰ってきた光（反射光）と参照光とで起こる光干渉から，反射光の時間的遅れを間接的に検出し，画像化する．

第一世代のタイムドメイン OCT（time domain OCT：TD-OCT）では撮影光をビームスプリッタで半分に分け，目的の組織と参照ミラーに反射させる．それぞれからの反射光の干渉現象から組織のある点 A の距離と反射強度がわかる．参照ミラーを深さ方向に移動させてスキャンすることにより，深さ方向の画像情報が得られる（A スキャン）（**図 1**）．さらにこれを横方向に繰り返すことで，一つの面としての断層像が得られる（B スキャン）．

次に登場したフーリエドメイン OCT（Fourier domain OCT：FD-OCT）では光波の干渉をフーリエ空間（周波数領域または波長領域）で

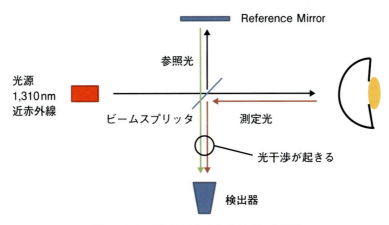

図 1　OCT の原理（タイムドメイン OCT）

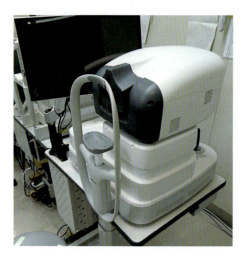

図2　スウェプトソース前眼部OCT
CASIA2（トーメーコーポレーション）

行う．FD-OCTにはスペクトラルドメインOCT（spectral domain OCT：SD-OCT）とスウェプトソースOCT（swept source OCT：SS-OCT）の2種類がある．SD-OCTでは1回のAスキャンの反射光に含まれる波長を分光器でフーリエ変換によりスペクトル分解することで深さ方向の情報を1回の計測で取得する．タイムドメイン方式に比較し深さ方向のスキャニングが不要になるため，より高速になる．一方で，前眼部OCTで採用されているものはSS-OCTだが，これは光源の波長を高速に変化させることで，フーリエ空間で光波の干渉を行う方式であり，波長走査型OCTとよばれている．

OCTによる前眼部の解析では，網膜の解析に比較し，より高い組織深達度とより深い測定深度が必要となる．光は長波長であるほうが，より高い組織深達度を得られるため，前眼部OCTでは1,310 nmの波長が使用されている．1,310 nmの波長は水分による吸収性が高く，網膜への影響も少なく，安全性も高い．

C. 代表的機種

前眼部SS-OCTとしてトーメーコーポレーションよりCASIA2が発売されている（**図2**）．

D. 前眼部OCTの検査法

測定は座位にて行う．非接触にて撮影可能なため，超音波生体顕微鏡（ultrasound biomicroscope：UBM）や隅角鏡と比較し非侵襲的な検査である．ジョイスティックもしくは画面のタッチパネルを用いて撮影位置を調整する．オートアライメント機能とトラッキング機能があるため，細かい位置調整は自動化可能である．128枚の画像を軸回転方向に撮影することで，約2秒強で16 mm×16 mmの両端隅角を含む前眼部の三次元情報を取得可能である．また，CASIA2では深さ方向が13 mmまで画像取得が可能となったため，水晶体後面までの撮影も可能である．

前眼部OCTの分解能はCASIA2では縦方向10 μm，横方向30 μmであり，UBMを上回る．しかし，光を用いた画像解析であるため組織深達度はUBMに及ばず，毛様体の描出にはUBMのほうが有利である（**表1**）．客観的な両端隅角の断層像が取得可能であるため，AOD（angle opening distance），ARA（angle recess area），TISA（trabecular-iris space area）などの各種隅角パラメータの解析も可能である（**図3**）．

E. 前眼部OCTの正常所見

正常開放隅角眼のOCT画像を**図4**に示す．中心前房深度が深く，両端隅角が開放していることがわかる．ラスタースキャンではAスキャンをより密にすることができるため，さらに高解像な画像が得られる（**図5**）．強膜岬（scleral spur：SS）の同定やシュレム管の描出も可能となる．

F. 前眼部OCTの異常所見

1. 狭隅角眼の隅角評価

前眼部OCTを含む前眼部画像解析は狭隅角

表1 前眼部OCTとUBMの比較

	UBM (TOMEY UD-8060)	AS-OCT (CASIA2)
メカニズム	Bモード超音波	スウェプトソースOCT (フーリエドメインOCT)
光(音)源	60 MHz 超音波	高速スキャニングレーザー： 中心波長1,310 nm
分解能(軸方向) 分解能(横方向)	50 μm 50 μm	10 μm 30 μm
スキャンスピード 横方向スキャン範囲 深さ範囲	10枚/sec 9 mm 6 mm	30,000A scans/sec 16 mm×16 mm 13 mm
測定方法	接触必要 仰臥位, 座位も可	非接触 座位

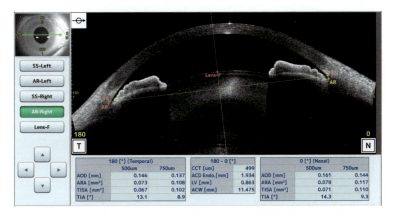

図3 狭隅角眼の前眼部OCT画像における各種パラメータ解析

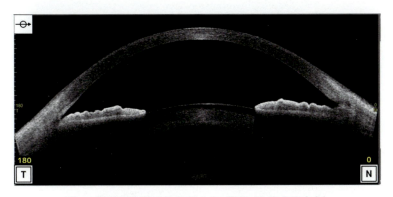

図4 開放隅角眼の前眼部OCT画像（右眼水平方向）
隅角は開放している．

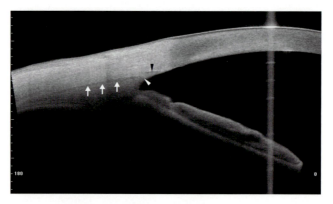

図5 開放隅角眼の前眼部 OCT 画像（ラスタースキャン）
高解像な画像が得られる．強膜-ぶどう膜境界が描出されている（⇒）．
強膜岬▷，シュレム管も描出されている（▶）．

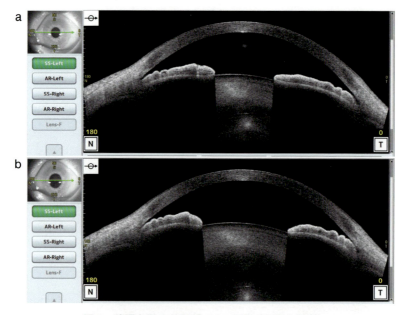

図6 狭隅角眼の前眼部 OCT 画像（左眼水平断）
a．明所下縮瞳状態．隅角はわずかに開放している．b．暗所下散瞳状態．隅角は閉塞しかかっている．

眼の隅角閉塞の評価に有用である．非可視光を用いた画像解析であるため，暗所下で自然散瞳状態での隅角の断層像を取得できることから，機能的隅角閉塞の検出が容易となる（図6）．また，前眼部断層像が得られるため，虹彩形状の把握が容易であり，隅角閉塞メカニズムの解析に役立つ．現在では隅角閉塞はマルチメカニズムで起こることが知られている．すなわち，瞳孔ブロック，プラトー虹彩，水晶体因子，水晶体後方因子である．この四つの因子が絡み合って隅角狭小化をきたすと考えられるが，症例ごとに優位なメカニズムが異なることが重要であり，強く働いているメカニズムの解析に前眼部画像診断は役立つ（図7）．たとえば図8aのよ

うに虹彩が上に凸の膨隆形態を示していれば，瞳孔ブロックメカニズムの関与が強いことがわかる．一方，図8bのように虹彩が平坦なまま隅角閉塞をきたしていればプラトー虹彩のメカニズムが強いことがわかる．また，STAR360というプログラムを用いることで，ほぼ隅角全周における隅角閉塞領域の解析が可能である．このプログラムでは解析画像上にて両端隅角における強膜岬と虹彩と線維柱帯部分の接触先端部（EP）が半自動的に同定され，EPが強膜岬を超えている部分では線維柱帯部分が一定以上に閉塞されている状態と考えられる．その閉塞部分の高さや全周における割合などが算出される（図9）．

狭隅角眼に対する隅角開大治療はおもに外科的治療となるが，その治療効果も前眼部OCTにて評価可能である．すなわち，レーザー虹彩切開術は前後房間房水交通路を作製することにより瞳孔ブロックを解消する．そのため，上に凸の虹彩膨隆がなくなり虹彩が平坦化した分，隅角が開大する（図10）．しかし，その他のメカニズムには無効である．一方で，水晶体再建術では，分厚い水晶体が薄い眼内レンズに置き換えられることで飛躍的に中心前房深度が深くなる．隅角開大効果も最大となる（図11）．

2. 濾過胞の評価

線維柱帯切除術後の濾過胞評価も可能であ

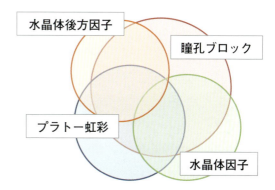

図7　隅角閉塞の4因子
隅角閉塞はマルチメカニズムで起こる．

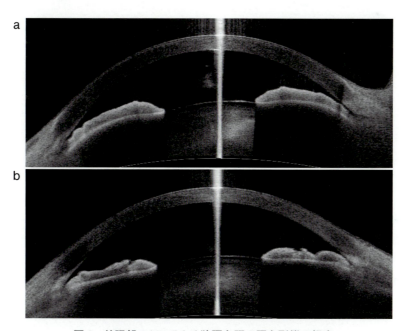

図8　前眼部OCTでみる狭隅角眼の隅角形態の相違
a．相対的瞳孔ブロックを伴う狭隅角眼．虹彩の上に凸な形態がみられる．b．プラトー虹彩形状．

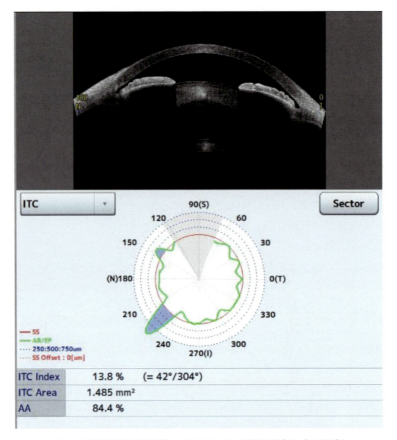

図9 狭隅角眼の前眼部 OCT における隅角閉塞の全周解析
隅角接触先端部（緑線）が強膜岬（赤線）を超えた部分が隅角閉塞部分（iridotrabecular contact：ITC）となる．この解析では全周のうち，13.8％の領域で隅角閉塞が認められている．上方に一部解析不能領域が存在する（灰色部分）．

る．濾過胞壁の構造や濾過胞内の状態（**図12**）を把握可能であり，場合によっては強膜フラップの状態も確認できる．非接触で検査可能なので，濾過手術眼でも安全に検査できるメリットもある．

3. 角膜混濁例での隅角評価

軽度から中等度角膜混濁例や各種角膜疾患にて隅角鏡検査が不可能あるいは診断困難な場合にも，前眼部 OCT を用いることで非接触にて隅角の評価が可能なことがある．

G. 前眼部 OCT の注意点

非接触での検査であることから生じる欠点が存在する．被験者にまったく触れずに撮影した場合，上下方向の隅角が眼瞼皮膚に被覆されてしまい，解析不能領域になってしまう．可能な限り検査者が指を用いて開瞼補助を行うことである程度回避可能である．

隅角閉塞の全周解析のプログラムにおいて，自動同定された強膜岬および EP の位置が不正確な場合があり，検査者が確認し修正する必要がある．とくに上下方向隅角において解析不能領域が生じやすい（**図9**）．

また，光を用いた解析技術であるため，ある一定以上の厚みをもつ不透明組織がある場合，そこより深い位置の組織情報は得られない．このため毛様体の解析はむずかしいことや，大量

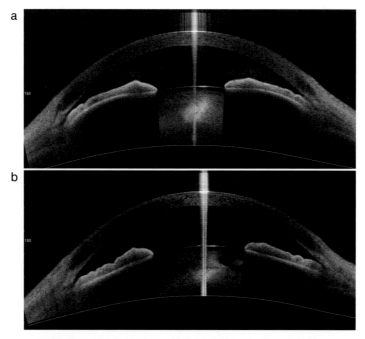

図10 狭隅角眼におけるレーザー虹彩切開術（LI）前後の前眼部 OCT 像
a. LI 前．虹彩が上に凸の膨隆を示し，瞳孔ブロックの関与を示唆する．b. LI 後．虹彩が平坦になり，瞳孔ブロックは解消している．隅角も少し開大している．

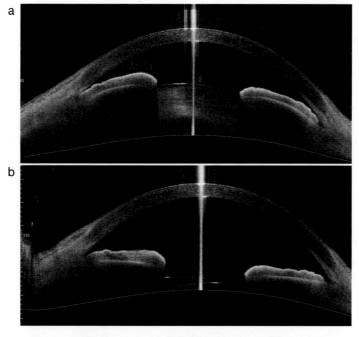

図11 狭隅角眼における水晶体再建術前後の前眼部 OCT 像
a. 術前．中心前房が浅く，隅角もほぼ閉塞している．b. 術後．水晶体厚の減少により，中心前房が深くなり，隅角も開大している．

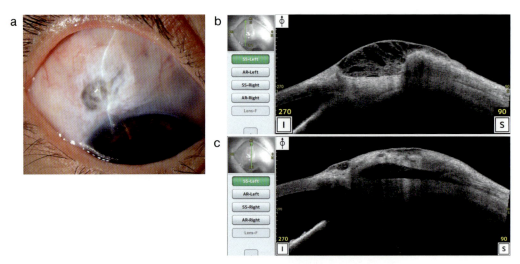

図12 線維柱帯切除術後濾過胞の前眼部 OCT 像（右眼）
a. 濾過胞のスリット像. 一部無血管濾過胞壁を認める. 濾過胞の OCT 像ではやや耳側に濾過胞壁の薄い部分を認め（b）, その鼻側では厚い濾過胞壁の下に濾過胞スペースを認める（c）.

の前房出血がある状態では隅角の解析はむずかしくなることが考えられる.

また, 測定画像に対して屈折補正が必要なことは重要である. 現在の機種ではほぼ自動で屈折補正がかけられており, 補正後の画像を確認することができるが, 誤った屈折補正がかかっている場合は手動で修正する必要がある.

H. 隅角鏡検査の重要性

前眼部 OCT は, 前眼部の網羅的な三次元画像情報を取得できる優れた検査である. しかし, 周辺虹彩前癒着（peripheral anterior synechia：PAS）の判定や, 隅角色素沈着や隅角新生血管, 結節などの定性的な所見の所得など

は隅角鏡でしかできない. 隅角鏡検査が隅角診断におけるもっとも重要な検査であり, 前眼部 OCT などの画像検査を補助的に用いることで隅角のさらなる理解につながると考える.

文 献

1) 丹野直弘, 岸　章治：光コヒーレンス断層画像化法と臨床診断. *Med Imag Tec* **17**：3-10, 1999
2) 陳　建培, 丹野直弘：光波コヒーレンス断層画像化法. *BME* **17**：8-14, 2003
3) 安野嘉晃：フーリエドメイン光コヒーレンストモグラフィー. 方式と特性. 応用物理 **75**：707-712, 2006

（三嶋 弘一）

B. UBM

A. UBM の開発, 発展

隅角評価が可能な前眼部画像解析装置としてまず開発されたのが超音波生体顕微鏡（ultrasound biomicroscope：UBM）である. 1990年代初頭に Pavlin らにより開発された. 隅角検査では隅角鏡検査が基本であるが, UBM を含む前眼部画像解析が開発され, 発展してきたこ

とにより，隅角においてはとくに狭隅角眼の機能的隅角閉塞の検出や隅角閉塞メカニズムの理解に役立ってきた．

B. UBM の原理

超音波とは周波数 200,000 Hz 以上の高周波域の音波のことである．超音波診断機器では，超音波振動子（トランスデューサー）に電流を流し，超音波パルスを発生させ，生体内に流す．生体内を進んだ超音波パルスは，音響インピーダンスの差がある部分で反射される性質がある．この反射した超音波パルスを振動子で検出し電気信号に変換し，データ処理されたものが画像化される．この音響インピーダンスの差が大きいほど超音波は強く反射され，差が小さいと反射は弱く透過する超音波量が多くなる．

眼科領域では，通常の超音波診断器として周波数 5〜20 MHz のものが使用されている．周波数が高くなるほど，解像度が向上するが深達度が低下する．

UBM は，通常の B モードよりも高周波の 30〜60 MHz 超音波を用いることで，前眼部構造が解析可能な画像解析装置である．

C. 代表的機種

トーメーコーポレーションより UBM 端子として UD-8060 が発売されている（**図 13**）．この端子は 60 MHz の周波数を用いた B モードプローブである．UBM の初期モデルとしてはハンフリー社の M-840 が 50 MHz の周波数をもっていたのに対し，トーメーコーポレーションの前モデルである UD-6010 は 40 MHz の周波数を用いていた．現行モデルの分解能は縦横ともに 50 μm とされている．表示範囲は幅 9 mm×深さ 7 mm となっている（**表 1**）．

D. UBM の検査法

従来モデルでは水浸式の撮影法であったため，被験者は仰臥位にて眼瞼部分にアイカップ

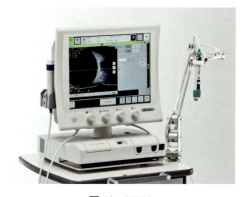

図 13 UBM
超音波診断器（UD-8000）に UBM 用プローブ（UD-8060）が接続されている（トーメーコーポレーション）．

を装着し，生理食塩水を満たした上にプローブを接近させることで撮影していた．前眼部 OCT に比べ撮影範囲が狭いため，片側隅角ごとの撮影となっており，隅角部分を撮影するためには被験者の固視誘導が必要である．動画形式でライブ映像が機器に表示されるので，フットスイッチで静止画像を取得，保存する．現行モデルでは同様に仰臥位，水浸式の撮影も可能であるが，プローブ先端にソフトメンブレンを装着することで，座位での検査も可能である（**図 14，15**）．仰臥位での撮影ではアイカップの装着が必要なこと，座位での検査でもソフトメンブレンを前眼部に接触させる必要があることから，前眼部 OCT に比較するとやや侵襲性の高い検査となる．

E. UBM の正常所見

図 16 に正常開放隅角眼の UBM 画像を示す．隅角部分の断層像が得られるが，前眼部 OCT に比べ撮影範囲が狭いため，1 隅角ごとの測定になる．ただし，組織深達度は前眼部 OCT よりも優れており，毛様体までの描出が可能である．画像ではぶどう膜-強膜境界が明瞭に描出されている．

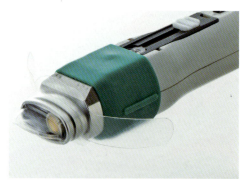

図14　UBMプローブ先端
先端にソフトメンブレンを装着し，内側を精製水で満たすことでアイカップなしで撮影が可能になった．

F. UBMの異常所見

1. 狭隅角眼の隅角評価

　超音波を用いた検査法であるため暗所下での撮影が可能であることから，狭隅角眼の隅角評価に有用である．隅角閉塞は散瞳時に起こりやすいため，明所下だけでなく，暗所下にてUBM検査することで，機能的隅角閉塞を検出しやすくなる（図17）．また，隅角閉塞メカニズムの解析にも有用である．現在，隅角閉塞はマルチメカニズムで起こることが知られている

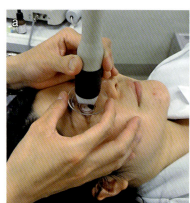
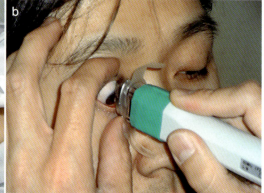

図15　UBM検査の実際
a. 従来は仰臥位にて水浸式にて測定していた．**b.** 現行モデルではソフトメンブレン装着にて座位にても測定可能である．

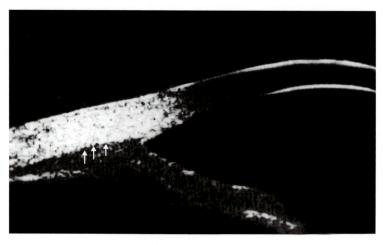

図16　正常開放隅角眼のUBM画像
隅角は開放．ぶどう膜-強膜境界がきれいに描出されている（⇒）．

3 前眼部画像解析装置　267

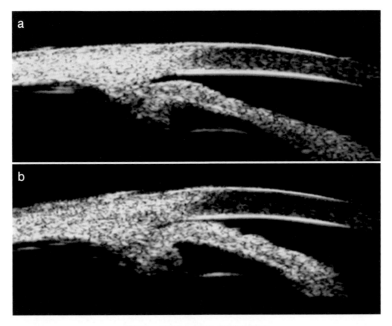

図17　狭隅角眼のUBM画像
a．明所下で縮瞳時，隅角は開放している．b．暗所下で自然散瞳時，隅角閉塞が認められる．

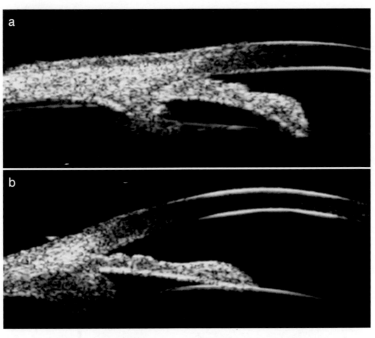

図18　UBM画像における隅角閉塞メカニズムの解析
a．瞳孔ブロック（虹彩膨隆を認める）．b．プラトー虹彩（虹彩が平坦なまま隅角閉塞している）．

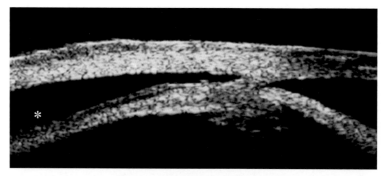

図19 脈絡膜剝離のUBM像
強膜と脈絡膜の解離と液体貯留（＊）を認める．

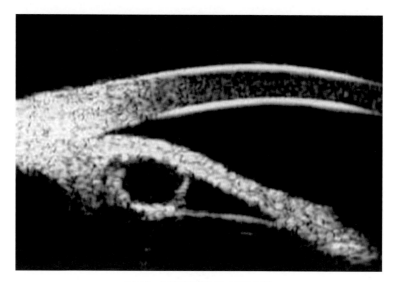

図20 毛様体囊胞のUBM像

が，症例ごとに主要なメカニズムが異なることが重要である．UBM検査では虹彩断面像が客観的な画像として得られるため，虹彩形状の把握が容易である．図18aのように虹彩が上に凸の膨隆を認めれば瞳孔ブロックの関与が示唆される．一方，図18bのように虹彩が平坦なまま隅角閉塞していればプラトー虹彩メカニズムの関与が強いことがわかる．前眼部OCTと同様に隅角部分の断層像が取得できるため，AOD (angle opening distance)，ARA (angle recess area)，TISA (trabecular-iris space area) などのさまざまな隅角パラメータの計測

も可能である．

2. 脈絡膜剝離の検出

UBMプローブをさらに赤道部側に近づけて撮影することで周辺部の脈絡膜剝離の検出も可能である（図19）．

3. 毛様体囊胞の検出

UBMは前眼部OCTよりも組織深達度が高いため，ある一定以上の厚みをもつ不透明組織より深部の組織描出力に優れる．そのため，虹彩より深部にある毛様体の状態を把握すること

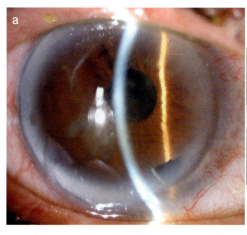
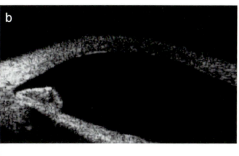

図21 UBM による前眼部眼内異物の検出
a．細隙灯顕微鏡において下鼻側に異物を認める．b．下鼻側の UBM 画像において異物を認める．

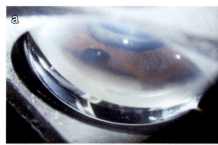
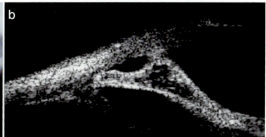

図22 UBM による PAS の観察
a．隅角鏡にて上方に丈の高い PAS を認める．b．UBM の上方断層像．中央よりの高い PAS の後方が開いており，その後方がまた PAS になっていることがわかる．

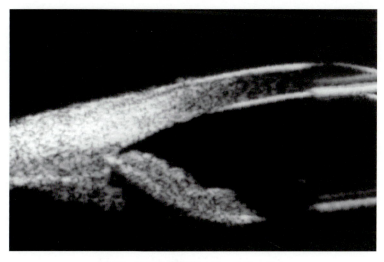

図23 UBM 撮影時のアーチファクト
気泡の存在のため，画面右端に3本の線状アーチファクトが見える．

が可能である．**図20**では毛様体嚢胞がはっきりと描出されていることがわかる．

4. 前眼部眼内異物の検出

図21は穿孔性眼外傷後の症例である．コンクリートを切削中に受傷した症例であるが，細隙灯顕微鏡にても下方に異物を認める．UBM画像においても隅角近傍の虹彩上に異物を認める．このような部位特異的な所見を得るためには検査者がプローブを動かし，探索する必要がある．

5. 周辺虹彩前癒着（PAS）の観察

白内障嚢外摘出術（extracapsular cataract extraction：ECCE）後症例の前眼部上方の隅角鏡像とUBM像を**図22**に示す．隅角鏡にて，上方に一部丈の高いPASを認めるが，その周辺部の状態はわからない．UBM画像では中央よりに丈の高いPASを認め，その周辺側は一部開いているが，さらに周辺部にPASが存在することがわかる．

G. UBM の注意点

水浸式の検査法の場合，アイカップ内を生理食塩水で満たすが，そこに気泡が存在するとアーチファクトとなる（**図23**）．気泡ができた場合は取り除いてから撮影する．生理食塩水のみではアイカップと眼球表面の隙間から溶液が漏れてしまい，撮影できなくなることがある．その場合は，まずスコピゾルなどの粘性のある物質をアイカップ内に注入してから生理食塩水で満たしたほうが溶液の流出が少ない．アイカップは装着可能なうちでもっとも大きいものを装着したほうが上記の溶液漏れが少ないが，きついものほど装着時に被験者が疼痛を感じやすくなるため，無理をしないようにする．狭隅角眼の場合，瞼裂が狭い症例が多く，とくに注意が

必要である．また，アイカップによる圧迫の影響が出る可能性があるため，アイカップを支える手には必要最小限の力を加えるのみとし，過度な圧迫を避ける．

UBM測定時は，動画形式でライブ画像が流れつづける．任意の画面で静止画を保存するが，前眼部の網羅的な断層情報が得られる前眼部OCTと比較すると，検査者がとりたい所見の場所を探りながら被験者の固視を誘導しつつ，プローブを操作しなければならない．そのため，求める断層像をきれいに描出するにはある程度の経験を要する．非接触で網羅的な解析が可能な前眼部OCTと比較すると，撮影範囲が狭く，狙った画像を得るためにはやや熟練を要するなど不利な面もあるが，組織深達度ではUBMのほうが勝っており，またハードウェアとしても，高額な前眼部OCTと比較し，UBM用のプローブをBモードエコー用診断器に接続するだけで検査可能な点などメリットも有する．

H. UBM の有用性

UBMは，前眼部画像解析として最初に開発された検査であり，隅角断層像を得られることから隅角診断において有用である．しかし，前眼部OCTと同様，PASの判定や，隅角色素沈着や隅角新生血管，結節などの定性的な所見の所得などは隅角鏡でしかできない．隅角鏡検査が隅角診断におけるもっとも重要な検査であり，UBMなどの画像検査を補助的に用いることで隅角のさらなる理解につながると考える．

文　献

1) Pavlin CJ, Harasiewicz K, Sherar MD et al：Clinical use of ultrasound biomicroscopy. *Ophthalmology* **98**：287-295, 1991

（三嶋 弘一）

索 引

和文索引

あ

アーチファクト　57, 60, 270
アイカップ　265
アイトラッキング　166
アイモ　165
明るさの弁別閾　120
悪性黒色腫　254
悪性緑内障　184, 185
朝顔症候群　14
圧迫隅角鏡検査　247
アポトーシス　21
アルファゾーン　48
暗点　115, 116

い

閾値　113
閾値測定　167
閾値テスト　126
位相　53
イソプタ　111, 112, 117
イベント解析　42, 43

う

ウェーブフロント LASIK　210

え

エスターマン検査　126
エチルセルロース　243
エリプソイド　23
エリプソイドゾーン　23
遠視眼　175
円盤状沈着　181

お

応力緩和　208, 209
オキュフィルム　222
オクトパス視野計　145
音響インピーダンス　265

か

加圧検定器　204
外境界膜　23
外傷性散瞳　253
開放隅角　246
角強膜網　237
角膜上皮浮腫　183
加算平均　20
渦静脈　238
眼圧測定　201
眼圧の分布　193
陥凹　5
陥凹乳頭径比　4, 5, 23
陥凹の左右差　7
陥凹面積　23
眼球閉鎖不全　14
干渉光　20
干渉縞　17
間接検査法　243
眼痛　176
カンデラ　113
感度測定　167
眼杯裂閉鎖不全　14
ガンマゾーン　49, 50
顔面血管腫　187

き

偽陰性　134
基質　237
器質的癒着　176

偽多瞳孔　186
輝度　113, 115
キャッチトライアル　148
牛眼　185, 186
求心性狭窄　115
急性脈絡網膜炎　180
急性緑内障発作　176
急性緑内障発作眼　177
狭窄　115, 116
偽陽性　134
強膜岬　246, 258
強膜内静脈叢　238
強膜メラノーシス　187
局所的拡大　6
局所的沈下　116
虚性暗点　116
巨大空胞　238, 239
巨大乳頭　4
近視性視神経症　50, 106
近赤外光　17

く

隅角開大度の分類　248
隅角陥凹　240
隅角鏡検査　243, 246
隅角結節　246, 254
隅角色素沈着　246, 249
隅角新生血管　183
隅角切開術　246
隅角蓄膿　254
隅角癒着解離術　243, 246, 247
隅角離開　253
空間的寄せ集め現象　118, 120
空間和　118
久米島スタディ　193
久米島スタディにおける眼圧分布
　194

グリコスアミノグリカン　237
グレートーン　136
クレセント　48
グローバルインデックス　136
グローバルインデックス計算式
　　155

け

経時変化速度　43
傾斜乳頭症候群　14, 15
頸動脈海綿静脈洞瘻　184
経ぶどう膜強膜流出路　238
血管新生緑内障　183, 252, 253
楔状 RNFLD　11
楔状狭窄　115
検査測定点　167
検査点配置　129, 130, 131, 132
原発開放隅角緑内障　175
原発小児緑内障　184
原発先天緑内障　185, 186, 250
原発閉塞隅角症　248
原発閉塞隅角症疑い　248
原発閉塞隅角緑内障　175, 248
原発緑内障　175, 250

こ

コインリージョン　254
虹彩萎縮　176
虹彩角膜内皮症候群　181
虹彩血管硬化　182
虹彩新生血管　183
虹彩嚢腫　255
虹彩分離症　182
虹彩メラノサイトーマ　255
虹彩離断　253
虹彩ルベオーシス　183
後篩状板視神経部　47
甲状腺眼症　184
光束　113
高速シャインプルーフカメラ
　　225

後天要因による続発緑内障　250
光度　113, 115
高度近視　58
高反射ライン　23
後部線維柱帯　237
後部胎生環　250, 251
虹輪視　176
コーヌス　48
ゴールドマン圧平眼圧計　201
ゴールドマン眼圧計　201
コールドミラー　165
固視監視法　150
固視不良　134
ゴニオスコープ　249
コラーゲン　237
コレステロール結晶　182
混合型拡大　6

さ

最高視標輝度　145
ザイデル暗点　116
サイトメガロウイルス角膜内皮炎
　　180
サイトメガロウイルス虹彩炎
　　254
最尤法　128
皿状陥凹　7
サルコイドーシス　179
参照光　17, 20, 257
参照ミラー　17

し

時間の加重効果　122
時間的寄せ集め現象　122
色素散乱症候群　82, 183
色素性緑内障　82, 183, 252
色素沈着　252
色調陥凹乖離　76, 104
軸策　21
視細胞内節外節接合部　23
篩状板　46

篩状板孔　47
篩状板ビーム　47
視神経萎縮　15, 16
視神経低形成　16
視神経乳頭　23, 57
視神経乳頭陥凹　4, 100
視神経乳頭陥凹拡大　3
視神経乳頭コロボーマ　14
視神経乳頭小窩　14
視神経乳頭新生血管　64
視神経乳頭低形成　50, 51
視神経乳頭の形状　4
視神経乳頭の構造　3
視神経乳頭浮腫　180
視神経部分低形成　16
耳側縫線　78
下掘れ現象　7, 8
櫛状 RNFLD　11
実性暗点　116
実測閾値　136
質的判定　13
自動静的視野計　145
自動静的視野検査　151
自動分別　45
視標サイズ　145
視標呈示時間　145
若年開放隅角緑内障　185, 250,
　　251
視野の島　111
銃剣様血管　7, 8, 9
シュウ酸カルシウム結晶　182
周辺虹彩前癒着　176, 181, 246,
　　253, 264, 270
受光器　17
樹枝状潰瘍　178
手術用隅角鏡　245
腫瘍による続発緑内障　254
シュレム管　237
シュレム管腔　238
シュレム管内皮細胞　238
シュワルベ線　237

索　引　**273**

小眼球症　14
上眼瞼溝深化　208
上強膜　238
上強膜静脈叢　238
上下法　122
硝子体　57
硝子体出血　63
照度　113, 115
小児の眼圧測定　214
小乳頭　4
小児緑内障　184, 250
小児緑内障の隅角鏡検査　251
上方視神経乳頭低形成　98
上方視神経部分低形成　16
上脈絡膜　238
視力低下　176
神経節細胞層　21
神経節細胞層解析　29
神経節細胞内網状層厚　43
神経節細胞複合体　21, 43
神経線維層　21
神経線維層欠損　67
進行解析プログラム　43
信号強度　32
進行性虹彩萎縮症　181
進行速度　42
滲出性網膜剥離　180
新生血管　246, 254
深層毛細血管層　56, 57
深部強膜静脈叢　238
振幅　53

す

水晶体膨化　175
水晶体膨化緑内障　183
水晶体融解性緑内障　182
錐体外節端　23
垂直 C/D 比　6
水痘・帯状疱疹ウイルス虹彩毛様
　体炎　178
水平 C/D 比　6

水疱性角膜症　188, 189
スウェプトソース OCT　20, 46,
　53, 258
スーパールミナントダイオード
　17
スキャンエリア　27
スクリーニングテスト　126
スコピゾル　243
ステラジアン　113
ステロイド緑内障　184
スペクトラルドメイン OCT　20,
　46, 53, 258
スペックルノイズ　19
スロープ　42, 43
スワンヤコブオートクレーバブル
　ゴニオプリズム　243

せ

正常眼圧緑内障　64, 175
正常網膜感度閾値曲線　122
静的隅角鏡検査　247
静的自動視野計　120
静的視野検査　114, 120, 125
静的視野測定　113
静的量的視野検査　117
セグメンテーション　26, 33, 45,
　57
セグメンテーションエラー　33
絶対暗点　116
線維性細胞外物質　181
線維柱間隙　238
線維柱帯　237, 238
線維柱帯細胞　237
前眼部 OCT　250, 257
前眼部 OCT の原理　257
前眼部画像解析装置　257
前眼部光干渉断層計　257
線形回帰　42
前篩状板組織　47
前視野緑内障　43, 80, 152
全体的拡大　6

全体的沈下　116
センタリング　46
全点閾値　128
先天眼形成異常に関連した緑内障
　250
先天虹彩嚢腫　255
先天全身疾患に関連した緑内障
　250
前嚢下水晶体混濁　176
前部硝子体切除術　184
前部線維柱帯　237
前房隅角組織　240
前房出血　183

そ

増殖糖尿病網膜症　63
相対的瞳孔ブロック　175, 176,
　183
蒼白部・乳頭陥凹不一致　7
早発型発達緑内障　185
測定機構　202
測定点配置　148
測定プログラム　145, 167, 168
続発小児緑内障　184
続発緑内障　177, 250
ソフトメンブレン　267
ソレノイド　215

た

台形状周辺虹彩前癒着　253
タイムドメイン OCT　19, 257
多治見スタディ　193
多治見スタディにおける眼圧分布
　194
ダブルベースライン　139
単一視野解析　132, 133
単眼エスターマン　150
単眼エスターマン検査　150
短眼軸　175
短期変動　149, 155

単純ヘルペスウイルス虹彩毛様体
　炎　178
弾性線維　237

ち

知覚確率曲線　121, 122
遅発型発達緑内障　185
中間毛細血管層　57
中心暗点　116
中心固視標　145, 147
中枢性視野障害　50
超音波振動子　265
超音波生体顕微鏡　250, 258, 264
調和現象　119
直接検査法　243
沈下　115, 116

て

低コヒーレンスビーム　17
定量的眼圧計　201
デシベル　113
デスメ膜　238
徹照法　177
テント状周辺虹彩前癒着　253

と

等感度線　111, 112, 117
瞳孔ブロック　175, 176
瞳孔偏位　186
動的隅角鏡検査　247
動的視野検査　114, 117, 150,
　152
動的視野測定　113
動的量的視野検査　117
糖尿病黄斑浮腫　61, 63
糖尿病網膜症　63, 94
トータル偏差　136
トノジェット　210, 211
トノセーフ　210, 211
トノペン AVIA　222
トノペン XL　221

トノペンの眼圧測定原理　221
トラッキングシステム　68
トランスデューサー　265
トレンド解析　42, 43, 156, 160
鈍的外傷による緑内障　252

な

内外顆粒層　23
内外網状層　23
内頸動脈海面静脈洞瘻　184
内網状層　21

に

肉芽腫性前部ぶどう膜炎　180
乳頭陥凹拡大　4, 6
乳頭陥凹の形状　4
乳頭径　23
乳頭コロボーマ　15
乳頭周囲神経線維隆起　102
乳頭周囲スキャンのずれ　35
乳頭周囲ぶどう腫　88
乳頭周囲脈絡膜　50
乳頭周囲脈絡網膜萎縮　10, 11,
　48, 57, 104
乳頭周囲網膜神経線維層　27
乳頭出血　9, 10, 64, 76
乳頭小窩　15
乳頭蒼白部の拡大　7
乳頭低形成　4
乳頭辺縁部の形状　4
乳頭辺縁部の消失　8
乳頭辺縁部の菲薄化　8

ね

年齢別正常眼データベース　136

の

ノッチング　6

は

背景輝度　145

ハイデルベルグレチナトモグラフ
　4
白内障　251
白内障術後の緑内障　250
白内障囊外摘出術　270
パターン偏差　136
波長スペクトル　20
波長掃引レーザー　20
波長走査型 OCT　258
破裂・鼻側穿破　116
反帰光線法　177, 178
反射強度　17
反射光　17, 20, 257
反射時間　17
斑点模様　20
ハンフリー視野計　123
ハンフリー視野計測定プログラム
　125

ひ

ビームスプリッター　17
比較暗点　116
光干渉　17, 257
光干渉断層計　3, 17
ヒステレシス　225
ヒステレシス曲線　225
非接触眼圧計　223
鼻側階段　116, 117
鼻側穿破・破裂　117
ピット　14, 15
ビデオカメラ法　150
表層毛細血管層　56
病的近視　106
豹紋状眼底　14

ふ

フーリエ空間　257
フーリエドメイン OCT　20, 257
ブエルム暗点　116, 117
ぶどう膜炎による続発緑内障
　253

ぶどう膜網　237
部分視神経低形成　15
プラトー虹彩形状　176, 178
フリッカ視野検査　145
ブルーオンイエロー視野検査　145
フレア　183
プロジェクションアーチファクト　59, 61

へ

平均偏差　168
平均網膜厚　23, 27, 27
閉塞隅角　246
ベータゾーン　48, 49, 50
ヘッドマウント型視野計アイモ　165
変化解析　138

ほ

放射状スリット様徹照像の欠損　252
放射状乳頭周囲毛細血管　56, 57, 59, 66
傍シュレム管結合組織　237, 241
房水流出路　239
縫線　26
傍中心暗点　116
ポスナー・シュロスマン症候群　254
補正年齢正常値　136
ポリープ状脈絡膜血管症　57

ま

膜状沈着　181
マップ表示　20
マリオット盲点　111

み

ミニ4面鏡　245
脈絡膜　57

脈絡膜画像診断　49
脈絡膜空洞　106
脈絡毛細血管板　56
脈絡網膜コロボーマ　14

む

無眼球症　14
無血管濾過胞　189
無虹彩症　187, 250
霧視　176

め

明度識別閾　120
メラノサイトーマ　254

も

盲点中心暗点　116
網膜外層　56
網膜感度　113
網膜血管障害　16
網膜血管の鼻側偏位　9
網膜色素上皮　48
網膜色素上皮萎縮　57
網膜色素上皮層　23
網膜静脈分枝閉塞症　62
網膜静脈閉塞症　63
網膜神経節細胞層　23
網膜神経線維　71
網膜神経線維層　23
網膜神経線維層欠損　3, 11, 12
網膜神経線維層厚　28, 43
網膜深層　57
網膜全層厚　27
網膜体積　27
網膜表層毛細血管層　55
毛様血管　247
毛様充血　183
毛様神経　238
毛様体解離　253
毛様体帯　239, 246
毛様体嚢胞　268

毛様体ブロック　184
毛様体ブロック緑内障　184
森式直立型手術用ゴニオレンズ　245, 246

よ

四面鏡　244

ら

落屑症候群　251
落屑物質　181
落屑緑内障　180, 181, 251, 252
ラスタースキャン　20
ラミナドットサイン　7, 8

り

離断　47
リム　4, 5
リム乳頭径比　5
リムの形状　4
リムの消失　8
リムの菲薄化　6, 8
リム面積　23
流動変形　209
両眼エスターマン　150
両眼エスターマン検査　150
両眼同時検査　166
両眼ランダム　167
量的視野　111
量的視野測定　111
量的判定　13
緑内障視野異常スクリーニング法　119
緑内障視野進行解析　138
緑内障性視神経症　3, 175
緑内障乳頭の分類　12
緑内障半視野テスト　136
輪状暗点　116

る

ルーメン　113

ルクス　113
ルベオーシス　246

れ

レーザー角膜内切削形成術　209
レーザー屈折矯正角膜切除術
　209
レーザー虹彩切開術　189

ろ

老人性虹彩萎縮　182
濾過胞感染　189
濾過胞評価　261
露出血管　9

数　字

4/2 double bracketing strategy
　121
4-2 dB bracketing　147, 148,
　167
4-2-1 方式　121, 122
10-2 パターン　148
24 plus (1-2) 測定点検査　170
24-2 プログラム　148
24-2 測定点検査　169
32 パターン　149
32 プログラム　148

欧文索引

A

absolute scotoma　116
AIZE　167
AIZE-Rapid　167
Ambient Interactive ZEST　167
amplitude　53
Anderson Patella 分類　127, 132
angio flow disc　66
angle hypopyon　254

angle opening distance　258,
　268
angle recess area　258, 268
angle recession　253
aniridia　187
anterior segment optical
　coherence tomography　257
AOD　258, 268
appositional closure　176
ARA　258, 268
Armaly-Drance 法　119, 120
AS-OCT　257
asymmetry マップ　32
average データ　32
Axenfeld-Rieger 症候群　186,
　250, 251
Axenfeld 異常　186, 250, 251
Axenfeld 症候群　250
A スキャン　17, 18, 257

B

bared vessel　9
bayoneting　8, 9
bebie curve　156, 168
Behçet 病　179
Biomechanic IOP　231
bIOP　231
Bjerrum scotoma　116
Bjerrum 領域　6
Bloch の法則　121, 122
blue-on-yellow 視野検査　145
BMO-minimum rim width　48
BMO-MRW　48
BMO を基準にしたリム幅　48
bracketing 法　122
breakthrough　116
buphthalmos　186
B スキャン　17, 19, 53, 54, 257

C

C/D 比　4, 5, 23

caecocentral scotoma　116
candela　113
CASIA2　258
cd　113
central disc　180, 181
Central point　145
central scotoma　116
central subfield thickness　23
cff　145
CH　224
Chandler 症候群　181
change analysis　138
choriocapillaris　56
choroid　57
choroid/disc　66
ciliary block glaucoma　184
Cirrus HD-OCT　27
cluster analysis　156, 157
cluster trend　162
CMOS センサー　166
CMV　180
Cogan-Reese 症候群　181, 182
coin lesion　180, 254
concave iris configuration　184
concentric constriction　115
cone outer segment tip　23
cone sheath　23
constriction　115
conus　48
corneal hysteresis　224
corneal resistance factor　224
corneal-compensated IOP　224
corneoscleral meshwork　237
corrected comparison　156
corrected probabilities　156
corrected square root of loss
　variance　155
Corvis ST　225, 226
COST　23
creep　209
cresent　48

CRF 224

critical flicker frequency 145

Cross mark 145

CsLV 155

CST-IOP 231

CST-IOPpachy 231

cumulative defect curve 168

cup volume 23

cup-to-disc ratio 4, 5, 23

cyclodialysis 253

cytomegalovirus 180

C スキャン 53, 54

D

dB 113, 136

DCT 231, 232

decibel 113

deep capillary plexus 56, 57

deepening of upper eyelid sulcus 208

defect curve 156, 157, 168

dellen 188

depression 115

Descemet 膜 238

Descemet 膜破裂 185

deviation map 29, 41

DH 9, 64

diffuse defect 値 156

disc hemorrhage 9, 64

disc-macular distance/disc diameter ratio 4, 5

disinsertion 47

DM/DD 比 4, 5

double bracketing strategy 122, 128

double ring sign 16

DUES 208

Dynamic Contour Tonometer 231, 232

dynamic gonioscopy 247

Dynamic プログラム 147

E

early treatment diabetic retinopathy study 27

ECCE 270

EDI 26, 46

ellipsoid 23

en face 53, 67

encapsulated bleb 188, 189

enhanced depth imaging 26, 46

epithelial crack line 188

ETDRS 27

extracapsular cataract extraction 270

eye tracking システム 20

F

false flow artifact 68

FAT32 123

FD-OCT 20, 257

flicker 視野検査 145, 152

floor effect 71

FLV 30

focal ischemic disc 11, 12

focal loss volume 30

Foster 分類 248, 249

Fourier domain OCT 20, 257

Four-in-One 156, 158

Friedmann Visual Field Analyzer 120

Fuchs 虹彩異色性虹彩毛様体炎 180

full threshold 128, 139

Full threshold プログラム 147

FVFA 120

G

G1 配置点 149

G2 配置点 149

ganglion cell analysis 29

ganglion cell and inner plexiform layer 43

ganglion cell complex 21, 43, 71

ganglion cell layer 21

ganglion cell/inner plexiform layer defect 76

Gaze Tracking 法 135

GCA 29

GCC 21, 29, 43, 71

GCIPL 43

GCIPLD 76

GCL 21, 29

general depression 116

generalized enlargement of the optic disc 11, 12

GHT 136

Glaucoma Hemifield Test 136

Glaucoma Progression Analysis 138

Glaucoma WorkPlace 136, 139

glaucomatous halo 10

glaucomatous optic neuropathy 3

Glaukomflecken 176

global loss volume 30

GLV 30

Goldmann 圧平眼圧計 201

Goldmann 一面鏡 243

Goldmann 三面鏡 244, 245

Goldmann 二面鏡 243

GON 3

goniosynechialysis 247

GPA 138

GPA サマリーレポート 139

GSL 247

Guided Progression Analysis 138

H

Haab's striae 185, 186

Haab 線　251
Heidelberg retina tomograph　4
Heijl-Krakau 法　134
HFA I　123
HFA II　123
HFA IIi　123
HFA III　123
HRT　4
Humphrey 視野計　123

I

icare　215, 216
icare ic100　215, 216, 217
icare TONOLAB　215
icare TONOVET　215
icareHOME　216, 217
icareLINK　219
icarePRO　215, 216, 217
icare 眼圧計　215
ICE 症候群　181
image quality　33
Imbert-Fick の法則　201, 202, 209
indentation gonioscopy　247
induction/impact tonometer　215
inner plexiform layer　21
intermediate capillary plexus　57
intertrabecular space　238
intrachoroidal cavitation　106
IOPcc　224
IOPg　224
IPL　21, 29
iridocorneal endothelial syndrome　181
iridodialysis　253
iridotrabecular contact　262
iris bombé　179
IS/OS　23
ISNT の法則　4

isopter　111
ITC　262

J

junction between photoreceptor inner and outer segment　23
juxtacanalicular connective tissue　237

K

kinetic perimetry　113, 150, 152
Koeppe レンズ　243, 244
Kruckenberg's spindle　252

L

lamina cribrosa　46
laminar beam　47
laminar dot sign　7, 8
laminar pore　47
laser *in situ* keratomileusis　209
laser iridotomy　189
LASIK　209
LI　189
local depression　116
lux　113
lx　113

M

M-840　265
Maklakov 圧平眼圧計　201
Mariotte 盲点　111
maximum likelihood estimation　128
MD　32, 42, 168
MD slope　42
mean deviation　32, 42, 168
mean sensitivity　153, 168
microvilli　188
MIGS　246
minimally invasive glaucoma surgery　245

morning glory syndrome　14
motion artifact　68, 69
motion correction technology　68
MS　153, 168
myopic glaucomatous disc　11, 12
M 配置点　149
M パターン　149

N

nasal shift　9
nasal step　116
nasalization　9
negative scotoma　116
nerve fiber layer　71
nerve fiber layer defect　67
nerve head　66
NFL　71
NFLD　67
non flow area　62
noncontact tonometer　223
normal tension glaucoma　64, 175
Normal プログラム　147
notching　6
NTG　64, 175
NTSE　123
NTSF　123

O

OCT　3, 17
OCT Angiography　23, 53
OCTA　23, 53
OCTA の原理　66
Octopus 視野計　145
OCT セグメンテーションエラー　92
OCT の原理　20, 257
Ocular Response Analyzer　224
open perimetry initiative　164

open perimetry interface 145,
164
OPI 145, 164
optic disc coloboma 14
optic disc cup 4
optic disc cupping 4
optic disc pit 14
optic fissure closure defects 14
optic nerve head 57
optic nerve hypoplasia 16
optical coherence tomography
3, 17
ORA 224
outer retina 56

P

PAC 248
PACG 175, 248
PACS 248
pallor/cup discrepancy 7
pallor の拡大 7
paracentral scotoma 116
parapapillary atrophy 10, 11,
48, 104
parapapillary chorioretinal
atrophy 57
PAS 181, 246, 264, 270
pattern standard deviation 32,
155, 168
peripapillary chorioretinal
atrophy 57
peripapillary nerve fiber
elevation 102
peripheral anterior synechia
181, 246, 264
peripheral band 181
Perkins 眼圧計 212
Peters 異常 186, 187, 250, 251
phase 53
photorefractive keratectomy
209

pigment dispersion syndrome
183
Piper の法則 118
plateau iris configuration 176
pNFE 102
POAG 175
point-wise 43
polar analysis 156, 162, 163
polar trend 163, 164
positive scotoma 116
Posner-Schlossman 症候群 179,
180, 254
PPA 10, 11, 48, 104
PPG 43
prelaminar tissue 47
preperimetric glaucoma 43, 152
primary angle closure 248
primary angle closure glaucoma
175, 248
primary angle closure suspect
248
primary open angle glaucoma
175
PRK 209
probabilities 156
projection artifact 68
PSD 155, 168
Pulsar 視野検査 152, 153
pupillary block 175

Q

quality score 232

R

R/D 比 5
radial keratotomy 209
radial peripapillary capillaries
56, 57, 66
rebound tonometer 215
Reichert 7CR 224
relative scotoma 116

RelEye 法 135, 136
reliability factor 153
retinal nerve fiber layer 21, 43
retinal nerve fiber layer defect
11, 12
retinal nerve fiber thickness 28
retinal pigment epithelium 48
retrolaminar optic nerve 47
reverse pupillary block 184
RF 153
Ricco の法則 118
Rieger 異常 186
Rieger 症候群 186
rim 4
rim to disc ratio 5
ring melanoma 254
ring scotoma 116
Ring パターン 145
RK 209
RNFL 21, 29, 43
RNFL thickness 28
RNFLD 11, 12
RPC 59
RPCs 66
RPE 48

S

Sampaolesi line 82, 249, 252
SAP 145
SAP 検査 147
saucerization 7
Scheie 分類 248
Schiötz 圧入眼圧計 193, 201
Schlemm 管 237
Schwalbe 線 237
scleral spur 260
scotoma 115
SD-OCT 20, 46, 53, 258
segmental optic nerve
hypoplasia 16
segmentation 68

segmentation error 68

Seidel scotoma 116

senile sclerotic disc 11, 12

Seven-in-One 153, 154, 156

SF 149, 155

SFA 133

Shaffer 分類 248

short term fluctuation 149

signal strength 32, 59

signal strength index 68

significance マップ 32

Single Field Analysis 133

single staircase strategy 128

SITA 128

SITA Fast 139

SITA Faster 139

SITA Standard 139

sLV 155

spatial summation 118

speckle noise 19

spectral domain OCT 20, 46, 53, 258

split-spectrum amplitude-decorrelation angiography algorithm 66

square root of loss variance 155

sr 113

SS 258

SSADA algorithm 66

SSI 68

SS-OCT 20, 46, 53, 258

SSOH 16, 98

standard automated perimetry 145

STAR360 261

static gonioscopy 247

static perimetry 113

steradian 113

stress relaxation 208, 209

Sturge-Weber 症候群 184, 187, 250

superficial capillary plexus 56

superior segmental optic hypoplasia 98

superior SOH 16

Swan-Jacob レンズ 243, 245

Swedish Interactive Thresholding algorithm 128

swept-source OCT 20, 46, 53, 258

T

TA01 215, 216

TA011 215, 216, 217

TA022 216, 217

TA03 215, 216, 217

TD-OCT 19, 257

temporal summation 122

terminal bulb 188

thickness average cube 27

thickness central subfield 27

thickness map 29, 41

threshold 113

tilted disc syndrome 14

time domain OCT 19, 257

TISA 258, 268

Tono-pen XL 221

TOP プログラム 147

trabecular meshwork 237

trabecular-iris space area 258, 268

trabeculotomy *ab interno* 243

transillumination defect 252

Tübinger 視野計 120

TV01 215

TV02 215

TVG サージカルゴニオレンズ 245, 246

U

UBM 250, 258, 264

UBM の検査法 265

UBM の原理 265

UD-6010 265

UD-8060 265

ultrasound biomicroscope 250, 258, 264

undermining 7, 8

uveal meshwork 237

V

van Herick 分類 177

van Herick 法 175, 176, 249

vascular shadow 47

visual island 111

vitreous 57, 66

Vogt-小柳-原田病 180

volume cube 27

W

Weber の法則 120

Weber 比 121

wedge constriction 115

white-on-white perimetry 165

white-on-white 検査 145

Y

YAG レーザー前部硝子体破壊術 184

Z

Zinn 小帯脆弱 175

zone α 10

zone β 10

zone γ 11

図説緑内障診断

2018 年 10 月 1 日　第 1 版第 1 刷発行 ©

編　　集　山 本 哲 也

発 行 者　山 田　　耕

発 行 所　株式会社 メディカル葵出版
　　　　　〒 113-0033
　　　　　東京都文京区本郷 2-39-5
　　　　　　片岡ビル 5 階
　　　　　電話 (03) 3811-0544 (代表)
　　　　　ホームページ http://www.medical-aoi.co.jp

編集協力　山田編集事務所

デザイン　MoT

印 刷 所　株式会社 教文堂

乱丁・落丁の際はお取り替えいたします.
ISBN978-4-89635-242-9